経腸栄養
管理プランとリスクマネジメント

編著
吉田 貞夫
沖縄メディカル病院 あがりはまクリニック 院長
金城大学 客員教授

サイオ出版

本書に記載されている内容は、出版時の最新情報に基づくとともに、臨床例等をもとに正確に情報を掲載するため、編者、執筆者ならびに出版社が最善の努力をしております。しかし、本書の記載内容によりトラブルや損害、不足の事故等が生じた場合、編者、執筆者ならびに出版社は、その責を負いかねます。
　また、本書に記載されている医薬品や栄養剤の使用にあたっては、最新の添付文書や取り扱い説明書を常にご参照のうえ、適応や使用方法等をご確認ください。

株式会社サイオ出版

はじめに

　経腸栄養は、静脈栄養に比べより生理的な栄養摂取法であるといわれており、米国静脈経腸栄養学会（ASPEN）のガイドラインにも、「腸が使えるときは、腸を使え"If the gut works, use it"」と唱われている。

　日本において、経腸栄養の普及が進んだもう1つの理由は、急速な高齢化の進行である。日本は、すでに超高齢社会に突入している。それに伴い、脳血管障害などにより経口摂取が困難となった症例も増加している。経口摂取が困難となった症例では、栄養状態を維持するために、胃瘻や経鼻胃管などを通じた経腸栄養が行われてきた。

　このように、経腸栄養を行う症例が増加すると、当然、それに関連する合併症が問題として取り上げられるようになる。経腸栄養を安全に継続するためには、起こりうる可能性のある合併症とその対策を十分把握しておくことが重要である。

　このたび、サイオ出版より、経腸栄養の管理プランとリスクマネジメントに関する書籍の編集の依頼を受け、その作業に参加させていただくことになった。しかしながら、この分野では、すでに多くの諸先輩の先生がたが書籍を出版されており、そこに同じようなものを連ねるのでは、書籍を購入いただく読者にとってあまりにメリットがない。

　そこで、せっかくの機会をいただいたのであるから、いままで出版されたものとは違う視点を加えたいと思った。そのひとつが、冒頭の誌上シンポジウム「食べるための胃瘻──これからの現場でその意義は？」である。いま現場で直面している答えのない大きな課題に、各分野の最前線で活躍される先生がたから忌憚のないご意見をお寄せいただき、読者のみなさんの問題解決の足場にしていただくというものである。

　そのほか、各章とも、現場で遭遇し問題となるような内容を中心とし、各執筆者の先生がたには、読みやすく、わかりやすく記載していただくよう重ねて依頼させていただいた。このような編集方針のため、各執筆者の先生がたには、通常の執筆以上の多大な労力をおかけしたかもしれない。この文章をもって、深く感謝の意を申し上げたい。

　2015年4月

吉田貞夫

経腸栄養
管理プランとリスクマネジメント

編著 吉田貞夫
沖縄メディカル病院 あがりはまクリニック 院長／金城大学 客員教授

誌上シンポジウム
食べるための胃瘻——これからの現場でその意義は？

- 007 ……… 座長あいさつ／吉田貞夫
- 009 ……… 患者の状態や病態に応じた最良の栄養管理の提供に用いるべき／東口髙志
- 010 ……… 食べるためには、管理栄養士の介入による咽頭の筋肉や意識レベルの回復が必須／足立香代子
- 011 ……… 生のあり方や死の概念を覆す大問題。国民的なコンセンサスが必要／鈴木裕
- 012 ……… 「胃瘻あればこその社会復帰」という成功体験を伝えていきたい／小川滋彦
- 014 ……… 「延命」という医療拒否に誘導されやすい用語を用いるべきではない／今里真
- 015 ……… 完全経口摂取までのプロセスとしてPEGは「食べるためのお守り」／嶋津さゆり
- 016 ……… 脳卒中における胃瘻の適応についてあらためて考えてみるべき／高畠英昭
- 017 ……… 偏った知識のみで胃瘻造設の意思決定がされないよう配慮するべき／浅田美江

part 1　経鼻栄養チューブの安全確保と合併症のリスク

- 020 ……… チューブの誤挿入／岩﨑日香
- 026 ……… チューブの抜去／中川ひろみ・實方由美
- 030 ……… チューブ周囲の皮膚障害／中川ひろみ・實方由美
- 036 ……… 回復期リハビリテーション病棟における間欠的経管栄養／猪川まゆみ

part 2　胃瘻・腸瘻の安全確保と合併症のリスク

- 040 ……… チューブ閉塞／増田修三
- 047 ……… 簡易懸濁法によるチューブの閉塞防止／岸本真・倉田なおみ
- 052 ……… バンパー埋没症候群／伊東徹
- 058 ……… バルンによる十二指腸閉鎖／今里真
- 061 ……… バンパー埋没症候群とバルンによる十二指腸閉塞／倉敏郎
- 062 ……… カテーテル周囲からの栄養剤の漏れ／蟹江治郎
- 069 ……… カテーテル周囲の肉芽・皮膚障害／倉敏郎
- 074 ……… カテーテルの事故抜去／小川滋彦
- 078 ……… カテーテルの誤接続／伊東徹
- 082 ……… カテーテル抜去後の瘻孔閉鎖不全／犬飼道雄
- 086 ……… 瘻孔対側の胃潰瘍／倉敏郎
- 088 ……… 小児の胃瘻とミキサー食／高増哲也

part 3　病態別 経腸栄養管理プラン

- 096 ……… 糖尿病／吉田貞夫
- 101 ……… 腎不全／宮澤靖
- 109 ……… 慢性閉塞性肺疾患（COPD）／安田広樹
- 112 ……… 人工呼吸器管理／安田広樹
- 116 ……… 肝臓病／近藤匡
- 123 ……… 認知症／吉田貞夫
- 128 ……… 脳血管障害／西岡心大
- 137 ……… 褥瘡／大村健二
- 144 ……… 悪性腫瘍／荒金英樹
- 153 ……… 水分制限が必要な疾患（心不全／腎不全／SIADH）／下田靜

part 4　症状・状況別 経腸栄養管理プラン

- 162 ……… 胃食道逆流・嘔吐と誤嚥性肺炎／今里真
- 168 ……… 下痢／布施順子
- 177 ……… 便秘／奥田由美・吉田貞夫
- 184 ……… 高血糖・低血糖・後期ダンピング症候群／吉田貞夫
- 190 ……… 低栄養の栄養アセスメントと栄養療法開始前のリスク／岡本康子
- 200 ……… サルコペニア・サルコペニア肥満・カヘキシア／吉村由梨
- 206 ……… 尿素窒素の上昇／吉田貞夫
- 209 ……… 低ナトリウム血症／吉田貞夫
- 217 ……… 微量元素欠乏／湧上聖
- 224 ……… ICUにおける経腸栄養管理プラン／齊藤大蔵・宮澤靖
- 230 ……… 水分管理プラン／城間かおり・吉田貞夫
- 240 ……… 在宅における経腸栄養管理プラン／岡田晋吾

- 038 ……… 略語一覧
- 247 ……… さくいん

編集・執筆者

●編集

吉田 貞夫　医療法人真徳会沖縄メディカル病院 あがりはまクリニック 院長／金城大学 客員教授

●執筆者（執筆順）

吉田 貞夫
（前掲）

東口 髙志
藤田保健衛生大学医学部外科・緩和医療学講座 教授

足立 香代子
一般社団法人臨床栄養実践協会 理事長

鈴木 裕
国際医療福祉大学病院外科 教授／上席部長

小川 滋彦
小川医院 院長

今里 真
国立病院機構新潟病院 消化器内科

嶋津 さゆり
社会医療法人社団熊本丸田会熊本リハビリテーション病院
栄養管理部

高畠 英昭
産業医科大学リハビリテーション医学講座

浅田 美江
公益社団法人愛知県看護協会 教育研修課長
摂食・嚥下障害看護認定看護師教育課程 主任教員

岩﨑 日香
公益財団法人健和会大手町病院 看護部

中川 ひろみ
東京慈恵会医科大学医学部看護学科 講師

實方 由美
千葉県がんセンター 看護局 皮膚・排泄ケア認定看護師

猪川 まゆみ
医療法人珪山会鵜飼リハビリテーション病院 副看護部長

増田 修三
公立みつぎ総合病院 地域医療部

岸本 真
霧島市立医師会医療センター 薬剤部 調剤室長

倉田 なおみ
昭和大学薬学部 社会健康薬学講座 地域医療薬学部門

伊東 徹
医療法人聖仁会南薩ケアほすぴたる 消化器内科 部長

蟹江 治郎
ふきあげ内科胃腸科クリニック 院長

倉 敏郎
町立長沼病院 院長／内科消化器科

犬飼 道雄
香川大学医学部附属病院 総合内科 助教

高増 哲也
神奈川県立こども医療センター アレルギー科

宮澤 靖
社会医療法人近森会近森病院
臨床栄養部長／栄養サポートセンター長

安田 広樹
医療法人桜十字病院 呼吸器内科

近藤 匡
筑波大学附属病院 水戸地域医療教育センター
総合病院水戸協同病院 消化器外科

西岡 心大
一般社団法人是真会長崎リハビリテーション病院 栄養管理室

大村 健二
医療法人社団愛友会上尾中央総合病院 外科・腫瘍内科顧問

荒金 英樹
愛生会山科病院 消化器外科

下田 靜
医療法人社団ちとせ会熱海ちとせ病院 栄養科

布施 順子
社会医療法人誠光会草津総合病院 栄養科

奥田 由美
特定医療法人三上会総合病院東香里病院
看護部／皮膚・排泄ケア認定看護師

岡本 康子
浜松医療センター 栄養管理科／NST管理室

吉村 由梨
医療法人社団刀圭会協立病院 診療技術部栄養課 主任

湧上 聖
医療法人緑水会宜野湾記念病院 内科・リハビリテーション科

齊藤 大蔵
社会医療法人近森会近森病院 栄養サポートセンター

城間 かおり
北中城若松病院 栄養課

岡田 晋吾
北美原クリニック 理事長
函館五稜郭病院 客員診療部長

誌上
シンポジウム

食べるための胃瘻
──これからの現場でその意義は？

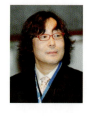

〈座長〉
吉田 貞夫
沖縄メディカル病院
あがりはまクリニック
院長
金城大学 客員教授

「食べるための胃瘻」
東口髙志先生が、1997年、鈴鹿中央総合病院でNSTを立ち上げる準備中に作った言葉。その後、多くの関係者の間でこの言葉が使用されるようになった。

　平成26年度の診療報酬改定では、胃瘻造設術の評価が見直され、胃瘻造設時の適切な嚥下機能評価に対する加算が新設されました。また、高い割合で経口摂取を回復させている場合の摂食機能療法に対しては、経口摂取回復促進加算が追加されました。これは、"経口摂取への回帰"を重視した改定といえます。しかしながら、胃瘻造設術自体に対する報酬は減額され、胃瘻造設後の経口摂取回復率や、造設件数などの縛りも設けられ、胃瘻を造設しにくい状況になったという見方もあります。
　経口摂取訓練を長期間つづけなければいけない症例、とくに、嚥下障害が重症で、なかなか経口摂取量が増えない症例や、繰り返す誤嚥性肺炎や認知症などの合併症のある症例では、経口摂取訓練期間中の胃瘻による栄養サポート、いわゆる『食べるための胃瘻』が必要ではないかと思っております。しかし、現在、高齢者、とくに認知症を合併した高齢者への胃瘻の取り扱いには、ネガティブな世論もあり、また、摂食・嚥下リハビリテーションに重点をおくあまり、胃瘻を敵視するような見解まであり、諸説入り交じった混沌とした状況も見受けられます。
　編者である私も、かねてより、どのような症例に胃瘻を造設すべきか、あるいは、どのような症例には胃瘻を造設すべきではないのかについて検討を行ってきました。本書「認知症」の章にも書かせていただきましたが、日常生活自立度や、経口摂取

今回の診療報酬改定の要点

- 胃瘻造設術の手術料は10070点から6070点へ減額
- 算定要件　①本人と家族への十分な説明　②造設後、他の医療機関へ紹介の場合は嚥下訓練が必須
- 施設基準　①脳腫瘍以外の疾患での実施件数が年間50件未満　②年間50件以上の場合は、嚥下造影または内視鏡下嚥下機能評価を行っている施設　さらに、経鼻栄養または胃瘻の患者の全体の35％が1年以内に経口摂取が可能になるように回復させている施設　以上が満たされない場合、算定点数は8割（4856点）［経過措置］平成27年3月31日までに基準を満たすこと
- 胃瘻造設時嚥下機能評価算定（2500点）の要件　①胃瘻造設時の算定ができる　②嚥下造影または内視鏡下嚥下機能検査を行うこと
- 経口摂取回復者促進加算（1850点）施設基準として、専従の言語聴覚士が1名以上配置され、年間35％以上の患者が経口摂取可能になっていること
- 胃瘻抜去術（2000点）の追加

訓練開始時の嚥下機能などを考慮して、1例1例胃瘻の適応を決めていくしかないというのがその結論でした。日常生活自立度がⅠ～Ⅲ程度に維持されており、楽しみとしての少量の食物摂取が可能なレベルであれば、胃瘻などからの経腸栄養を併用し、経口摂取訓練を続けることで、やがて1～3食の経口摂取が可能となるが、それ以下の症例では、改善の可能性が低く、胃瘻を造設し栄養サポートを行っても、経口摂取の回復は難しいのではないかということです。経口摂取の回復が難しい症例では、本人や家族に対し、どのようにかかわっていくべきか、終末期ケアのアプローチも必要となると思われます。読者のみなさんも、このような症例に遭遇した際、どうすべきか悩みながら、日々のケアを続けているのではないかと思います。

そこで今回、栄養管理、摂食・嚥下リハビリテーションなどの分野でご活躍されている著明な先生がたの忌憚のないご意見をお伺いする誌上シンポジウムを企画いたしました。

東口髙志先生と足立香代子先生には、栄養管理の分野を牽引するオピニオンリーダーとしての立場から、鈴木裕先生には、胃瘻をわが国に導入し定着させてきた先生方の代表という立場から、小川滋彦先生には、実際に胃瘻を造設することによって経口摂取が回復した症例を数多くご覧になっている立場から、今里真先生には、倫理的な観点から繰り返し検討を行ってこられた立場から、嶋津さゆり先生には、患者さんの意思をサポートするチーム医療という観点から、髙畠英昭先生には、摂食・嚥下リハビリテーションの観点から、浅田美江先生には、看護師としての立場ならびに摂食・嚥下障害看護認定看護師の立場から、ご意見をいただきました。

とくに髙畠先生には、「脳卒中後の症例では、早期から適切なリハビリテーションを行えば胃瘻は不必要になる」というご自身のデータもお示しいただき、孤軍奮闘していただきました。適切な摂食・嚥下リハビリテーションが当たり前のように全国津々浦々で行われるようになれば、やがては脳卒中後の症例に胃瘻を造設することはなくなるのかという、非常に大きな問題提起をいただいたと思います。

各先生とも、これまでたくさんの症例をご覧になり、そのなかから導き出された貴重なご意見だと思います。ぜひ、各先生の思いに触れ、読者のみなさんの前にいる患者さんのケアに反映させていただきたいと思います。

患者の状態や病態に応じた
最良の栄養管理の提供に用いるべき

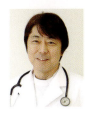

東口 髙志
藤田保健衛生大学医学部 外科・緩和医療学講座 教授

　私が初めて内視鏡を用いたいわゆる経皮内視鏡下胃瘻造設術（PEG）を行ったのは、1987年でした。もともと外科医ですので胃瘻は手術的にいくつも造設した経験がありましたが、症例が進行膵がんの患者さんで、かなり悪液質も進んでいたので侵襲を考えてPEGを試みました。

　このときの目的は、まさしく現在でいうドレナージPEGでした。笑われるかもしれませんが、大学病院で「PEGを行いたい」と提案したら、当時は「外科医たるもの手術的に実施すべし」と怒られたものでした。もちろん、いまのようなPEGキットのようなものもなく、ポンスキー教授のホームビデオを見ながら、尿道カテーテルをうまく応用して行いました。これによって患者さんは嘔吐と鼻、喉の痛みから解放され、しかも水分摂取もできるようになり、とても喜ばれたことを覚えています。

　1998年に鈴鹿中央総合病院に全科型NSTを創設した際には、One Step Button型のキットが発売されたばかりで、多くの見学者の前で実施してみせた覚えがあります。この際、鈴鹿NSTではすでに歯科医による口腔ケア指導や摂食・嚥下障害チームをNST内で稼働しており、「PEGは食べるために必要である」と確信していました。

　2001年に日本静脈経腸栄養学会でNSTプロジェクトを設立した際には、「経口摂取こそ最高の栄養法であり、栄養管理の最終目標である」というNSTの実施目標を設定しました。これは、経静脈栄養や経腸栄養の実施で満足せず、常に食力を取り戻せるように、またPEGの早期実施で口腔、鼻腔、咽頭をフリーとして少しでも効果的なリハビリテーションが行えるようにプランニングしようというものです。

　要するに、NSTの活動のなかには明確に「食べるためのPEG」の実施が含まれています。これは、診療報酬が改定されてもされなくても、PEGという栄養補給路をいかに患者さんに益するかたちで利用するかというだけのことであり、今後もPEGの本来の利点と欠点を理解して、患者さんの状態や病態に応じた最良の栄養管理の提供に用いるべきだと思います。

PEG：percutaneous endoscopic gastrostomy

食べるためには、
管理栄養士の介入による咽頭の筋肉や
意識レベルの回復が必須

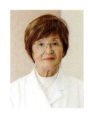

足立 香代子
一般社団法人臨床栄養実践協会 理事長

　今回の改定を"食べるための胃瘻"と考えると、これまでの胃瘻造設の後ろ向き社会風潮を多少変えるかと期待する一方で不安もあります。胃瘻造設時の嚥下機能評価法が、嚥下造影検査または嚥下内視鏡検査に限るのは疑問です。これらの検査をするまでもない嚥下機能の障害者に、ストレスを加えてまでわざわざ検査する必要もありませんが、別の簡易検査では算定されません。さらに、経鼻栄養または胃瘻の患者の全体の35％が1年以内に経口摂取を可能にしている施設は、それほどの数があるのでしょうか。確かに、従来、経口栄養か経腸栄養でもいい人に静脈栄養を施行していたなら、経鼻栄養に切り替えれば容易に35％達成するかもしれません。

　人間らしく生きるには、飲み込む筋肉や意識レベルを回復するために胃瘻で栄養を整えればリハビリテーション効果も上がるので、経口栄養に移行する可能性がでてきます。この努力目標を加算により拡大しようとしたなら、年間35％移行の要件は足かせになる気がします。さらに、入院期間の短縮を目指している病院では、経口栄養に移行させるまで介入できないので、嚥下リハビリテーションを行っても、他施設に行ってから経口栄養訓練をしていただくことになるでしょう。

　胃瘻は必要な栄養素を入れることができ、経鼻と異なりチューブの負担もありませんから、無理しないで食べたいものを食べることができQOLが保てます。これが人間らしい生活です。

　つい最近まで食事を食べ、何らかの理由で食欲不振から胃瘻を施行したような人は、脳血管障害がなければ経口栄養に戻るチャンスがあります。日本は、不必要な胃瘻が行われているというより、安易に静脈栄養にしすぎだと思います。とくに高齢者においては、食べることができないほどの認知症でもないのに、末梢静脈栄養の期間に低栄養になり、認知症に至る人がいます。栄養状態を落としてから胃瘻を考えるなら、その前の対処の悪さにメスが必要です。そして、認知症に対する医療と患者の選択が曖昧なことも問題です。低栄養にして認知機能を低下させていることを気づかないのは、もっと問題です。

　私の経験では、褥瘡のある女性（78歳、BMI 14）に、胃瘻から1,800kcal（45kcal/kg）投与し、在宅でも同じ量を補給した結果、1年後の胃瘻交換時にはBMI 19.8、体重は12kg戻り、経口

栄養にして退院されました。つい最近まで食事を食べていた人だったので、「体重を増やすほどの栄養量をとることが、食べる・座る・脳機能を改善する」と考えたプランニングを管理栄養士が提言したからです。

今回の改定のなかに、管理栄養士の介入がないのが実に残念です。食べるためには、飲み込む咽頭訓練だけではなく、それを支える脳や咽頭の筋肉も必要だからです。

生のあり方や死の概念を覆す大問題。国民的なコンセンサスが必要

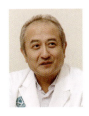

鈴木 裕
国際医療福祉大学病院外科 教授/上席部長

　ここ数年、胃瘻にまつわる問題がマスコミで大きく取り上げられ、社会問題化しています。しかし、この問題の奥は深く、実は日本の医療の大前提を覆すような大問題を議論しているのです。患者のQOLや家族、経済状況を総合的に鑑みて、生き続けることの価値が薄いと判断された場合、生きられる人であっても、その人の生に終止符を打つことを容認してもよいという概念を議論しているのです。

　今回の食べるための胃瘻を議論する前に、いま何が問題なのかを整理し、食べるための胃瘻について考えてみます。

①胃瘻の差し控えや見直しが意味すること

　栄養補充を行わないと、生命の維持が困難な患者への胃瘻の差し控えや見直しは、最終的には患者の死に帰結します。個別事例ごとに、本人の人生をより豊かにすることを目指して、本人の生の環境（身体も含む）に胃瘻栄養が有効でないと判断した場合にその決断がなされるのですが、この決定プロセスはきわめてデリケートな問題で、日本の土壌に馴染みが薄く経験もほとんどない決定内容であるために慎重過ぎるほどの配慮が求められます。

②安易に人工的水分栄養療法（AHN）中止が行われる、いわゆる切り捨ての懸念

　患者本人が意思決定できない場合が多いために、実際には家族がAHNを行うかどうか決めることになります。その場合、医学的に明らかに適応であっても、家族の意向でAHNが中止される、いわゆる切り捨てが懸念されます。医療者は、医学的な効果をどんなに伝えても、家族の意向が最終的に強く反映されるために、患者の死生が家族の都合だけで決定されてしまう危険性があります。

③AHN中止の法的整備

　AHN中止が患者の死生に直結することから、

AHN：artificial hydration and nutrition

ある意味では行為と結論が明確となります。したがって、十分に家族と相談して決めたことであっても、死というイベントを経験することで、家族や周囲の人間の心の動揺をきたすことは容易に予想されます。AHN中止に関する法的なルールづくりは早急に進められるべきで、その確立なしでAHN中止がなされると、当事者たちの混迷は避けられません。

④胃瘻の見直しや差し控えは他のAHNを選択することではない

一般にAHNは、静脈栄養（末梢点滴と中心静脈栄養）と経腸栄養（経鼻経管栄養法、胃瘻栄養法）が代表的な方法です。消化管が使用できて長期間の栄養管理が必要な患者への栄養法として、静脈栄養よりも経腸栄養が安全性や簡便性、経済性の観点から優れていることは議論の余地はありません。また、胃瘻が経鼻胃管よりも患者の苦痛が少なく、嚥下訓練が行いやすいなどの利点も明らかです。したがって、胃瘻からの栄養の見直しや差し控えは、他の栄養法を選択することでないことを明記すべきです。この根本が迷走すると、再び20年前の日本に舞い戻ることになります。

⑤食べるための胃瘻の意味

嚥下障害患者にとって、再び食べることの意義が大きいことに異論はありません。人間にとって、とくに高齢者にとっては食べる意味は、生きるためのエネルギーを得るに留まらず、生きる喜びに直結していることが多いのです。その意味で、胃瘻が食べるための手段として用いられることはきわめて合目的なのです。

生のあり方や死の概念が揺れ動いているいま、今後急増していく高齢者嚥下障害患者に、食べるための胃瘻の概念は受容しやすく、国民的なコンセンサスも得られやすいと思います。

「胃瘻あればこその社会復帰」という成功体験を伝えていきたい

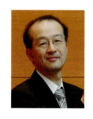

小川 滋彦
小川医院（金沢市）院長

「口から食べることは素晴らしい」というメッセージが、「食べられなければ生きている価値がない」といった優生思想にすり替えられた結果が、昨今の胃瘻バッシングの正体であり、手の込んだ弱い者いじめといえます。栄養アシストの手段としてすぐれた胃瘻を非難するのは、医療そのものを否定する行為に等しいのです。「すさんだ社会の風潮に負けずに、喜ばれる胃瘻を追求していきたい」という私たちボランティアグループの活動の一端を紹介します。

金沢市における地域一体型NSTを目指した「金沢・在宅NST研究会」(2004年9月～2013年3月)は、2013年4月に「金沢在宅NST経口摂取相談会」へと発展解消しました。

　構成メンバーは、歯科医、医師、看護師、保健師、歯科衛生士、言語聴覚士、理学療法士、作業療法士、管理栄養士、社会福祉士など(在宅24名、病院11名、行政3名の合計38名)、25の施設から集まるボランティアです。経口摂取相談会では、在宅で徐々に食べられなくなった症例や、経腸栄養を行っているが経口摂取できそうな症例を対象に、ケアマネジャー等から連絡を受けると、医師、歯科医、言語聴覚士、管理栄養士など5～8名で在宅訪問評価を行い、月に1回の「経口摂取相談会」で経口摂取可否の審査判定とプランの提案を行っています。これを月1回、通算88回、34症例の訪問検討を実施してきました。

　経口摂取相談会がかかわった症例に、80歳の男性がいます。脳梗塞、慢性硬膜下血腫のため完全胃瘻栄養でした。日常生活自立度はC1、認知症Ⅱaで要介護5、介護者は妻です。評価と方針、経過は下記のとおりです。

> ①口腔状態、全身状態、嚥下状態の評価
> 　運動麻痺、拘縮、筋力低下があり、廃用症候群はかなり進行。口腔内は乾燥し、歯肉の腫れ、舌苔、口臭を有し、反復唾液嚥下テストは1回/30秒。とくに問題は強い拘縮で、足の裏全体が床に着かないため体幹がぐらつく。
>
> ②経口摂取相談会の方針
> 　まず、口腔内状態と体力・拘縮の改善を目的に、作業療法士による訪問リハビリテーションと歯科衛生士による訪問口腔ケアを開始し、口腔内が清潔になり、車椅子座位が安定したら、嚥下造影検査などの精密検査を行う。
>
> ③経過
> 　徐々に車椅子座位が安定し、退院後220日目にようやく嚥下造影検査を施行。食塊形成不良で、軟口蓋挙上不全があり、喉頭蓋が反転せず、咽頭残留や嚥下時の喉頭侵入があった。そこで、間接嚥下訓練を積極的に行うことにした。舌のストレッチ、シャキア法を続けたところ、端座位を5分間保持可能、頭部が動かせ、舌が柔らかくなり喉頭挙上距離が向上したため、退院330日目に2回目の嚥下造影検査を施行。舌・軟口蓋・喉頭の筋力改善がみられ、複数回嚥下で咽頭残留の除去がかなり可能となり、直接嚥下訓練の導入が可能と考えられた。2回目の在宅訪問評価を行ったところ、口腔衛生状態は良好で、反復唾液嚥下テストは2回/30秒、明確な喉頭挙上がみられたため、家族へのゼリー食の直接嚥下訓練指導を行った。

　この模様の一部は2010年3月4日NHK「クローズアップ現代」で放送され、非常にインパクトがありました。その意義は、①在宅医療は必ずしも看取りの場ではないこと、②廃用症候群を有していても適切なリハビリテーションと栄養管理で改善の見込みがあること、③チーム医療で治療の方向性を見出して諦めずに間接嚥下訓練を1年間介入し、改善する1例を紹介できたことです。そして、それは「胃瘻があればこそ」ということが認識される契機となったことです。この患者さんはその後も胃瘻が中心ではあるものの、自分の好きな寿司などは経口摂取しています。

　こういった"小さな成功体験の積み重ね"が、胃瘻バッシングの過ちを改めさせ、人々に正しい医療とは何かを考えるきっかけになってくれればと願います。

「延命」という医療拒否に誘導されやすい用語を用いるべきではない

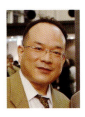

今里 真
国立病院機構新潟病院 消化器内科

　日本の胃瘻の多くは経皮内視鏡下胃瘻造設術（PEG）によります。「食べるための胃瘻」は日本にNSTが普及した際に、それまで世界の胃瘻を粘り強く牽引してきた日本で開花しました。そのころ高橋美香子氏は経口摂取の利点と、障害をもつ方が「すべて食べなければいけない」という強迫観念から解放される胃瘻の利点を指摘し、双方の価値を再評価しています。私が尊敬し本書にも参加されている東口高志氏、鈴木裕氏、小川滋彦氏、吉田貞夫氏との直接対談を受け、5年前に「ハイブリッドPEG」という概念を提唱しました。これは各種の出版物やマスコミ報道で認知されています。

　ハイブリッドPEGとは自動車同様にエネルギー供給を複数（経口栄養と経胃瘻栄養、ときに静脈栄養）に求めるもので、現代医学の理想的な着地点です。これは、決して経口摂取を軽くみるものではありません。私が提唱した際に代表を務めたPEGセンター（大分）では、多彩な職種の協力を得て、PEG後の経口摂取率は部分的を含め36％、完全経口摂取はその半数の18％となりました。一方で議論となるのが、約2/3に相当する方が経口摂取できない事実です。

　倫理的な問題に「口から食べることは人間の尊厳の根幹か？」がありますが、答えは「No」です。人間の尊厳とは「よい作品を書く（描く）」など目的に対する手段ではなく、「交換不能なその存在」自体が目的だからです。武士の切腹は尊厳死ではなく威厳死（威張ったまま死ねる）です。「口から食べること」に意義はあるが尊厳でなく、「自宅の布団で寝る」ように本能の一部なのです（筆者がNHKドキュメントに出演し2010年に2度放送）。このように誤解の多い時代に、医療側が「延命」という医療拒否へ誘導されやすい用語を用いるべきではありません。

　米国の食道がん患者の希望優先順位を学会で確認すると、「口から食べること」は優先されず、「身体苦痛の除去」と「今後生じる物語を知り矛盾がない（いわゆるナラティブ）」の2点が重視されていました。胃瘻からエネルギーを受け、家族との時間に充実を感じる事例を多く知る私にとっては共感できるものです。

　私たちは胃瘻を持つ方へ「日々の栄養投与前の減圧で空気や栄養剤が多量に引けるか」を確認し、空気嚥下（呑気）や胃もたれ等を推測し調整ができます。このように胃瘻を使いこなさないと「本人を無視して拷問のように食べさせている」ケースに変貌し、「胃瘻は悪」とされてしまいます。回復の可能性がある方へ摂食嚥下リハビリテーションを行わないことと同様、栄養の画一投与には警鐘を鳴らしたいと思います。胃瘻が緩和ケアのアイテムであるために。

完全経口摂取までのプロセスとして
PEGは「食べるためのお守り」

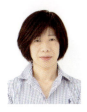

嶋津 さゆり
熊本リハビリテーション病院 栄養管理部

　たくさんの食べたい患者さんにかかわりながら、「この人は大丈夫！」「この人は食べるのは無理だろう」と経験からみてしまうことがあります。この患者さんのおかげで、いままでの先入観への反省、あきらめない気持ち、患者の希望を叶えるためのチームアプローチについて教えていただきました。

　「俺はまだ71歳、このまま一生食べられないなんて惨めだ！　俺は、どんなことがあっても食べる！」

　Tさんは、既往に脳梗塞歴が2回あり、誤嚥性肺炎を繰り返していました。今回も低栄養と誤嚥性肺炎にて入院でしたが、精査の結果、新たに大腸がんがみつかりました。急性期病院にてハルトマン術とPEGを造設して戻ってきたTさんは、さらに痩せて（33.8kg）、栄養不良に陥っていました。しかし、主治医を呼びつけて「とにかく食べさせてくれ！」と懇願するTさん。主治医は、「こんな栄養不良と体力低下では話にならない」と突っぱねました。

　翌日からTさんは人が変わったようにリハビリテーションへ1日中参加し、管理栄養士を呼びつけては、「栄養が足りない！　増やせ」を連呼しました。嚥下造影検査をして完全に誤嚥している結果を説明されても、Tさんの食べる熱意は全く冷めません。根負けした主治医は喉頭分離術を紹介しました。Tさんは、「食べられるのなら」と即答して手術をしました。しかし、手術をしたからすぐ元のように食べられるわけではなく、鼻から食物は出る、熱いものは啜れない、食べてるつもりでもほとんど口からこぼれ落ちてしまうなど、いろいろな困難がありました。しかし、食事は続けながら、PEGから1,800～2,400kcalの補給を行いました。

　Tさんが退院するときには、栄養ルートはPEGと経口摂取併用ですが、体重は約18kg増加、アルブミン値は2.2g/dLから4.1g/dLと良好な結果となり、にこやかに歩いて自宅へ帰られました。

　Tさんが口から食べて栄養改善できた理由は、「絶対食べる」というTさんのあきらめない強い意思とそれをみんなで支えたチーム力ですが、もう1つ重要な成功要因は、必要栄養量がPEGから充足できたことだと確信しています。術後の経口のみでは栄養改善は不可能でした。

　完全経口摂取までのプロセスとしてPEGという時期を経験することは、たとえば「食べるためのお守り」であり、安心して経口摂取訓練を行うためにもPEGは必要な選択肢の1つです。患者さんの喜ぶ顔を想像しながら、状況に応じての的確な判断ができる医療職でありたいと思います。

脳卒中における胃瘻の適応について あらためて考えてみるべき

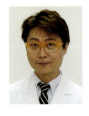

高畠 英昭
産業医科大学 リハビリテーション医学講座

長期に経口摂取ができない場合の補助栄養の投与経路として、胃瘻が有効な方法であることに疑念の余地はありません。ただ、内視鏡的胃瘻造設も侵襲的な手技である以上、その適応については厳格であるべきだと思われます。

脳卒中は胃瘻の原因として最多のものです[1~2]。脳卒中における胃瘻造設の要因についての過去の報告すべてに共通するのは、球麻痺のような狭義の嚥下障害ではなく、発症当初の意識障害や神経学的重症度です[3~6]。

ところが、通常の嚥下機能評価には患者の協力が必要なため、これまでに重症脳卒中における嚥下機能の実態についての報告はありませんし、「いつから」「どのように」食事を開始すべきかも明らかにされていません。4週以上の経腸栄養が必要と判断される場合に胃瘻造設を行うことが推奨されていますが[7]、胃瘻の原因として最多のものである脳卒中においては、この「4週以上を見込む」ための客観的な判断材料はほとんどなく、担当医の主観で胃瘻の適応が決定されているのが現状です。

発症当初に昏睡状態の重症者も含む脳卒中患者における経口摂取の開始時期・方法についての検討は、現時点では後ろ向き研究の報告が1つあるのみです[8]。発症当初から積極的な口腔ケアを行い意識回復直後より経口摂取を開始す

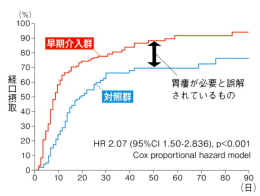

●発症から補助栄養なく経口摂取可能となるまでの日数[8]

胃瘻造設の判断は「脳卒中治療ガイドライン2009」に基づき発症1か月で行う

るこの方法では、従来の方法と比較して2倍の確率で(ハザード比2.07)、安全に経口摂取が可能となることが示されました。

長期に補助栄養が必要となるのは、治療経過中に死亡したものを除けば2か月以上意識の回復のない数パーセントのみでした(簡単な意思表示さえできれば短期間で経口摂取可能)。長期に意識回復のないもの(いわゆる植物状態)に対する栄養法については倫理的な問題もあり慎重に対処することが求められますが、この結果だけを元に考えれば、医学的には脳卒中患者における胃瘻の適応は厳密にはないように思われ

ます。

　現時点では、適切に介入すれば短期間で経口摂取が可能となる脳卒中患者の多くが、「食べられない」と誤解されて不要な胃瘻造設が行われている可能性が高いようです。

　「食べられないから」「食べさせられないから」使用されるのが胃瘻であり、「食べるため」に必要なのは、食べられない要因を明らかにし具体的な対処法を追求していく医療者の姿勢です。そして、そのような姿勢のもとに使用されてこそ胃瘻は、広く社会に認められるものになるのだと思われます。

1) Suzuki Y, et al : Survival of geriatric patients after percutaneous endoscopic gastrostomy in Japan. World J Gastroenterol, 16 : 5084-5091, 2010.
2) Grant MD, et al : Gastrostomy placement and mortality among hospitalized Medicare beneficiaries. JAMA, 279 : 1973-1976, 1998.
3) Broadley S, et al : Predictors of prolonged dysphagia following acute stroke. J Clin Neurosci, 10 : 300-305, 2003.
4) Kiphuth IC, et al : Predictive factors for percutaneous endoscopic gastrostomy in patients with spontaneous intracranial hemorrhage. Eur Neurol, 65 : 32-38, 2011.
5) Kumar S, et al : Predictors of percutaneous endoscopic gastrostomy tube placement in patients with severe dysphagia from an acute-subacute hemispheric infarction. J Stroke Cerebrovasc Dis, 21 : 114-120, 2012.
6) Alshekhlee A, et al : National Institutes of Health stroke scale assists in predicting the need for percutaneous endoscopic gastrostomy tube placement in acute ischemic stroke. J Stroke Cerebrovasc Dis, 19 : 347-352, 2010.
7) Bankhead R, et al : Enteral nutrition practice recommendations. JPEN J Parenter Enteral Nutr, 33 : 122-167, 2009.
8) Takahata H, et al : Early intervention to promote oral feeding in patients with intracerebral hemorrhage ; a retrospective cohort study. BMC Neurol, 11 : 6, 2011.

偏った知識のみで胃瘻造設の意思決定がされないよう配慮するべき

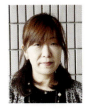

浅田 美江
公益社団法人愛知県看護協会 教育研修課長
摂食・嚥下障害看護認定看護師教育課程 主任教員

　平成26年度診療報酬改定において、胃瘻造設への報酬が大幅に引き下げられました。これは、患者さんの病状や生命予後、嚥下機能等から適応を十分に検討しないままに造設される胃瘻への牽制でしょう。しかしながら、昨今の世論では、機能回復を目指すものを含め、すべての胃瘻造設をネガティブにとらえている印象があります。ここでは、栄養投与をしながら嚥下機能回復を目指す"食べるための胃瘻"について、看護職の立場から意見を述べます。

個人的には、適切な嚥下機能評価に基づき対象を特定することを前提に、"食べるための胃瘻"造設に賛同します。しかしながら、これを"食べるため"にしていくためには、胃瘻栄養を受けながら行う摂食嚥下リハビリテーションについて、必要性・方法への理解、施設間連携、マンパワーの不足等に対する環境の改善が必要です。

　「胃瘻を造設したのに嚥下訓練をする意味がわからない」

　これは、急性期病院に所属する摂食・嚥下障害看護認定看護師への同僚看護師からの言葉です。その背後には、医療者が嚥下障害者の『ゴール』を経口摂取再開、もしくは胃瘻造設の二者択一としてとらえ、"食べるための胃瘻"造設の選択肢を認知しない現状があるものと推測します。

　また、当初は経口摂取確立までの予定で胃瘻造設されたにもかかわらず、後方施設への転院で嚥下訓練が途絶え、胃瘻栄養のみになることがあります。さらに介護現場からは、入所条件として胃瘻造設を求められることさえあるのが現状です。経口摂取再開の可能性のある患者さんへの訓練実施が、胃瘻造設病院で72.8％であったのに対し、介護保険施設・在宅では49.7％であったことが報告されており[1]、退院・転院による訓練継続の困難さを裏づけています。

　病院の看護師からは、しばしば「回復の可能性があることを説明しても、胃瘻造設を本人・家族が拒否するため対応に悩む」という声を聞きます。胃瘻造設への誤解やネガティブなイメージも、"食べるための胃瘻"を阻む要因となっているのではないでしょうか。

　胃瘻造設への意思決定場面に際しては、高齢者ケアの意思決定プロセスに関するガイドライン[2]を参考に、患者さんの経口摂取の可能性を評価したうえで、患者さんと家族が納得できる最期を迎えるための意思決定を支えることが重要です。医師の説明後の患者さんと家族の不安や疑問点を見極め、理解度に合わせて説明を補足し、必要時には再度医師の説明の機会を設けるよう調整すること等により、偏った知識のみで判断がなされないよう配慮するべきです。患者さんや家族に最も接点の多い看護師には、果たすべき役割が大きいと思います。

　"食べるための胃瘻"は、患者さんのQOLの保持・向上に向けて非常に意義のあるものです。胃瘻造設による栄養補給手段の確保をゴールとせず、"食べる楽しみ"を支えるためには、その重要性を広く周知させるための努力が必要です。

1) 医療経済研究機構：胃ろう造設及び造設後の転帰等に関する調査研究事業報告書．http://www.ihep.jp/publications/report/search.php?dl=359&i=2，2014．
2) 社団法人老年医学会：高齢者ケアの意思決定プロセスに関するガイドライン――人工的水分・栄養補給の導入を中心として．http://www.jpn-geriat-soc.or.jp/info/topics/pdf/jgs_ahn_gl_2012.pdf，2012．

part 1

経鼻栄養チューブの安全確保と合併症のリスク

part 1 経鼻栄養チューブの安全確保と合併症のリスク

チューブの誤挿入

岩﨑 日香

より確実な複数の確認方法を選択する

　経鼻栄養チューブの誤挿入による致死的な事故を防ぐため、経鼻チューブを挿入する場合は、高リスク患者の判定や患者の体位の工夫を行うことが大切である。また、手技の統一や教育の継続も重要である。

　気泡音による確認では、誤挿入の事故が起きている実情があるため、マニュアルの改訂やより確実なX線撮影確認などによる複数の確認方法を選択することが重要である。

　経鼻栄養チューブは、細いチューブを円滑に挿入するためにスタイレットが使用されている場合がある。挿入時に抵抗や閉塞感がある場合は、ベットサイドで無理をせずに、X線透視下で安全に挿入することを選択する。

　記録においては、経鼻栄養チューブの挿入前後の患者のバイタルサイン、使用した器材の名称、確認した方法(固定の長さ、胃内容物の吸引、X線撮影)などを記載する。また、薬液や栄養剤の注入の前後の患者のバイタルサインも記録することで、誤挿入や異常の早期確認に努めていくことが重要である。

　図1に、医療安全全国共同行動(行動目標3-a)の「誤挿入の高リスク患者の識別」と「経鼻栄養チューブの位置確認のフローチャート」を示す。

> **挿入に関する記録**
> ①経鼻栄養チューブの挿入前後の患者のバイタルサイン
> ②使用した器材の名称
> ③確認した方法(固定の長さ、胃内容物の吸引、X線撮影)
> ④薬液や栄養剤の注入の前後の患者のバイタルサイン

合併症を防ぐための正しい挿入方法

❶挿入前の確認ポイント(患者情報)

　経鼻栄養チューブの挿入の必要性やリスクについて患者や家族に説明し同意を得たのち、以下の内容を確認する。

①上部消化管の手術歴の有無(挿入の長さや縫合部の穿孔を配慮)
②バイタルサイン(呼吸状態の変調)の早期確認
③挿入時の患者協力を得られるか(嚥下の状態、認知機能の状態、体位の固定)

●誤挿入の高リスク患者の識別

意識障害がある患者
嚥下障害がある患者
麻酔や鎮痛薬を投与されている患者
挿管中の患者
→
咳嗽反射が低下または抑制されている
→
経鼻栄養チューブが気管や気管支内に誤って挿入されても、そのことを知らせるサインがない
→
位置確認をとくに厳重に行う

●経鼻栄養チューブの位置確認のフローチャート

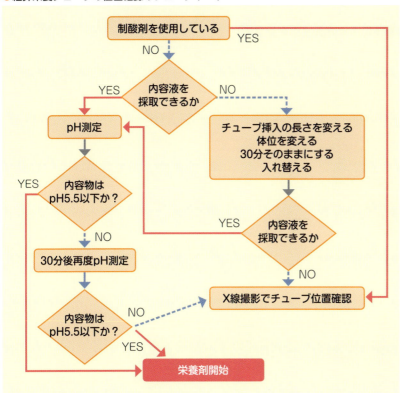

図1 経鼻栄養チューブの位置確認
文献1)より引用

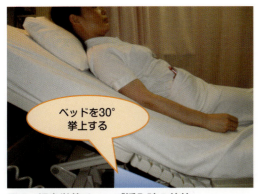

図2 経鼻栄養チューブ挿入時の体位

体位は半坐位もしくは上体を30°挙上し、頸部が前屈するように頭部挙上する(図2)。

❷挿入前の長さ確認

経鼻からのチューブアプローチは、経鼻胃チューブ、経鼻十二指腸チューブ、経鼻空腸栄養チューブが選択されるため、胃内以外はX線透視下で慎重に挿入する必要がある。

●チューブ挿入の長さ測定(身体にあった長さの選択目安)
①外鼻孔から外耳孔までの長さをたどる。

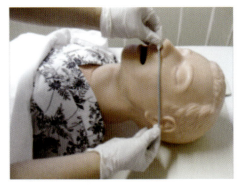

外鼻孔から上咽頭までの長さの目安となる

②外耳孔から喉頭隆起までの長さをたどる。

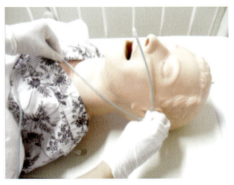

上喉頭から食道入り口までの長さの目安となる

③喉頭隆起からそのまま心窩部までまっすぐにチューブを固定し、長さを確認する。

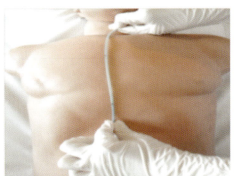

食道の入り口から胃までの長さの目安となる

❸経鼻栄養チューブの挿入と胃内留置の確認

①頸部を回旋して、潤滑剤をつけゆっくりと挿入する(左の鼻腔に挿入する場合は、頸部を右に回旋させる)。可能であれば、嚥下を促しながら挿入する。

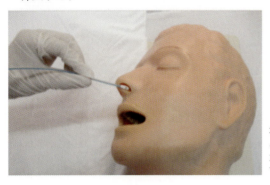

右側に頸部を回旋すると、左側の梨状陥凹が広がりチューブが挿入しやすくなる

②15～20cmほどチューブを挿入したら、チューブが口腔内でとぐろを巻いていないかを確認する。

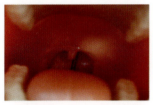

チューブが梨状陥凹を通過せずに、口腔内にチューブが湾曲していることがある

③胃内までチューブを挿入し、胃液の吸引を確認する(無色透明やうす緑黄色様の排液)。

④単純X線撮影によるチューブ先端の位置確認を行う。

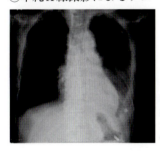

チューブ位置の確認は複数の医師や医療者で行う。誤挿入を確認された場合は、ただちにチューブを抜去し、慎重に再挿入を行う

⑤X線撮影ができない場合は、吸引液をpH試験紙で色の変化を観察する。

●pH試験紙による確認方法

①経鼻栄養チューブより内容物を吸引し、pH試験紙に滴下する。
②試験紙がpH5.5以下であることを確認する。
③胃内容物が吸引できない場合は、体位を側臥位にして10～15分後、再度吸引を行う。
④吸引が困難である場合は単純X線撮影を行い、胃内にチューブがあることを医師とともに確認を行う。

事例 経鼻栄養チューブの左気管支への誤挿入を認めた患者

患者：60歳代、男性
既往歴：食道がん手術後
現病歴：窒息CPAで当院に救急搬送され、蘇生後入院となった

入院後の経過

循環動態は安定したものの、意識レベルはJCS（ジャパン・コーマ・スケール）Ⅰ-3Aで、排痰量も多いため、気管切開術が施行された。経口摂取はリハビリテーションに期間を要すると判断され、経鼻栄養が開始された。

経鼻栄養開始後15日目に経鼻栄養チューブを挿入。看護師2人が挿入後に気泡音を心窩部で聴取確認し、胃液と思われる排液を少量吸引した。チューブの先端が胃内に入っていると判断し、栄養剤を注入したが呼吸状態が悪化したため、胸部の単純X線撮影（図3）を施行したところ、チューブの左気管支への誤挿入をみとめた。

問題点

①誤挿入の高リスク患者としての認識不足
嚥下の協力を十分行えない患者は誤挿入のリスクが高く、事前に挿入されている気管チューブに沿いやすいことの認識が不足していた。

②気泡音による位置確認の過信
聴取した気泡音により、気管内と胃内との違いを確認できなかった。

③胃液の吸引の確認
胃液と痰の分泌物との違いを確認できなかった。

④チューブ位置確認の方法
当院の病院マニュアルでは、初回チューブ挿入時のみのX線撮影となっていた。2回目以降は前回と同じ長さを挿入し、気泡音と胃液の吸引確認をしていた。

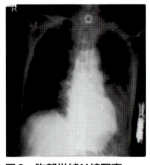

チューブの左気管支への誤挿入および左下肺野の浸潤影をみとめた

図3　胸部単純X線写真

> 対応：マニュアルの改正

上記の問題に対し、医療安全部とともに以下のようにマニュアルを改正した。

①誤挿入の高リスク患者としての認識
低リスク患者よりも徹底した挿入確認が必要である。意識障害がある患者に対しては、医師がチューブの挿入を検討する。

②気泡音による位置確認
気泡音の確認は、不明確である可能性があるため行わない。

③胃液の吸引の確認
胃液の性状の確認は看護師2人で行う。

④チューブ位置確認の方法
- リスクの程度にかかわらず、チューブを挿入するたびにチューブ先端の位置確認（X線単純撮影）を行う。
- 医師が適正な挿入位置を判断し、長さを決定して、薬剤や栄養剤の注入を開始する。
- 薬剤や栄養剤などの注入をするたびに、挿入の長さ、口腔のチューブの留置状況、胃内容物の吸引を確認する。

マニュアルの遵守と継続的な教育システム

経鼻栄養チューブは、簡便に栄養投与できる利点がある。しかし、重篤な合併症が挿入時に発生することを配慮して、患者や家族に十分な説明と同意を必要とする。

経鼻栄養チューブの位置確認においては、気泡音を判断基準とせず、胃内容液のpH測定などによる位置確認のフローチャート、マニュアルを遵守し継続的なシステムや教育が必要である。

> **注意点**
> 経鼻栄養チューブの位置確認は、気泡音を判断基準としてはいけない

引用・参考文献
1）医療安全全国共同行動：行動目標3-a――危険手技の安全な実施――経鼻栄養チューブ挿入時の位置確認の徹底．How To Guide．
http://kyodokodo.jp/index_b.html より2014年10月20日検索
2）山元恵子監：写真でわかる経鼻栄養チューブの挿入と管理．p.46～49, p.52, インターメディカ, 2011.
3）杉山良子ほか：セーフティー・マネージメント入門．p.229～233, ライフサポート社, 2013.
4）小林美亜編：医療安全――患者の安全を守る看護の基礎力・臨床力．p.151, 学研メディカル秀潤社, 2013.

part 1 経鼻栄養チューブの安全確保と合併症のリスク

チューブの抜去

中川ひろみ　實方由美

経鼻栄養チューブの抜去による医療事故

　日本医療機能評価機構医療事故防止事業部によると、2013年度の「ドレーン・チューブ」の医療事故は174件（6.4％）であり、そのうちの「自然抜去」が22件、「自己抜去」が22件であったと報告されている[1]。さらに、このなかには、「死亡」が1件、「障害残存の可能性がある」が8件みられていることから、経鼻栄養チューブの取り扱いには医療安全上、厳重な管理が必要である。
　以下、経腸栄養の安全確保と機械的合併症を起こさないための「経鼻栄養チューブの固定方法」について、事例を用いて解説する。

Point
①適切な経鼻栄養チューブを選択し変更する
②安全な方法で経鼻栄養チューブを固定する
③患者の安全と尊厳を守る抑制を実施する

事例　固定方法の改善と抑制などによって自己抜去が予防できたがん術後患者

患者：A氏、50歳代、男性、BMI 25.5kg/m²
診断名：後頭葉悪性神経膠腫腫瘍摘出術後（GradeⅢ）術後4年経過。がん性髄膜炎、放射線壊死
治療：放射線療法後、化学療法中
意識レベル：GCS：E4点（自発的に、またはふつうの呼びかけで開眼）、V2点（意味のない発声）、M6点（命令に従って四肢を動かす）
活動性/可動性：臥床/左上下肢の不全麻痺がみられる。
栄養管理：経鼻アクセスにて胃管カテーテル14Frを鼻翼と頬で固定している。胃管チューブを自己抜去しようとする行為がみられる。経腸栄養剤（エンシュア・リキッド®50mL/時）を24時間、持続投与している。

GCS
Glasgow Coma Scale
グラスゴー・コーマ・スケール

アセスメント

　図1に、A氏の看護ケア関連図を示す。
①手術、放射線療法による高次脳機能障害から構音障害がみられ、脳髄膜

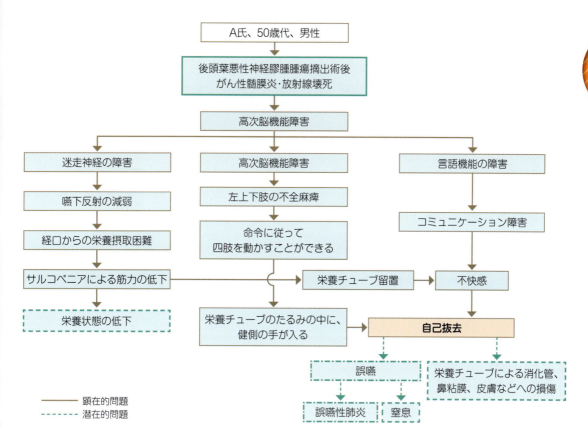

図1　A氏の看護ケア関連図

炎を伴っている。このことから言語機能の回復は困難な状況にあり、苦痛を訴えることができないことが推察される。
② 高次脳機能障害（迷走神経の障害）により嚥下反射が減弱していること、サルコペニアによる筋力の低下から、経鼻アクセスによる経腸栄養療法が必要である。
③ 経腸栄養実施中に自己抜去すると、咳嗽反射が鈍麻しているため、誤嚥や窒息などの致死的な合併症や、消化管、鼻粘膜、皮膚への損傷のリスクがある。
④ 自己抜去の要因として、経鼻栄養チューブの留置はA氏にとって違和感を伴うものであることや、鼻孔から頬までの胃管カテーテルのたるみが大きく、A氏がたるみの中に右手を入れてしまうことが考えられる。
⑤ A氏の高次脳機能障害の程度から、経鼻栄養チューブ留置および固定に関する医療者の説明について理解が困難であると考えられ、自己抜去による身体損傷のリスクが高いと考えられた。

アセスメントのポイント
① 苦痛を訴えることができるか
② 栄養状態はどうか
③ チューブの自己抜去に伴うリスクは何か
④ 自己抜去の要因は何か
⑤ 医療者の説明は理解できるか

看護診断
#経鼻栄養チューブ自己抜去に関連した身体損傷のリスク状態

> 看護目標

①経鼻栄養チューブの自己抜去がみられない。
②誤嚥や窒息、粘膜損傷などの合併症を起こさず、安全に経腸栄養を続けることができる。

> 看護の実際

❶観察計画
①意識レベル、患者の表情(不快感の有無)、咳嗽反射の有無
②嘔気の有無、誤嚥の有無
③経鼻栄養チューブの固定位置、固定方法、交換日
④皮膚の状態

❷ケア計画
①**医師の指示のもとで適切な経鼻栄養チューブを選択し変更する**
　経鼻栄養チューブ留置に伴うA氏の違和感を少なくし、自己抜去による合併症を予防するために、軟らかいEDチューブ10Frを選択した。医師によって胃管カテーテル14FrからEDチューブ10Frに変更された(図2)。

②**安全な方法で経鼻栄養チューブを固定する**
- 鼻翼部から人中部への固定に変更し、チューブのたるみを小さくする(図3)。
- スキンケアのために用いた、保湿・洗浄クリーム(リモイス®クレンズ)の残存は、医療用粘着剤の粘着力を低下させるため、不織布で愛護的に拭き取った。

③**患者の安全と尊厳を守る抑制を実施する**
- 経腸栄養投与時にA氏の右手を抑制することについては、患者と家族に文書と口頭で説明し、家族から同意書による承諾を得た。A氏の基本的人権が守られるよう、倫理的配慮を十分に行った。

> 根拠
>
> **経鼻栄養チューブ選択に関する根拠**
> **日本静脈経腸栄養ガイドライン第3版**[2)]
> 経鼻カテーテル留置に関連した合併症を防止するために、適切な口径(5〜12F)の経腸栄養専用カテーテルを用いることを強く推奨している

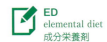
ED
elemental diet
成分栄養剤

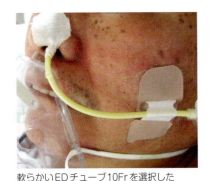
軟らかいEDチューブ10Frを選択した
図2　経鼻栄養チューブの変更

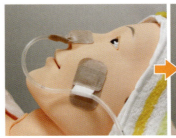変更前　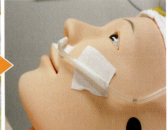変更後
図3　チューブのたるみを小さくした固定方法

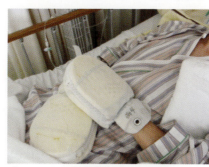

抑制中は手指に皮膚障害を起こさないように、毎日、皮膚の観察とスキンケアを行う

図4 ミトン型手袋を用いた抑制

- 右手の抑制にはミトン型手袋（図4）を用いて、1時間を超えない間隔で観察を行い、家族の面会時には抑制をはずした。
- 抑制中は、手指に医療関連機器圧迫創などの皮膚障害が起こらないように、毎日、皮膚の観察とスキンケアを行った。
- 診療録には、抑制を行った経過を正確に記録し、複数の医療者が継続の必要性を評価し、慎重に実施した。

❸教育計画

A氏および家族に、経鼻栄養チューブ留置とミトン型手袋着用の必要性について説明し、協力を依頼する

評価

固定方法を改善し、A氏の基本的人権と安全を守る右手の抑制によって、胃管チューブを自己抜去しようとする行為はみられなくなった。その結果、誤嚥や窒息、消化管や鼻粘膜、皮膚への損傷などの有害事象はなく、安全に経腸栄養療法を遂行することができた。

根拠

抑制に関する法的根拠

厚生労働省分科会の平成13年「身体拘束ゼロへの手引き」[3)4)]

厚生省令40号13条4項「当該入居者（利用者）又は他の入所者（利用者）等の生命又は身体を保護するため緊急やむを得ない場合」の判断基準は、①切迫性（利用者本人または他の利用者等の生命または身体が危険にさらされる可能性が著しく高い）、②非代替性（身体拘束その他の行動制限を行う以外に代替する介護方法がない）、③一時性（身体拘束その他の行動制限が一時的なものである）の3項目をすべて満たすことである

参考文献

1）日本医療機能評価機構医療事故防止事業部：医療事故情報収集等事業 平成25年年報．
http://www.med-safe.jp/pdf/year_report_2013.pdf より2014年10月7日検索．
2）日本静脈経腸栄養学会編：静脈経腸栄養ガイドライン．第3版，照林社，2013．
3）厚生労働省 身体拘束ゼロ作戦推進会議：身体拘束ゼロへの手引き――高齢者ケアに関わるすべての人に．2001．
http://www.dochoju.jp/soudan/pdf/zerohenotebiki.pdf より2014年10月7日検索．
4）奥津康祐：看護師による身体拘束に関する最高裁平成22年1月26日判決以降の民事裁判例動向．日本看護倫理学会誌，6(1)：61〜67，2014．

part 1 経鼻栄養チューブの安全確保と合併症のリスク

チューブ周囲の皮膚障害

中川ひろみ　實方由美

経鼻栄養チューブ留置による皮膚障害と予防対策の意義

経鼻栄養チューブ留置による栄養管理を必要とする患者の皮膚障害には、医療用粘着剤関連皮膚損傷(MARSI)[1]と、医療用デバイスによる医療関連機器圧迫創(MDRPU)がある[2]。

MARSIとMDRPUは患者に苦痛を与え、QOLの低下をきたし、米国のskin tear(皮膚裂傷)に要する患者1人当たりの治療費は21.96ドルを要し、医療費を高騰させることが明らかとなっている[1]。このような背景から、MARSIとMDRPUの発生メカニズムを理解し、予防対策を講じることが重要である。

皮膚障害の原因と機序

❶医療用粘着剤関連皮膚損傷(MARSI)

MARSIとは、医療用粘着剤によって生じた皮膚損傷である。**表1**に、MARSIを発生させる内的因子と外的因子について示す。

MARSIのタイプは、物理的要因や皮膚炎などの要因に分類される。皮膚障害の発生機序を**表2**に、MARSIがみられる皮膚の状態を**図1**に示す。

❷医療関連機器圧迫創(MDRPU)

MDRPUとは、医療機器による皮膚への持続的な圧迫の結果生じた、組織あるいは皮膚における局所的な創傷であり、デバイスの形に擬態している。

骨と皮膚表層の間の軟部組織に発生しないこともあり、褥瘡とは区別される。

わが国では、薬事法に規定される「医療機器」以外の機器などが創傷の原因となる場合があり、「Medical device」は薬事法に基づく「医療機器」には準拠しない。**表3**にMDRPUを発生させる因子について示す。

米国褥瘡諮問委員会(NPUAP)が報告している医療関連機器圧迫創傷の予防のためのベストプラクティスを**表4**に示す。

Point

①健常な皮膚を保つためのスキンケアを行う
②皮膚被膜材を用いて皮膚を保護する
③ドレッシング材を用いて創傷治癒を促進する
④皮膚への糊残りや剥離刺激が少ない医療用粘着剤を選択する
⑤安全な方法で経鼻栄養チューブを固定する

MARSI
medical adhesive-related skin injury
医療用粘着剤関連皮膚損傷

MDRPU
medical device related pressure ulcers
医療関連機器圧迫創

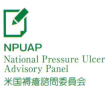

NPUAP
National Pressure Ulcer Advisory Panel
米国褥瘡諮問委員会

表1 MARSIを発生させる内的因子と外的因子

内的因子	外的因子
①年齢 　新生児/未熟児および高齢者 ②人種、民族 ③皮膚の状態 　湿疹、皮膚炎、慢性の滲出の潰瘍、表皮水疱症など ④基礎疾患：糖尿病、感染、腎不全、免疫抑制、高血圧症など ⑤栄養不良 ⑥脱水症	①刺激性のある皮膚洗浄剤による皮膚乾燥 ②過度な洗浄 ③放射線治療 ④光線性皮膚障害 ⑤テープ/ドレッシング材/デバイスの除去 ⑥繰り返されるテーピング

文献3)より翻訳し引用

表2 MARSIのタイプと発生機序

要因	皮膚症状	発生機序
物理的	皮膚(表皮)剥離 skin (epidermal) stripping	・粘着テープやドレッシング材の剥離による皮膚剥離
物理的	緊張性損傷あるいは水疱 tension injury or blister	・柔軟性のない粘着テープやドレッシング材貼付下の皮膚の緊張とずれによる損傷であり、表皮と真皮の分離がみられる
物理的	皮膚裂傷 skin tear	・ずれと摩擦、鈍的な力による皮膚層の分離であり、全層あるいは部分層の分離がみられる
皮膚炎	一次刺激性接触皮膚炎 irritant contact dermatitis	・アレルギー性接触皮膚炎ではない、化学的な刺激物質の侵入による皮膚炎
皮膚炎	アレルギー性接触皮膚炎 allegic dematitis	・粘着テープあるいはバッキングフィルムの成分による免疫反応
その他	浸軟 maceration	・長期間皮膚が湿潤し、水分が貯留した状態
その他	毛包炎 folliculitis	・バクテリアの侵入や剃毛による毛包の炎症

文献3)より翻訳し引用

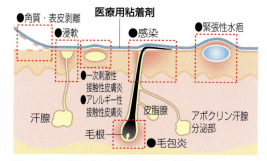

図1 MARSIがみられる皮膚の状態

表3 MDRPUを発生させる内的因子と外的因子

内的因子	外的因子
①浮腫のある皮膚 ②感覚知覚障害 ③麻痺 ④意識障害、など	①デバイスからの圧迫 ②ゆるみのない固定 ③皮膚とデバイスとの間の温度と湿度、など

文献3)より翻訳し引用

表4 医療関連機器圧迫創傷の予防のためのベストプラクティス

・患者に適合する正しいサイズの医療関連機器を選択する
・発生のリスクが高い部位にドレッシング材を用いてクッションとし、皮膚を保護する
・皮膚を観察するために医療関連機器を毎日移動させる、あるいは除去する
・過去または現在、圧迫創傷がある部位上に機器を装着することを避ける
・正しい機器の使用と皮膚損傷予防について医療スタッフを教育する
・機器の当たっている部位に浮腫があり、損傷が起こり得ることを認識する
・寝たきり、あるいは可動性のない患者の身体の下に医療関連機器を直接置かないようにする

文献4)より翻訳し引用

| 事例 | スキンケアや創傷被覆材により皮膚障害が改善したがん術後患者 |

患者：B氏、40歳代、女性
診断名：前頭葉悪性神経膠腫術後（Grade Ⅳ）3年経過
治療：放射線療法後、化学療法中、脳浮腫を軽減するために4か月以上にわたるステロイド療法（4mg〜16mg/日）を受けている
意識レベル（GCS）：E2点（痛み刺激で開眼）、V1点（発語なし）、M1点（運動みられず）
活動性/可動性：臥床/全く体動なし
栄養管理：経鼻栄養チューブ留置による経腸栄養剤を投与している
皮膚の状態：経鼻栄養チューブを固定している鼻孔部に1cmのびらん*がみられた（図2）。経鼻栄養チューブを固定する医療用粘着剤の交換は1〜2日おきに行われていた

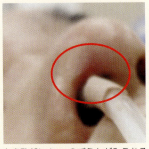

右鼻孔部に1cmのびらんがみられる

図2 経鼻栄養チューブの圧迫によるびらん

GCS
Glasgow Coma Scale
グラスゴー・コーマ・スケール

＊びらん：基底膜（表皮・真皮境界部、粘膜）を超えない皮膚粘膜の組織欠損で、通常瘢痕を残さずに治癒する[5]

アセスメント

①ステロイド療法による副作用から真皮毛細血管周囲の支持組織の脆弱化と血管壁変性をきたし、外的刺激で点状出血が出現しやすい。また、表皮と真皮の結合が脆弱となり、わずかな外力でも皮膚障害が生じやすい。脆弱な皮膚に経鼻栄養チューブが固定され、鼻孔に持続的な圧迫が加わったことから医療関連機器圧迫創（MDRPU）を形成したと考えられる。
②発汗の多い皮膚に医療用粘着剤を貼付していたことから、皮膚からの水分蒸発が障害されたことや汗腺の分泌障害によって浸軟が生じ、皮膚透過性が亢進し、外的刺激への抵抗が減弱していたと推察される。つまり、びらんは、MDRPUと医療用粘着剤関連皮膚損傷（MARSI）を伴った皮膚統合性障害であると考えられた。
③看護診断における診断指標は皮膚のびらんと浸軟であり、関連因子は経鼻栄養チューブの持続的圧迫と医療用粘着剤の使用、ステロイド剤の副作用である。

アセスメントのポイント
①皮膚障害の原因は何か
②びらんと医療用粘着剤の関連はないか
③皮膚のびらんと浸軟の関連因子は何か

看護診断

#経鼻栄養チューブの持続的圧迫および医療用粘着剤使用、ステロイド薬の副作用に関連した皮膚統合障害

看護目標

鼻孔部のびらんが治癒し、新たな皮膚障害や粘膜障害がみられない。

看護の実際

❶観察計画
①意識レベル、患者の表情(疼痛・不快感の有無)
②皮膚の状態
③経鼻栄養チューブの固定位置、固定方法、交換日

❷ケア計画
①健常な皮膚を保つためのスキンケアを行う
　皮膚のバリア機能を保つため、保湿・洗浄クリーム(リモイス®クレンズ)を使用し(図3)、洗浄と保湿を毎日行い、皮膚を観察した。
②皮膚被膜材を用いて皮膚を保護する
　医療用粘着剤を固定する前の皮膚被膜剤(3M™キャビロン™非アルコール性皮膜)を使用してから粘着テープを貼付した(図4)。
③ドレッシング材を用いて創傷治癒を促進する
　びらんを形成した鼻孔部にハイドロコロイドドレッシング材(デュオアクティブ®ET)を創サイズよりも1cm大きく貼付した(図5、図6)。

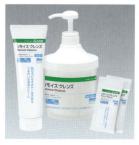

リモイス®クレンズ
(アルケア)の特性
①天然オイルで汚れを浮き上がらせ、拭き取るだけで肌を清潔にする保湿剤配合の清浄クリーム
②拭き取り後に医療用粘着剤を貼付することができる

図3　保湿・洗浄クリーム

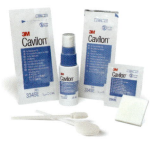

3M™キャビロン™
非アルコール性皮膜
(スリーエムヘルスケア)の特性
①テープや粘着製品の剥離刺激等から、撥水性の皮膜形成で皮膚を保護する
②アルコールを含んでいないので皮膚に塗布してもしみにくい
③72時間皮膜性能を維持
④テープ交換によるダメージから皮膚を保護する

図4　皮膚被膜剤

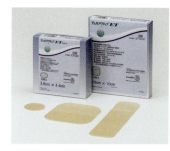

デュオアクティブ®ET
(コンバテック)の特性
①真皮に至る創傷用のドレッシング材
②湿潤環境を保ち創傷治癒を促進する

図5　ハイドロコロイドドレッシング材

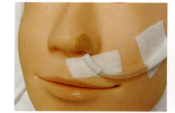
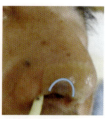

創サイズよりも1cm程度大きく貼付する

図6　ハイドロコロイドドレッシング材の貼付方法

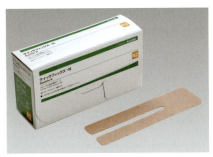
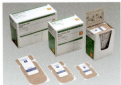

クイックフィックス®・N
鼻翼に貼付して，経鼻栄養チューブを巻きつける

クイックフィックス®
ベーステープとチューブ固定テープが一体になっている
（アルケア）

図7　アクリル系粘着剤

鼻翼への圧迫と摩擦を避けるため鼻孔から約10cmたるませて、頬に固定した

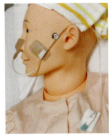
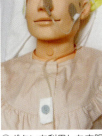
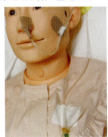

①安全ピンを利用した衣服への固定　②ボタンを利用した衣服への固定　③テープを利用した衣服への固定

図8　経鼻栄養チューブの固定方法

耳介部や鼻孔部に経鼻栄養チューブを毎日固定した場合に皮膚障害を生じることがある。
このため、耳垂部や人中部にも位置を変更して経鼻栄養チューブを固定した

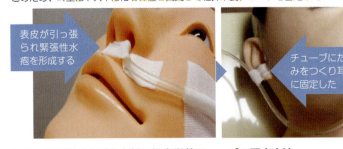

表皮が引っ張られ緊張性水疱を形成する

チューブにたるみをつくり耳介に固定した

図9　耳垂部および人中部の経鼻栄養チューブの固定方法

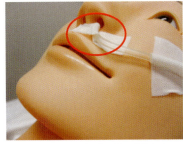
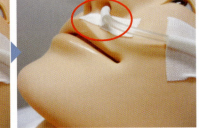

ループ状にチューブを巻き込み貼付した

図10　鼻中隔の圧迫を避けた経鼻栄養チューブの固定方法

④皮膚への糊残りや剥離刺激が少ない医療用粘着剤を選択する

　固定専用テープであるアクリル系粘着剤（クイックフィックス®、クイックフィックス®・N）を用いた（図7）。

⑤安全な方法で経鼻栄養チューブを固定する
- 鼻孔部への圧迫や摩擦を避けるため固定位置を毎日移動し、鼻孔部から10cmほどたるませて頬に固定した。さらに、経鼻栄養チューブの脱落を避けるために、経鼻栄養チューブを衣服に固定した（図8）。
- 毎日の粘着テープの交換による鼻孔部への剥離刺激を避けるために、固定する部位を人中部や耳介部、耳垂部に変更した（図9）。
- 経腸栄養チューブによる皮膚や粘膜への圧迫や摩擦を避けるため、ループ状にチューブを巻き込んで貼付した（図10）。

❸教育計画

　B氏および家族に、経鼻栄養チューブの固定とスキンケア、創傷ケアの必要性について説明する。

評価

　びらんはハイドロコロイドドレッシング材を貼付し、4日で治癒した。その後、新たな皮膚障害はみられなかった。以上のことから、脆弱な皮膚への経鼻栄養チューブの固定には、スキンケアや創傷被覆材による皮膚の保護が重要であるといえる。

皮膚障害予防のポイント
静脈経腸栄養ガイドライン第3版[6]）
「細径の経腸栄養専用カテーテルを使用する」ことを強く推奨している。鼻孔部の潰瘍や鼻中隔の壊死などの合併症を予防するためには、径が太くて硬いチューブを経腸栄養目的に使用しないようにすることが重要である

引用文献

1) Groom M, et al : An evaluation of costs and effects of a nutrient-based skin care program as a component of prevention of skin tears in an extended convalescent center. J Wound Ostomy Continence Nurs, 37 (1) : 46-51, 2010.
2) Black JM, et al : Medical device related pressure ulcers in hospitalized patients. Int Wound J, 7 (5) : 358-365, 2010.
3) McNichol L, et al : Medical adhesives and patient safety: state of the science: consensus statements for the assessment, prevention, and treatment of adhesive-related skin injuries. J Wound Ostomy Continence Nurs, 40 (4) : 365-380, 2013.
4) The National Pressure Ulcer Advisory Panel (NPUAP). http://www.npuap.org/wp-content/uploads/2013/04/Medical-Device-Poster.pdf より2014年10月7日検索.
5) 日本皮膚科学会編：創傷・熱傷ガイドライン委員会報告1——創傷一般. 日本皮膚科学会ガイドライン, 日皮会誌, 121（8）：1539〜1559，2011.
6) 日本静脈経腸栄養学会編：静脈経腸栄養ガイドライン. 第3版, 照林社, 2013.

column

回復期リハビリテーション病棟における間欠的経管栄養

猪川 まゆみ

間欠的経管栄養のメリット

　口から食事をとることは単に栄養を取り込むだけではなく、QOLに大きく関与することは周知の事実である。

　回復期リハビリテーション病棟（以下、回復期リハ病棟）では、摂食・嚥下障害の患者に対して経管栄養から経口摂取への移行をはかるため、さまざまなアプローチを実践している。それは言語聴覚士だけではなく、看護師もともに間接訓練や直接訓練を実施しているのは当たり前に展開されていると思う。

　摂食・嚥下障害で経口摂取できない患者に対して適切な代替栄養法を選択し、栄養状態を良好に保つことはきわめて重要である。①栄養・水分の管理が行いやすい、②嚥下運動を妨げない、③口腔・咽頭の清潔が保てる、などがその条件になる。

　経鼻的に経管栄養チューブを留置した場合は②と③が問題になるが、間欠的経管栄養は①②③を満たしている。間欠的経管栄養法とは、3食ごとに経管栄養チューブを挿入し、経管栄養を注入した後にチューブを抜去する方法である。注入時以外は経管胃管チューブは挿入されていない状態で間接訓練や直接訓練を実施し、経口摂取移行率の向上をはかりつつ、口腔・咽頭の清潔を保つことができる。

　さらに、普段は経管栄養チューブが挿入されていないので、唾液を嚥下するたびにチューブが擦れて起こる疼痛や、鼻腔にチューブが留置されている違和感もないので、自己抜去を予防するためのミトンによる抑制も必要ないという効果がある。

　急性期病院から転院してきた患者の経管栄養チューブを抜去すると、とたんに表情がしっかりとした本来の姿に戻り、尊厳されているという感じになる。さらに、鼻腔の損傷がないなど効果は歴然としている。もちろん、手間はかかり高い技術も求められるが、歴然とした効果が上がるのであればぜひ積極的に導入していただきたい。回復期リハビリテーション病棟協会の看護委員会としても推奨している方法である。

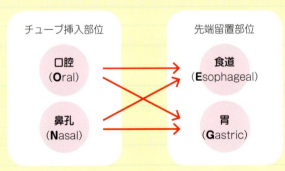

OE法・OG法・NE法・NG法を適切に選択することが大切である

図1　間欠的経管栄養

当院における胃管チューブ挿入の実際

　十分に留意したいのは、毎回X線写真で確認できないので、その他の方法で胃管チューブが肺に誤挿入されていないかを確実に確認する必要がある。そこで、当院で実施している経管栄養注入時のマニュアルを紹介する。当院では、下記の手順で、肺への誤挿入はいままで一度もなく、今後もほぼないと判断して行っている。

①事前に主治医と間欠的経管栄養法のOE法・OG法・NE法・NG法（図1、表1）のどれが適切なのかを相談し方法を決定する。
②胃管チューブ挿入時は、咽頭でチューブが交差しないように注意する。
③挿入後、口腔内でとぐろが巻いていないかを目視で確認する。
④シリンジを引いて陰圧になることを確認する。
⑤シリンジでエアを入れてエア音を確認する。
⑥水の入ったコップにチューブの先端を入れて空気が出ないことを確認する。
※②〜⑥が確認できない場合は、再挿入して確認できるまでやり直す。

　回復期リハ病棟では、体を積極的に動かし経管栄養の消化が早いためか胃液が引けないことも多々あるため、pH試験紙の使用は基準化していない。

　ちなみに、150床すべてが回復期リハ病棟である当院の2014年4月から10月の経口摂取移行率は、3病棟平均が48.1％で3病棟すべての病棟で42％以上の高い実績を出せているのは、積極的に間欠的経管栄養に取り組んできた結果であるととらえている。

表1　挿入部位の利点と欠点

挿入部	利点	欠点
口腔	・疼痛がない ・鼻粘膜損傷の危険がない	・口を開ける、チューブを噛まない、など患者の協力が必要 ・咽頭反射が強いと困難
鼻孔	・咽頭反射が強い場合でも挿入可能 ・協力動作が少なくても可能	・疼痛、違和感がある ・鼻粘膜損傷の危険がある

編者註：本文中の手順等は、鵜飼リハビリテーション病院で行われている事例をご紹介したもので、その安全性などについては、各施設で十分検討したうえで参考にしてください。

略語一覧

AAA	aromatic amino acid	芳香族アミノ酸
ACE	angiotensin-converting enzyme	アンジオテンシン変換酵素
AHN	artificial hydration and nutrition	人工的水分栄養療法
ARB	angiotensin Ⅱ receptor blocker	アンジオテンシンⅡ受容体拮抗薬
ASO	arteriosclerosis obliterans	閉塞性動脈硬化症
ASPEN	American Society for Parenteral and Enteral Nutrition	米国静脈経腸栄養学会
BBS	buried bumper syndrome	バンパー埋没症候群
BCAA	branched chain amino acid	分枝鎖アミノ酸
BNP	brain natriuretic peptide	脳性ナトリウム利尿ペプチド
BVS	ball valve syndrome	ボールバルブ症候群
CGM	continuous glucose monitoring	持続血糖測定
CRBSI	catheter related blood stream infection	カテーテル関連血流敗血症
CSW	cerebral salt wasting	中枢性塩類喪失症
DIC	disseminated intravascular coagulation	播種性血管内凝固症候群
ED	elemental diet	成分栄養剤
EMS	expandable metallic stent	金属消化管ステント
EPA	eicosapentaenoic acid	エイコサペンタエン酸
EPAC	European Association for Palliative Care	欧州緩和ケア学会
EPCRC	European Palliative Care Research Collaborative	欧州緩和ケア共同研究
ESPEN	European Society for Clinical Nutrition and Metabolism	欧州静脈経腸栄養学会
FN	febrile neutropenia	発熱性好中球減少症
GER	gastroesophageal reflex	胃食道逆流
GFR	glomerular filtration rate	糸球体濾過量
HEN	home enteral nutrition	在宅経管栄養
IED	immune enhanced nutrition	免疫賦活経腸栄養剤
INR	international normalized ratio	プロトロンビン時間国際標準比
IOE	Intermittent Oro-Esophageal tube feeding	間欠的経口食道経管栄養法
JDDM	Japan Diabetes Clinical Data Management Study Group	糖尿病データマネジメント研究会
LES	late evening snack	就寝前軽食摂取療法
LES	lower esophageal sphincter	下部食道括約筋
MARSI	medical adhesive-related skin injury	医療用粘着剤関連皮膚損傷
MCI	mild cognitive impairment	軽度認知障害
MDRPU	medical device related pressure ulcers	医療関連機器圧迫創
MRHE	mineralo-corticoid responsive hyponatremia of the elderly	ミネラルコルチコイド反応性低ナトリウム血症
MUFA	monounsaturated fatty acid	一価不飽和脂肪酸
NAFL	non-alcoholic fatty liver	非アルコール性脂肪肝
NAFLD	non-alcoholic fatty liver disease	非アルコール性脂肪性肝疾患
NASH	non-alcohlic steatohepatisis	非アルコール性脂肪肝炎
NG	nasogastric	経鼻栄養
NGT	nasal-gastro-tube	経鼻胃管
NPUAP	National Pressure Ulcer Advisory Panel	米国褥瘡諮問委員会
ODS	osmotic demyelination syndrome	浸透圧性脱髄症候群
ORS	oral rehydration solution	経口補水液
PEG	percutaneous endoscopic gastrostomy	胃瘻造設術
PEG-J	percutaneous endoscopic gastrostomy with jejunal extension	経皮内視鏡的空腸瘻（PEGの瘻孔を利用）
PEGJ	percutaneous endoscopic gastrostomy jejunal tubing	経胃瘻の小腸挿管
PEJ	percutaneous endoscopic jejunostomy	経皮内視鏡的空腸瘻
PHGG	partially hydrolyzed guar gum	グアーガム分解物（水溶性食物繊維）
PPN	peripheral parenteral nutrition	末梢静脈栄養
PTEG	percutaneous transesophageal gastric tubing	経皮経食道胃管挿入術
REE	resting energy expenditure	安静時エネルギー消費量
SCFA	short-chain fatty acid	短鎖脂肪酸
SIADH	syndrome of inappropriate secretion of ADH	抗利尿ホルモン不適合分泌症候群
SIRS	systemic inflammatory response syndrome	全身性炎症反応症候群
TDM	therapeutic drug monitoring	治療薬物モニタリング
TEE	total energy expenditure	総エネルギー消費量
TT	thrombo test	トロンボテスト

part 2

胃瘻・腸瘻の安全確保と合併症のリスク

part 2 胃瘻・腸瘻の安全確保と合併症のリスク

チューブ閉塞

増田 修三

経腸栄養剤の投与に関する機械的合併症

経腸栄養療法には特有の合併症があり、これを念頭においたうえで管理にあたる必要がある。経腸栄養療法の合併症は大きく、①機械的合併症、②消化器系合併症、③代謝性合併症に分けられるが、チューブ閉塞は①の機械的合併症に分類される。チューブなどが当たったり、千切れたり、こすれたり、詰まったりするというチューブの物理的なダメージにかかわる合併症である。

経腸栄養チューブの管理

胃瘻のチューブは内腔が広く閉塞する頻度は多くないが、腸瘻の場合には内径が3mm程度と狭く管理が不十分な場合には容易に閉塞してしまう。とくに薬剤の注入にもチューブを併せて使用している場合や、半消化態栄養剤を投与している場合にはチューブ閉塞をきたしやすく、十分な注意が必要である。チューブの管理はすなわち開存性の維持につきる（**表1**）。

また、厚生労働省医薬食品局の医薬品・医療機器等の安全性情報を遵守することも重要である（**表2**）。

❶チューブ閉塞と経腸栄養剤の関連性

チューブ詰まりと経腸栄養剤の関連性を理解するためには、経腸栄養剤の成分と分類について理解する必要がある。

栄養剤には炭水化物として主にデキストリン（多糖類）が、窒素源としてアミノ酸やアミノ酸がいくつか結合したペプチド蛋白質が、そして脂肪が含まれている。このような基本的な成分に加えて、ビタミンやミネラル、繊維成分などが配合されている。

栄養剤は窒素源の成分に基づいて、成分栄養剤、消化態栄養剤、半消化態栄養剤、濃厚流動食に分類される（**表3**）。

濃厚流動食は食品をただ器械的に液状にしたものだが、半消化態栄養剤は大豆蛋白や乳蛋白を窒素源として使用したもので、消化能力がやや衰え

経腸栄養剤の投与に関する機械的合併症
①チューブの当たる刺激による合併症
②チューブの位置などの異常（変なところに入るなど）
③誤嚥
④チューブ閉塞（チューブの当たり、千切れ、こすれ、詰まり）

表1　経腸栄養チューブ閉塞予防対策の要点

①定期的なチューブフラッシュを行う
②半消化態栄養剤はチューブ閉塞を起こしやすい
③細菌汚染による蛋白質のcurd化現象がチューブ閉塞の原因である
④成分栄養剤、消化態栄養剤はcurd化現象を生じない
⑤十分なフラッシュと酢水ロックはチューブ内腔の衛生管理に有効である
⑥チューブが汚れる前に酢水ロックを始める(新品のチューブから始める)
⑦閉塞してしまったら水道水によるフラッシュを行い、開通しないようなら医療機関受診を勧める

表2　医薬品・医療機器等の安全性情報

経腸栄養用チューブ及び胃チューブ・胃瘻(腸瘻)栄養用チューブの使用上の注意

1) 栄養投与の前後は，必ず微温湯によりフラッシュ操作を行うこと。[栄養剤等の残渣の蓄積によるチューブ詰まりを未然に防ぐ必要がある。]
2) チューブを介しての散剤等(特に添加剤として結合剤等を含む薬剤)の投与は，チューブ詰まりのおそれがあるので注意すること。
3) 栄養剤等の投与又は微温湯などによるフラッシュ操作の際，操作中に抵抗が感じられる場合は操作を中止すること。[チューブ内腔が閉塞している可能性があり，チューブ内腔の閉塞を解消せずに操作を継続した場合，チューブ内圧が過剰に上昇し，チューブが破損又は断裂するおそれがある。]
4) チューブ詰まりを解消するための操作を行う際は，次のことに注意すること。なお，あらかじめチューブの破損又は断裂などのおそれがあると判断されるチューブ(新生児・乳児・小児に使用する，チューブ径が小さく肉厚の薄いチューブ等)が閉塞した場合は，当該操作は行わず，チューブを抜去すること。
①注入器等は容量が大きいサイズ(自社データに基づき「○mL以上を推奨する」旨を記載)を使用すること。[容量が○mLより小さな注入器では注入圧が高くなり，チューブの破損又は断裂の可能性が高くなる。]
②スタイレット等を使用しないこと。
③当該操作を行ってもチューブ詰まりが解消されない場合は，チューブを抜去すること。

(2007年7月、厚生労働省医薬食品局)

表3　経腸栄養薬剤の分類と特徴

	半消化態栄養剤	消化態栄養剤	成分栄養剤
窒素	蛋白質(乳蛋白、大豆蛋白など)、ペプチドなど	アミノ酸、ペプチド	アミノ酸
糖質	デキストリンなど	デキストリン	デキストリン
脂質	LCT MCT	LCT MCT	LCT MCT
Curd化現象	あり	なし	なし
製品	エンシュア・リキッド、ラコールNF、エネーボ、CZ-HI、メイバランスなど	ツインライン、ペプチーノ、エンテミール	エレンタール、エレンタールP、ヘパンED

た状態でも使用が可能になっている。消化態栄養剤は窒素源として蛋白質が加水分解されてペプチドやアミノ酸となった状態のものを使用しており、蛋白質を消化する能力が障害されていても吸収できるようになっている。さらに成分栄養剤では、窒素源はすべてアミノ酸により構成されている。

❷チューブ閉塞の機序

　牛乳に食用酢などの酸を混ぜると蛋白質が凝集することはよく知られているが、これは蛋白質のcurd化といわれ、酸によって蛋白質の構造が変

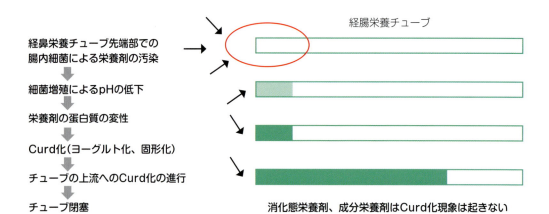

図1　経腸栄養剤のチューブ閉塞の機序（半消化態栄養剤）
丸山道生：処方される経腸栄養剤を理解しよう！　エキスパートナース，23（15）：51～61，2007．より引用

化しヨーグルトのように凝集する現象である。

　経腸栄養チューブの先端が腸内にある場合には、腸内細菌などの細菌が付着する。細菌の活動の結果（いわゆる発酵）チューブ先端が酸性になると、栄養剤中の蛋白質が変性凝集する。いったん先端で凝集が起きると、栄養剤の流れは障害され凝集がさらに上流に進みチューブ閉塞に至る（**図1**）。

　蛋白質が含まれる半消化態栄養剤を腸瘻から投与する場合には、凝集した蛋白質をチューブ内腔から除去するためにチューブの定期的なフラッシュを行う必要がある。一方で、栄養剤中に蛋白質の含まれない消化態栄養剤や成分栄養剤は、アミノ酸やペプチドが酸によってもcurd化現象をきたすことがないため、チューブ閉塞が起きることは少ない。また、一部の半消化態栄養剤（アミノ酸を多く含んだインパクトや酸性栄養剤のファイブレンYH）は、特殊な工夫をすることでcurd化現象を起こさないように調製されているが、それ以外の半消化態栄養剤は注意が必要である。

❸経腸栄養チューブのメインテナンス

　経腸栄養剤の選択やフラッシュ以外にも、コーラやお茶、重曹水などで内腔を満たすなど、さまざまなチューブの開存性を維持するための工夫が行われてきた。

　種々の方法のなかで現在、最もよく行われている方法は酢水ロックである。酢水ロックは市販の食用酢を水道水で10倍程度に希釈し、経腸栄養チューブを水道水で十分フラッシュした後に注入しクランプする方法である。コツは、ロック操作前に十分に水道水でフラッシュして、栄養剤を洗い出した後で酢水を注入することである。

　逆に、栄養剤が残った状態で酢水ロックを行うと栄養剤のcurd化現象が生じて、チューブが閉塞してしまうことがあるのでしてはいけない。酢水ロックは酢酸の抗菌効果によりチューブ内腔の衛生状態を維持する方法だが、汚れたチューブをきれいにする効果はない。日頃から内腔をきれい

Point
半消化態栄養剤はcurd化に要注意。チューブの定期的なフラッシュを行う

10倍に希釈した食用酢によるロックのコツ
ロック操作前に十分に水道水でフラッシュして、栄養剤を洗い出した後で酢水を注入する

注意点
栄養剤が残った状態で酢水ロックを行ってはいけない

●酢水を使用していないチューブ

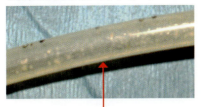

チューブ内にカゼインなどの蛋白質が付着

●次回栄養剤投与前のチューブの状態

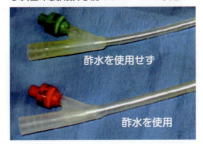

酢水を使用せず
酢水を使用

●酢水によるチューブ型カテーテルの清潔保持

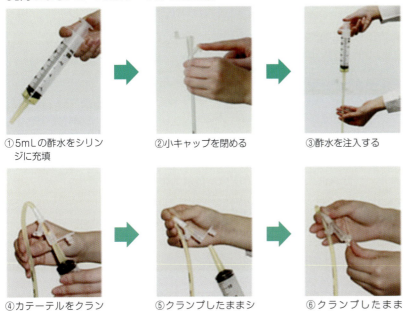

①5mLの酢水をシリンジに充填　②小キャップを閉める　③酢水を注入する

④カテーテルをクランプする　⑤クランプしたままシリンジをはずす　⑥クランプしたままキャップをする

酢水の作り方
食用酢：水＝1：9

※フラッシュするのではない。次の栄養剤投与の前にフラッシュする

図2　酢水の効果と使用方法

に保ったうえで酢水ロックを行うことで内腔の衛生状態が維持できることを忘れてはいけない。

図2に酢水の効果と使用方法を示す。

チューブを詰まらせない工夫

❶薬剤投与の工夫

　薬剤には、酸性条件下でのみ溶解するもの、吸収に酸性的環境が必要な薬剤、または、アルカリ性条件下でのみ溶解する腸溶性薬剤などがある。薬剤を投与する際には経腸チューブの先端が腸のどの位置にあるか考慮し、さらに先に述べた経腸栄養剤との相互作用も確認しながら投与間隔を開けるなどの投与時間の工夫が必要である。

薬剤投与の工夫
①投与間隔や投与時間
②簡易懸濁法を用いた投与方法

表4　詰まりを起こしやすい薬剤とその対処法

薬剤名	詰まりやすい理由	対処法
酸化マグネシウム散	難水溶剤	マグミット、マグラックスに変更
グラケー、EPA製剤	油状、半固形状で難水溶剤	単剤投与、多めの水でフラッシュ
タケプロンOD錠	湯温(55℃)で凝固しダマ形成	水で懸濁し、15分以内に投与
乳酸菌製剤(ラックビー、エンテロノンRなど)	湯温(55℃)で凝固しダマ形成	水で懸濁し、しばらくおいて上澄み液をに投与

　一方、内用剤のなかには、粉砕調剤を行い一包化して、投与直前に水や微温湯等に懸濁して投与する方法がとられていることがある。しかし、これは調剤上に問題が多く、薬剤本来の安定性や必要量が確実に保たれていないことがあるため、簡易懸濁法を用いた投与方法が普及しつつある。

❷蛋白分解酵素の入った消化剤による工夫

　経管栄養チューブはどうしても内腔が汚れ、詰まりやすくなる。
　脂肪・蛋白分解酵素の入った消化剤(ベリチーム®)を微温湯で溶いて、上澄み液をチューブの内腔に充填させる方法がある。ベリチーム®は胃溶性と腸溶性の成分に分かれており、上澄み液には胃溶性の成分が溶解して、チューブ内腔の汚れを分解する作用があると考えられる。
　経験的に1日1回ないし、2〜3日に1回の充填でも効果がある。どうしてもチューブを詰まらせたくない場合には試してみる価値がある方法である。
　詰まりを起こしやすい代表的な薬剤とその対処法を**表4**に示す。

チューブ内腔の汚れを分解する方法
ベリチーム®を微温湯で溶いて、上澄み液をチューブの内腔に充填させる

経腸栄養製品と薬の相互作用

　経腸栄養剤と薬の併用で問題が多発する理由として、チューブ内における経腸栄養剤・医薬品間あるいは医薬品間の相互作用に加えて、湯水によるフラッシュの不足によるチューブ内径の狭窄が増悪される問題がある。PEGの場合は4か月程度で瘻孔が完成しボタン型になるため、それ以降は薬理学的問題以外ほとんど発生しないが、PEJ、PEG-J、PTEGやNGTの場合には問題発生の可能性が残る。

　医薬品と経腸栄養剤の相互作用については情報量が少なく、最新の研究情報が乏しくエビデンスといえるものが乏しいのが現状だが、海外においては相互作用がある薬剤には投与前後1〜2時間は経腸栄養剤の注入を行わないことが推奨されている。その作用機序の詳細は不明のものが多いが、代表的なものとしては、ワルファリンカリウム、フェニトイン、スクラルファート、テオフィリンなどがある。

　また、経腸栄養剤と薬剤の併用によりチューブの詰まりを起こす組み合わせとして、以下に示す薬剤が知られている。これらの薬剤による治療を受けている患者には、経腸(経管)栄養療法導入の初期に、TDMを含めた

PEJ
percutaneous endoscopic jejunostomy
経皮内視鏡的空腸瘻

PEG-J
percutaneous endoscopic gastrostomy with jejunal extension
経皮内視鏡的空腸瘻(PEGの瘻孔を利用した腸瘻)

PTEG
percutaneous trans-esophageal gastro-tubing
経皮経食道胃管

NGT
nasal-gastro-tube
経鼻胃管

定期的な薬物動態のモニタリングが必要である。
①ワルファリンカリウム
　心房細動などの基礎疾患によりワルファリン投与中に経管栄養の適応となり、経管栄養剤が変更になる場合はビタミンK含有量の確認が重要である。経腸栄養剤中のビタミンK含有量は異なり、同一製品であっても容量の変更時には注意が必要である。TTやINRのモニタリングを定期的に行わなければならない。
　ワルファリンの作用機序としては、血液凝固因子（第Ⅱ、Ⅶ、Ⅸ、Ⅹ因子）のグルタミン酸残基をγ-カルボキシグルタミン酸に変換するカルボキシラーゼの必須補欠因子がビタミンKであり、ワルファリンカリウムはビタミンKに拮抗することにより、カルボキシラーゼを阻害して抗凝固作用を示す。
　ビタミンK1,000μg/日以上の投与では凝固系への影響が明らかであり、200〜300μg/日程度であれば、あまり影響がないと報告されている。
　また、青汁やクロレラ、緑黄色野菜の摂取量によってはワルファリンの作用の減弱や変動が起こる。また、乳酸菌製剤、漢方薬、ジゴキシン、抗生物質等の腸内細菌叢に影響を及ぼす薬剤は腸内細菌のビタミンK産制能にも影響を及ぼす可能性がある。

②フェニトイン
　抗てんかん剤であるフェニトイン、バルプロ酸、フェノバルビタールを投与中の患者に経腸栄養剤を併用したところ、フェニトインの血中濃度だけにばらつきがみられたとの報告がある。これは、経腸栄養剤中のカルシウム、マグネシウムなどの多価イオンあるいは蛋白質とフェニトインが不溶性の複合体を形成していると推測されている。
　経腸栄養剤とフェニトインの投与時間を2時間以上あけることで相互作用を回避することが可能であり、必要に応じてフェニトインの血中濃度測定を行う。

③カルバマゼピン
　溶解が律速であり、投与される剤形により影響があり、懸濁液より粉末が、粉末より錠剤が薬物動態上、影響が大きいと報告されている。

④ニューキノロン
　経腸栄養剤と同時あるいは混合して投与する際にバイオアベイラビリティが減少し、シプロフロキサシンが最も影響が大きいと報告されている。

⑤テオフィリン
　蛋白質含有量の多い経腸栄養剤の場合、クリアランスが増大し、炭水化物含有量が多いとクリアランスは減少するとの報告がある。

⑥レボチロキシン
　大豆蛋白質により便中排泄量が増大するとの報告がある。

⑦投与ルートの違いによる留意点
　胃内での局所的な効果を期待する薬剤（制酸剤やスクラルファートなど）

TDM
therapeutic drug monitoring
治療薬物モニタリング

TT
thrombo test
トロンボテスト

INR
international normalized ratio
プロトロンビン時間国際標準比

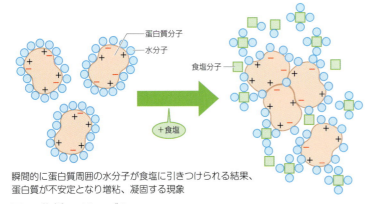

瞬間的に蛋白質周囲の水分子が食塩に引きつけられる結果、
蛋白質が不安定となり増粘、凝固する現象

図3　塩析のメカニズム

や、酸性条件下でのみ溶解する薬剤や吸収に酸性環境が必要な薬剤（アゾール系・テトラサイクリン系薬剤、アスピリンなど）は、腸瘻からの投与では本来の効果が期待できないであろう。したがって、チューブの留置位置（胃瘻か腸瘻かなど）やチューブ経の確認が重要である。

Point
腸瘻からの投与では本来の効果が期待できない薬剤の場合は、チューブの留置位置やチューブ経を確認する

「塩析」の問題

塩析とは、塩分の作用で蛋白質が凝集し沈殿や付着を起こすことである（図3）。

経腸栄養剤は溶液に粒子が浮かんでいるコロイドであるため、塩析が生じる可能性を考慮して、単独で投与するのが原則である。塩析による蛋白質の凝集が起こると、栄養点滴セットの閉塞や滴下不良の原因となることがある。

また、経腸栄養剤投与後に薬剤を投与する場合が多いが、電荷を有する医薬品とコロイドが混合された結果、高頻度に塩析を起こす。経腸栄養剤に直接、食塩を混入しなければならない場合は、高濃度の塩分混入は避け、1％以下の濃度に抑えるとよいであろう。

食塩添加の現状
①水に溶かして添加
②白湯に溶かして添加
③フラッシング時に食塩水を使用して添加
④経腸栄養剤にそのまま添加
⑤イルリガートルに直接食塩を入れる
⑥経腸栄養剤の希釈時に溶かして混ぜる
⑦薬剤と一緒に溶かして（懸濁）添加

Point
経腸栄養剤に食塩を混入しなければならない場合は、1％以下の濃度に抑える

引用・参考文献
1) 倉田なおみ：内服薬．経管栄養ハンドブック（藤島一郎監），じほう，2006．
2) 杉山正康編，神谷大雄監：薬の相互作用としくみ．第7版，医歯薬出版，2005．
3) 東海林徹，増田修三：栄養サポートチームQ＆A．p.39〜41，じほう，2000．
4) 倉本敬二：経腸（経管）栄養療法施行時の薬物療法の留意点．月刊薬事，47(9)：53〜58，2005．
5) 丸山道生ほか：酸性経腸栄養剤を用いた経腸栄養カテーテル閉塞機序の検討．静脈経腸栄養，23：315〜320，2008．
6) 小川滋彦：PEGカテーテル管理．PEGパーフェクトガイド（小川滋彦編），p.71〜75，学習研究社，2006．
7) 菊池吾郎ほか：タンパク質．一般医化学．第7版，p.5〜27，南山堂，2002．
8) 増田修三：チームで取り組む経管栄養の安全対策——NST④薬剤師の立場から．臨牀看護，38(4)：621〜62，2012．
9) 日本静脈経腸栄養学会編：静脈経腸栄養ハンドブック．p.219〜235，南江堂，2011．
10) 日本静脈経腸栄養学会編：静脈経腸栄養ガイドライン．第3版，p.50〜59，p.111〜119，照林社，2013．
11) 各社インタビューフォーム．
12) 各社添付文書．

part 2 胃瘻・腸瘻の安全確保と合併症のリスク

簡易懸濁法による チューブの閉塞防止

岸本 真　倉田 なおみ

経管チューブの閉塞リスクが低い簡易懸濁法

　薬を投与するときに、経管栄養チューブや胃瘻・腸瘻(以下、チューブ)が詰まって困った経験をもつ人は多い。

　医薬品によるチューブ閉塞は、水に混ざり合わない散剤や特殊な加工がされている散剤・顆粒剤を経管投与した場合や、つぶした錠剤を経管投与した場合に起こり、閉塞率は6〜38％との報告がある[1)2)]。したがって、散剤を使うか錠剤をつぶして粉状にすれば「経管投与可能」との考えは間違いである。たとえば、緩下剤として広く処方されている酸化マグネシウム(カマ)は、チューブを閉塞させやすい代表的な細粒剤である[3)]。医薬品によるチューブの閉塞を防ぐためには、各医薬品の閉塞リスクを予測し、閉塞しやすければ他の医薬品・剤形への変更を考慮する必要がある。

　全国で普及してきた錠剤をつぶさずに経管投与できる簡易懸濁法では、閉塞のリスクを避けるため「崩壊懸濁試験」(図1)と「チューブ通過性試験」(図2)を1薬品ずつ実施し、適合した医薬品だけを使用する[4)]。つまり簡易懸濁法においては医薬品ごとに確認しているため、チューブの閉塞リスクはきわめて低い。さらに簡易懸濁法では錠剤を粉砕するよりも多くの医薬品を使用することができ、患者の治療の幅を広げることができる。

　しかしながら、臨床の現場では胃瘻チューブの種類や構造の違いなどが原因で閉塞を起こす可能性もある。今回は具体的な医薬品を一部提示しながら「医薬品の剤形によるチューブ閉塞リスクとその回避法」と「胃瘻チューブの構造的要因による閉塞リスクとその回避法」について紹介する。

Point
水剤や散剤を使うか錠剤をつぶして粉状にすれば「経管投与可能」という考えは間違い

医薬品の剤形によるチューブ閉塞リスクとその回避法

　緩下剤としてよく使われている酸化マグネシウムは、もともとは軽いフワフワした付着しやすい粉であるため、扱いやすくするために重い小さな粒に加工されている。さらに水にも溶解しないため、経管投与した際に重い粒がチューブ先端に一気に進むことにより、チューブ出口で詰まる可能性が高くなる。

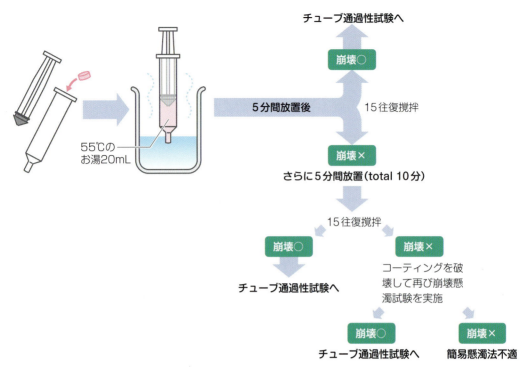

図1 崩壊懸濁試験

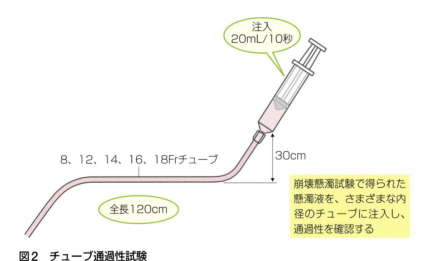

図2 チューブ通過性試験

　一方、同じ成分の錠剤であるマグミット錠は、水に入れるとすぐに崩壊・懸濁し、簡易懸濁法を利用してチューブを閉塞させることなく経管投与することが可能である。これは、懸濁液中の平均粒子径が酸化マグネシウムは150μmであるのに対して、マグミット錠は50μmであり[5]、懸濁液中の粒子径が非常に小さいためチューブ閉塞リスクが低い。したがって、経管栄養患者に対して酸化マグネシウムを投与する際には、細粒剤ではなく、マグミット錠を使用することでチューブ閉塞を回避することができる。

医薬品投与のポイント
①酸化マグネシウムは細粒剤ではなく、マグミット錠を使用することでチューブ閉塞を回避することができる
②グラマリール錠はジメチルポリシロキサンを含有しない剤形に変更し、錠剤フィルムに亀裂を入れた状態で簡易懸濁法を行うとよい

グラマリール細粒は疎水性で発泡スチロールのように水に浮くため、経管投与するために注入器に吸い取ることすら困難である。主成分であるチアプリド塩酸塩は水にきわめて溶けやすい物性であるが、添加剤のジメチルポリシロキサンの疎水性が高いことに起因する。そこで、ジメチルポリシロキサンを含有しないグラマリール錠へ剤形変更し、錠剤フィルムに亀裂を入れた状態で簡易懸濁法を行うと、チューブを閉塞することなくグラマリールを必要とする患者に投与することが可能となる。

ここで紹介した医薬品はごくわずかであるが、さまざまな工夫が施されている医薬品は多く、安易に錠剤をつぶすことは避けるべき行為であり、つぶす必要があるときには薬剤師への確認をお願いしたい。

胃瘻チューブの構造的要因による閉塞リスクとその回避法

胃瘻チューブは体外の形状からチューブ型とボタン型の2種類、胃内ストッパーの形状からバルン型とバンパー型の2種類に分けられ、それぞれの組み合わせにより合計4種類に分類される。

❶ボタン型とチューブ型の違い

チューブ型(図3)では、注入器を接続する部分から胃内までのチューブ内径は均一であるが、ボタン型は構造が複雑で、企業によっても異なる。チューブの構造が原因となる閉塞のリスクは、チューブ型よりボタン型で高くなる(図4)[6]。

ボタン型胃瘻の構造的要因による閉塞は、栄養剤や医薬品の注入時にボタン部に接続する専用のチューブ(接続チューブ)が原因の1つとなる。接続チューブの接続部は材質が硬く、そのうえ内径が非常に細いため、閉塞リスクが高くなる。また、接続チューブは、接続後にチューブが真上に延びるタイプ(ボーラス投与用)と、邪魔にならないように90°に屈曲したタ

注意点
①ボタン型胃瘻の屈曲した接続チューブが閉塞するリスクが高い
②バンパー型胃瘻の逆流防止弁の部分が閉塞するリスクが高い

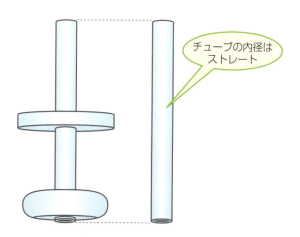

図3 チューブ型胃瘻チューブの構造
(チューブの内径はストレート)

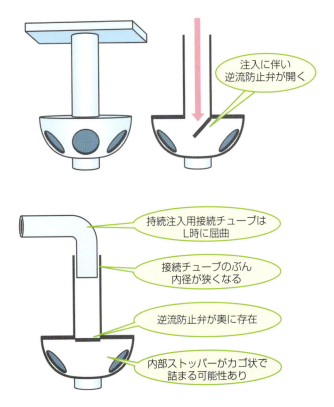

図4　ボタン型胃瘻チューブの構造例と構造的閉塞リスク

イプ（持続注入用）の2種類がある。屈曲した接続チューブは、構造的に注入時の抵抗が高まり、懸濁液中の医薬品が屈曲部に滞留し、閉塞する可能性が高まる。

❷バンパー型とバルン型の違い

　ストッパーの形状がバンパー型の場合、胃酸の逆流を防止するために逆流防止弁がついている。そのため、その弁の構造そのものが抵抗となり、その部分に医薬品が滞留して閉塞に至る可能性がある。図4のように逆流防止弁が胃瘻先端についているタイプでは、接続部分からこの弁までの間に医薬品が滞留し、閉塞に至ることもある。

❸医薬品注入時の注意点および対処法の例

　胃瘻から医薬品を注入する際の注意点について、タケプロンOD錠を例にその対応法について説明する。
　タケプロンOD錠は平均粒子径300μm（1mmの1/3）の腸溶性顆粒入りのマルチプルユニットタイプの錠剤である[7]。水を加えると速やかに崩壊が始まり、約30秒後には完全に崩壊する。このとき錠剤は崩壊するが、中にたくさん入っている300μmの腸溶性顆粒は壊れずに形や機能性を保っ

ている。この腸溶性顆粒の形を保つことが重要で、形が壊れると顆粒周囲の腸で溶ける膜が壊れて成分が胃液にさらされる。この成分は胃酸で失活するため薬効を失う。つまり、タケプロンOD錠をつぶすとこの顆粒も潰れてしまい機能を失い、効果が出なくなる。

　簡易懸濁法では、この腸溶性顆粒を壊さずにチューブから投与することができる。先に述べた崩壊懸濁試験およびチューブ通過性試験に適合しており、一般的な経管投与においてはチューブの閉塞リスクはきわめて少ない。

　しかし、ボタン型の胃瘻チューブの患者に対してタケプロンOD錠を注入する際に、胃瘻の逆流防止弁の部分やチューブの接続部分で閉塞することも経験している。これは構造的に粒子が滞留しやすいことや、注入後のフラッシングが不十分であったことが原因で閉塞を起こしたと考えられる。

　その他の原因として、タケプロンOD錠の腸溶性顆粒は300μmと大変小さいが、この一粒が7層構造となっており、さまざまな添加剤が使用されている。この添加剤の一部に熱で凝固する物性のものもあり、お湯の温度が高すぎたり、崩壊から注入までの時間が長いと、腸溶性顆粒の形を保持できず添加剤が漏れ出してきて、顆粒同士がくっついて凝固することもある。顆粒の形と機能をしっかり保持できれば、水で十分にフラッシングを行うことにより、構造的に滞留しやすい箇所を洗い流すことができる。そのためには、お湯の温度を熱くしないことと長時間水に入れたままにしないことに注意する。このことは結果的に治療に必要な用量を投与でき、チューブの閉塞リスクの予防とともに患者中心の医療を提供することになる。

> **タケプロンOD錠 注入時のポイント**
> ①つぶすと機能を失い効果が出なくなるが、簡易懸濁法によりチューブから投与することができる
> ②水で十分にフラッシングすることにより、構造的に滞留しやすい箇所を洗い流すことができる。お湯の温度を熱くしないことと長時間水に入れたままにしないことに注意する

適正使用によるリスクの軽減

　チューブの閉塞を防ぐためには簡易懸濁法を用いることが最良の方法であるが、あくまでも正しい簡易懸濁法を行ったうえでのことである。また、注入後のフラッシングを十分に行うことも、医薬品注入に伴う閉塞リスクを最大限軽減することになる。正しい知識のもとで経管投与時のリスクをなくし、安全で確実な治療を提供することは、私たち医療人の務めである。

引用・参考文献

1) Hofstetter J, et al : Causes of non-medication-induced nasogastric tube occlusion. Am J HospPharm, 49 : 603-607, 1992.
2) Nicholson LJ : Deciogging Small-BoreFeeding Tubes. JSEN, 11 (6) : 594, 1987.
3) 倉田なおみ：簡易懸濁法Q&A．p.4，じほう，2007．
4) 前掲書3．p.96-101．
5) 丸石株式会社：マグミット製品紹介．
   http://www.maruishi-pharm.co.jp/med/main_product/mag/collapse.php
6) 倉田なおみ：簡易懸濁法Q&A part2-実践編．第2版，p.81-84,じほう，2009．
7) 清水寿弘：口腔内速崩壊錠の優れた製剤技術に学ぶタケプロンOD錠．月刊薬事，50：1683-1689，2008．

part 2 胃瘻・腸瘻の安全確保と合併症のリスク

バンパー埋没症候群

伊東 徹

原因と病態機序

　胃瘻造設術後急性期の腹壁の腫脹や、慢性期の栄養状態の改善による皮下脂肪の増加により、カテーテルがきつくなり内部バンパー（内部ストッパー）と瘻孔部胃粘膜が接触する部位に血流障害を生じることがある。内部バンパーと胃粘膜の接触圧迫が解除されないと、胃粘膜～胃壁の破綻が徐々に進行し創傷治癒機転を伴いながら、内部バンパーが胃粘膜に引き込まれて胃壁に埋没する。この病態をバンパー埋没症候群（BBS）とよぶ（図1）。

　胃瘻患者へのかかわり方は急性期病院と慢性期病院で異なると思われるが、急性期と慢性期のバンパー埋没症候群はその発生原因に違いがあるものの、病態の機序は同じであるため同時に学んでほしい。

　本稿では筆者が経験した2人の症例を提示し、どう対処したのかを解説を加えて紹介する。

Point
バンパー埋没症候群は予防できる合併症である

BBS
buried bumper syndrome
バンパー埋没症候群

原因
①**急性期のバンパー埋没症候群**
PEG造設術直後の炎症・腫脹によりカテーテルがきつくなることによる血流障害
②**慢性期のバンパー埋没症候群**
栄養状態改善に伴う皮下脂肪の増加によりカテーテルがきつくなることによる血流障害と、カテーテルの回転不足

 事例1　瘻孔部からの漏れと瘻孔周囲の汚染が発生した急性期のバンパー埋没症候群患者

患者：Sさん、93歳、女性
現病歴：寝たきり状態で施設に入所中であった。前医でPEG造設術（ワンステップボタン：Boston Scientific社製を使用）を施行され、直後より皮下気腫の出現を認めた。その後、瘻孔部からの漏れが多量で、瘻孔周囲の汚染が出現したため、術後11日目に紹介受診となった。PEG造設時に胃壁腹壁固定はされていなかった。
来院時の状態：来院時の緊急CTでPEG挿入部の炎症が疑われた（図2）。体表から見ると、瘻孔周囲は発赤腫脹しており、PEGシャフト長が皮膚面ギリギリで全く余裕がなかった。瘻孔は圧迫壊死を生じ開大していた。上部消化管内視鏡で観察すると、PEGカテーテルの内部バンパーが胃粘膜内へ埋没しかけていた（図3）。

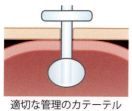
適切な管理のカテーテル
(適度なゆるみ)

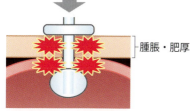
腫脹・肥厚
過度の圧迫による血流障害が発生

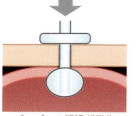
バンパーの埋没が発生
(不完全型バンパー埋没症候群)

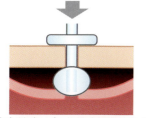
完全型バンパー埋没症候群が完成

図1　バンパー埋没症候群
PDNセミナー講師用資料を一部改編

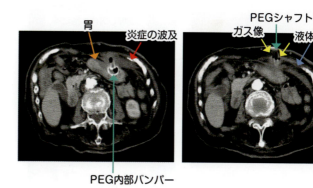
図2　来院時の腹部CT

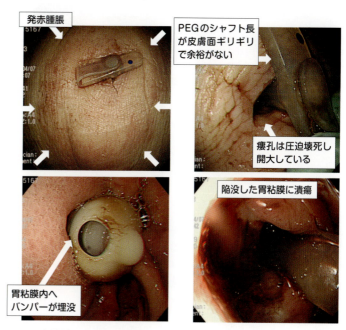
図3　来院時のPEGの状態

対処

　まず瘻孔にネラトンカテーテル(5Fr)を挿入し瘻孔を確保し、PEGカテーテルは体表で切断し内視鏡にて回収した。その後ネラトンカテーテルを留置したまま、漏れに対しては頻回の洗浄と皮膚保護剤を使用し経過観察とした(図4)。
　9日後に瘻孔周囲の炎症が消褪したため、確保されていた瘻孔を利用してチューブ型キットにてpull法でPEG再造設術を施行した(図5)。

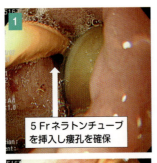
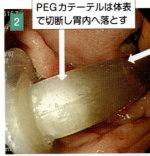
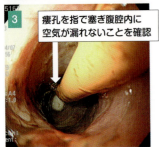
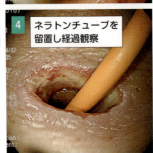

図4　対処方法

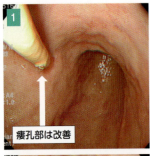
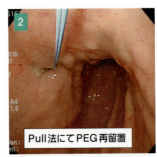
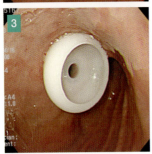
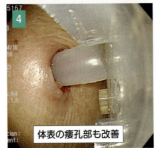

図5　9日後の処置と状態

解説

　急性期のバンパー埋没症候群は、ワンステップボタンで多く報告されてきた。この製品は内部ストッパーが小型で軟らかく、バンパーボタン型でありシャフト長の長さが変更できないためスペーサーディスクを用いて圧迫止血を行う。このシャフト長が短すぎる場合やスペーサーディスクにより過度の圧迫があるとバンパー埋没症候群を生じやすいため、PEG造設後2〜3日目には術後の瘻孔周囲の腫脹(瘻孔周囲炎)の程度に合わせてスペー

Point

PEG造設後2〜3日目に、瘻孔周囲炎の程度に合わせてスペーサーディスクを調整する

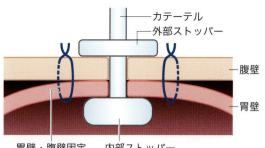

図6　胃壁腹壁固定
PDNセミナー講師用資料を一部改編

サーディスクを調整する必要がある。

　急性期のバンパー埋没症候群は他のボタン型PEGカテーテルでも生ずる危険性がある。予防するためにはシャフト長が腹壁厚よりも1.0～1.5cm長いPEGカテーテルを選択するべきである。造設時に胃壁腹壁固定を行い、長めのPEGカテーテルを選択することも有効な予防法となる。

　近年、PEG造設の際にはクリニカルパスを使用する病院が増えているが、バンパー埋没症候群が発生した場合にはバリアンス発生として、ただちにクリニカルパスを終了し適切な処置をとるべきである。とくに造設時に胃壁腹壁固定がなされていない症例では汎発性腹膜炎を生ずる危険性が高いため、外科的処置も念頭におきながら適切な抗生剤投与と胃内減圧に努める必要がある。

　この際、PEGからの胃内減圧はバンパー埋没症候群の程度によっては効果が不十分な可能性があるため、経鼻胃管を用いて胃内減圧すべきである。一方、胃壁腹壁固定（図6）をされている症例では、内視鏡下にてシャフト長の長いボタン型PEGカテーテルやチューブ型PEGカテーテルに交換可能である。

　チューブ型PEGカテーテルにおいても、バンパー埋没症候群は発生する危険性がある。チューブ型PEGカテーテルの場合は、前述のスペーサーディスクと同様に外部ストッパーにより過度の圧迫が生じていないか注意する。また、「外部ストッパーの距離にはゆとりがあってもカテーテルが体外に向かって過度に牽引されることにより内部バンパーが胃壁に入り込んでいく場合がある」[1]ので注意が必要である。

　Sさんの場合は、術後11日目の紹介であったため、瘻孔周囲で胃壁腹壁の癒着が生じ始めていると予想し、前述のような処置を行った。しかし、後日の症例検討会にて、「胃壁腹壁固定を追加してからPEGカテーテルの切断等の処置をしたほうがより安全だった」と指摘され、大いに反省した症例であった。私の苦い経験を糧とし、もし読者のみなさんがこのような患者に遭遇した場合は、ぜひ胃壁腹壁固定を追加施行してから安全に処置をしてほしいと願う。

予防のポイント
①シャフト長が腹壁厚よりも1.0～1.5cm長いPEGカテーテルを選択する
②造設時に胃壁腹壁固定を行い、長めのPEGカテーテルを選択する

注意点
バンパー埋没症候群が発生した場合には、ただちにクリニカルパスを終了する

Point
胃内減圧は経鼻胃管を用いて行う

対処のポイント
胃壁腹壁固定を追加してから、PEGカテーテルの切断等の処置を行う

> **事例2** PEGカテーテルが抜去できず交換不能となった慢性期のバンパー埋没症候群患者

患者：Mさん、44歳、男性

現病歴：39歳時に脳炎に罹患。その後、脳炎後認知症および症候性てんかんにて寝たきりであった。41歳時に摂食障害のためPEGを造設された。造設3年後に紹介医にて定期の胃瘻交換を試みたが、PEGカテーテル（カンガルーボタンⅡ：COVIDIEN社製）が抜去できず交換不能となり、当院に紹介となった。

来院時の情報：Mさんは別の病院でPEG造設・管理をされていたが、4か月前に紹介病院に転院していた。前回から4か月と20日ぶりの交換であり、バンパーボタン型PEGカテーテルの交換時期としては適正であると思われた。しかし、この紹介病院ではそれまで胃瘻患者を看護した経験がなく、入院後にPEGカテーテルの回転は一度も行っていなかった。

来院時の状態：診察時にはPEGカテーテルは回転不能でシャフト長にも余裕がなく、外部バンパーは皮膚に密着していた。上部消化管内視鏡で観察すると、PEGカテーテルの内部バンパーの一部を巻き込む形で肉芽が増生し、内部バンパーの半分が胃壁内に埋没していた（図7）。

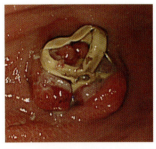 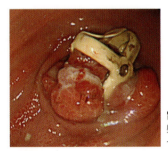

胃体下部大弯側
壁内に埋没し、バンパーのシャフトの一部を巻き込むかたちで肉芽が増生

図7 来院時の状態（上部消化管内視鏡）

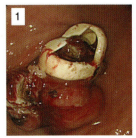 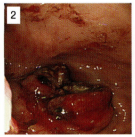 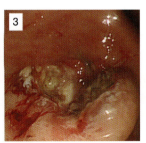

1. 肉芽をITナイフで切断
2. 肉芽を外した後にPEGボタンを切断
3. 残存肉芽はスネアで3分割切除
4. バルンボタンを留置

図8 胃瘻カテーテルの除去と交換

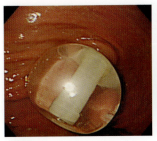 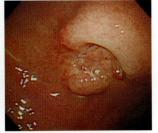

交換前 | 肉芽切除部の潰瘍は改善

図9　2か月後の状態

・滑らかに回転できるか
・上下にも軽く動き、皮膚と外部バンパーには適度な余裕があるか

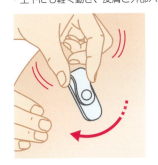 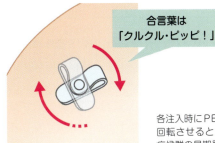

合言葉は「クルクル・ピッピ！」

各注入時にPEGカテーテルを回転させると、バンパー埋没症候群の早期発見につながる

図10　バンパー埋没症候群の早期発見
PDNセミナー講師用資料を一部改編

対処

　まずシャフトを巻き込んでいた肉芽をITナイフにて切断。次に内部バンパーから肉芽を外した後に体表でPEGカテーテルを切断した。残存肉芽はスネアで切除し、シャフト長に余裕をもたせてバルンボタン型のPEGカテーテルを留置した（図8）。
　2か月後の胃瘻交換の際には、肉芽切除部の潰瘍は改善し消失していた（図9）。

解説

　ボタン型のPEGカテーテルの場合、栄養状態の改善による皮下脂肪の増加により、PEGカテーテルがきつくなり局所圧迫壊死が起こることがある。栄養状態が改善し、ボタンがきつくなったら長めのシャフトのボタンに交換する必要がある。栄養剤注入時にPEGカテーテルを回転させることは、バンパー埋没症候群の早期発見に役立つ（図10）。
　急性期と同様に、チューブ型PEGカテーテルにおいてもバンパー埋没症候群が生ずることがある。発生の機序と注意点は同じなので、急性期のバンパー埋没症候群の解説に戻って再確認することをお勧めする。

ITナイフ
insulation tipped knife

Point
ボタン型の場合は、栄養状態が改善し、ボタンがきつくなったら長めのシャフトのボタンに交換する。栄養剤注入時にはカテーテルを回転させて確認する

引用文献
1）伊東徹ほか：術後早期のバンパー埋没症候群．PEGのトラブル A to Z（倉敏郎ほか編），p.34〜35，NPO法人PEGドクターズネットワーク，2009.

part 2　胃瘻・腸瘻の安全確保と合併症のリスク

バルンによる十二指腸閉鎖

今里 真

原因・機序

いわゆるボールバルブ症候群（BVS）の1つであり、BVSとは胃内にあるボール状のものが順行性蠕動で十二指腸側へ陥頓する状況を総称する。胃瘻造設が普及する以前は主に胃内の腫瘤（粘膜やポリープなど）の脱出陥頓を称していたが、胃瘻造設の普及に伴い、とくにバルン・チューブ型のカテーテル症例にてバルンが十二指腸に陥頓閉塞する症例で生じることが目立ちBVSの代表となっている。ただし近年は、バンパー型を含めあらゆるカテーテルで起こりうることが判明している。

消化器症状としては、十二指腸閉塞による嘔吐、栄養剤の十二指腸急速投与による下痢、そのほか腹痛や腹部膨満感を呈することが多い。また、まれながら十二指腸乳頭部の圧迫により重症膵炎をきたすこともあり、その際は時に致命的となりうる。

皮膚所見としては、瘻孔から胃液、胆汁、膵液が漏れることによる皮膚潰瘍の原因となりうる。

このような病態の際には本症候群を疑い、画像をチェックする必要がある。

BVS
ball valve syndrome
ボールバルブ症候群

注意点
十二指腸乳頭部の圧迫による重症膵炎は致命的となる

予防・対応

カテーテル交換直後に成立しないよう、バルン型カテーテルの場合はとくに瘻孔より十二指腸方向へ新しいカテーテルを挿入しすぎないでバルンを拡張させる必要がある。幽門部に胃瘻造設がなされている場合はとくに注意が必要で、挿入は瘻孔長プラス2cm程度としたい。

日常的にはメディカルスタッフが栄養剤投与前にカテーテルの回転と上下動を確認すること（いわゆる「クルクル・ピッピ」のチェック）で早期発見されるケースが多い。また、日頃より外部ストッパーの長さを記録しておき、体重増加や栄養改善に比べ外部ストッパー距離が異様に長くなる（ボタン型では皮膚に食い込む）場合も本症候群の兆候である。X線透視下などで愛護的に整復できることが多い。

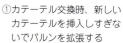

予防のポイント
①カテーテル交換時、新しいカテーテルを挿入しすぎないでバルンを拡張する
②栄養剤投与前にカテーテルの回転と上下動を確認する
③外部ストッパーの長さを記録しておき、異様に長くなればX線透視下で整復する

| 事例1 | 嘔吐と皮膚潰瘍にて来院した患者 |

患者：80歳代、女性（図1）

2年前に多発性脳梗塞のため嚥下不能となり胃瘻造設を受ける。

入所施設にてバルン・チューブ型カテーテルで栄養投与されていた。「施設入所中に栄養がよくなり（？）、腹壁が厚くなったため外部ストッパーを緩めた」とのこと。

嘔吐と瘻孔からの胃液漏れによる皮膚潰瘍がひどくなり来院された。外部ストッパーの位置は15cmになっていた。

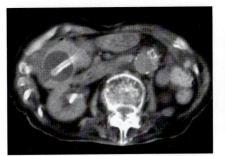
CTにて一般的に多いバルン型の十二指腸陥頓を認める

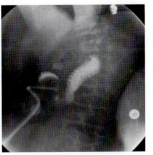
カテーテルから注入したガストログラフィンはトライツ靭帯に向かう

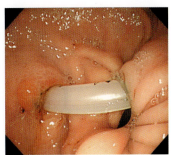
この時点の内視鏡では胃瘻部（左）から幽門輪（右）へチューブが伸びている

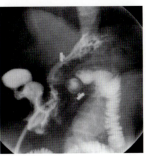
バルンを虚脱させ胃内造影を確認する

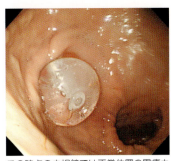
この時点の内視鏡では正常位置の胃瘻カテーテルに戻っている

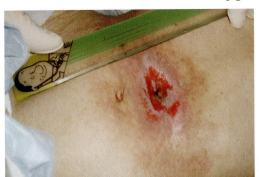
カテーテル抜去後の皮膚潰瘍。排液アミラーゼ強陽性であり膵液による

図1　ボールバルブ症候群（バルン型）

事例2　ひどい下痢で来院した患者

患者：70歳代、男性（図2）

パーキンソン病で嚥下不能となり、1年前に胃瘻造設を受ける。

在宅にてバンパー・チューブ型カテーテルで栄養投与されていた。下痢がひどくなり来院されたが、妻の記録には「カテーテルの回転と上下動（クルクル・ピコピコ）が不良になった」との日誌記載あり。

外部ストッパーの位置は17cmになっていた。

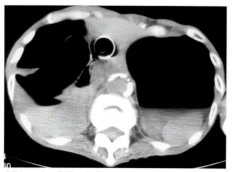
CTにて十二指腸へ陥頓するバンパーがリング上に確認される

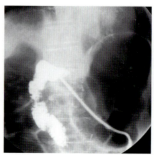
ガストログラフィンで十二指腸が造影される

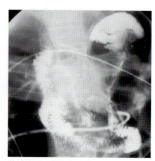
体表から愛護的に内部バンパーを圧迫し、カテーテルを引きつつ胃内に用手整復する

図2　ボールバルブ症候群（バンパー型）

参考文献

1）今里真：日本人のPEGを問う——晩期合併症とその対策．消化器内視鏡，25（6）：854～861, 2013．
2）今里真ほか：ボールバルブ症候群．PEGのトラブル A to Z（小川滋彦監，倉敏郎，高橋美香子編），p.76～80，PEGドクターズネットワーク，2009．

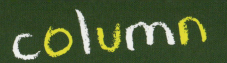

バンパー埋没症候群と バルンによる十二指腸閉塞

倉 敏郎

バンパー埋没症候群、バルンによる十二指腸閉塞の合併症は、胃瘻カテーテルが留置されているときに「常に起こりうる」合併症である[1]。また、これらの合併症の予防法・対処法を正しく理解できれば、ほぼ100%防止、あるいは早期発見可能である。したがって、PEGカテーテル管理のうえで押さえるべき必須の合併症である。

バンパー埋没症候群

バンパー埋没症候群を防止するためには、常にカテーテル外部ストッパーの遊びを確認すること、すなわち「クルクルと自由に回転し、1～1.5cmのゆとりで上下動可能(ピッピと動く)」を確認する(クルクル・ピッピ)を栄養剤投与前に必ず行うことが重要である。クルクル・ピッピができない場合は何らかのトラブルが起こっている可能性を想定して、栄養剤投与を中止し担当医師に報告して原因検索をするように促すよう努める。

このように異常を早期発見できるように努めることで、重篤な事態に陥ることを防ぐことが可能である。

バルンによる十二指腸閉塞

バルンによる十二指腸閉塞は、まずこの合併症を理解することが重要である。知らなければ予防も対処も困難であるので十分に理解する必要がある[2]。

発見の手がかりは、体外ストッパーの位置はどうか(いつもより外側にずれてないか)、きつさはどうか(普段1～1.5cmのゆとりがあったのが急にきつくなっている)、カテーテルが自由に回転するかを確認する。これらの事項を「観察すべき項目」として日勤帯、夜勤帯で栄養剤投与前に観察することをルーチンワークとしていただきたい。

Point

① バンパー埋没症候群もバルンによる十二指腸閉塞も、これらの合併症の予防法・対処法を正しく理解することにより、ほぼ100%防止、あるいは早期発見が可能である。

② バンパー埋没症候群は、栄養剤投与のたびに「クルクルと自由に回転し、1～1.5cmのゆとりで上下動可能(ピッピと動く)」ことを確認する(クルクル・ピッピ)。

③ バルンによる十二指腸閉塞では、まずこの合併症を知ることから始まる。予防法、対処法に対する正しい理解が重要。とくに、カテーテルの外部ストッパーの位置を意識して観察することが予防・早期発見につながる。

引用・参考文献
1) 高橋美香子ほか:バンパー埋没症候群. PEGのトラブルA to Z(倉敏郎ほか編), p.81～85, NPO法人PEGドクターズネットワーク, 2009.
2) 足立聡:ボールバルブ症候群. PEG用語解説(鈴木博昭ほか監, PEG・在宅医療研究会編), p.136, フジメディカル出版, 2013.

part 2 胃瘻・腸瘻の安全確保と合併症のリスク

カテーテル周囲からの栄養剤の漏れ

蟹江 治郎

瘻孔と栄養剤リーク

カテーテル周囲からの栄養剤の漏れ（以下、栄養剤リーク）とは、文字どおり胃瘻カテーテル周囲から栄養剤が漏れ出てくることである。この合併症は胃瘻管理を行ううえで頻繁に遭遇するものであり、筆者の経験においても、瘻孔完成後合併症として最も頻度の高いものであった[1]。

通常、胃瘻の瘻孔径は留置されているカテーテル径と同一であり、カテーテル周囲から栄養剤が漏れることはない。しかし、瘻孔に何らかの問題をきたすことで栄養剤リークが発生する（**図1**）。栄養剤リークの原因、症状、対策法、予防法に加え、リークへの対応法としての半固形栄養の概略を記述する。

原因および発生機序

栄養剤リークの原因を**図2**に示す。

①瘻孔の自然拡張
瘻孔がカテーテル径より拡張することにより、栄養剤リークの原因となる状態を指す。瘻孔の経年的変化や栄養状態の悪化が誘因となる場合がある。

②カテーテルの斜め固定
胃瘻カテーテルは体表面に直交して留置される。しかし、チューブ型カテーテルでは着衣からの圧迫により、カテーテルが体表面で斜めに位置してしまうことがある。この場合、カテーテルと瘻孔の間に隙間が生じ栄養剤リークの原因となることがある。

③ストッパーによる圧迫
体外ストッパーと胃内ストッパーの間隔が狭いと、瘻孔部分に血流障害が生じる。血流障害は瘻孔部分の組織の軟化の原因となり瘻孔拡張を引き起こす。この拡張によりカテーテル径と瘻孔径の不一致が生じ栄養剤リークの原因となる。

④バンパー埋没症候群
体外ストッパーと胃内ストッパーの間隔が狭いと、瘻孔部分の血流障害

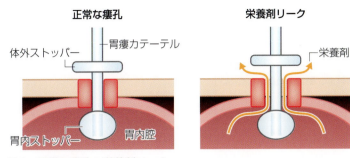

図1　正常な瘻孔と栄養剤リーク

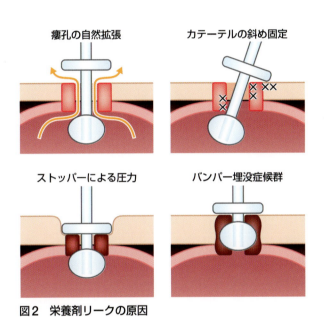

図2　栄養剤リークの原因

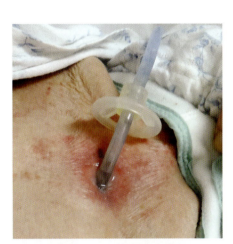

図3　栄養剤リークと周囲の皮膚炎

による壊死を生じることがある。壊死により瘻孔部分が軟化すると、胃内ストッパーが腹壁に埋没することがあり、これをバンパー埋没症候群という。本症によりカテーテル先端が腹壁内に埋没すると、栄養剤が胃内に到達せず栄養剤リークの原因となる。

栄養剤リークの症状

栄養剤リークでは、瘻孔からの胃内容物の漏れにより着衣の汚染を生じる。また、胃液の漏れは皮膚に対しての酸性刺激を与えるため、瘻孔周囲の皮膚炎の原因となる（図3）。

注意点
栄養剤リークは瘻孔周囲の皮膚炎の原因となる

表1　瘻孔自然拡張による栄養剤リークへの対応

◎	1. 栄養剤の粘度増強・固形化
○	2. いったん抜去し、瘻孔の縮小を待って再挿入
△	3. PEGカテーテルを腹壁に対して垂直に立てておく
	4. PEGカテーテルのタイプを変更
	5. 胃瘻部を縫縮
×	6. PEGカテーテル径のサイズアップ
××	7. バンパー（体外ストッパー）を締めつける

◎：推奨される方法
○：一応推奨されるが注意が必要
△：試してみてもよいが効果不明
×：なるべく避けるべき方法
××：絶対に行うべきではない方法

文献2)をもとに作成

対応法

❶瘻孔自然拡張に対しての対応

小川は瘻孔自然拡張による栄養剤リークへの対応を、①推奨すべき対応、②行ってみる価値のある対応、③臨床現場では行われるが実際は行うべきではない対応に分類して報告している（**表1**）。

①推奨すべき対応

最も推奨される対応としては栄養剤の半固形化があげられるが、これは栄養剤の物性を変化することにより物理的に漏れ出ることを防ぐ方法である。カテーテルをいったん抜去し瘻孔を縮小させる方法も用いられるが、この場合、瘻孔が閉塞し再挿入ができなくなることもあるため注意して実施する必要がある。

②行ってみる価値のある対応

該当する方法としては、カテーテルを腹壁に対して垂直に立てるカテーテル管理や、垂直に立てられるカテーテルの選択があげられる。また、瘻孔部の縫縮も有効とされる。

③行うべきではない対応

拡張してしまった瘻孔に合わせ、カテーテルの径を太くするという対応は、一見、理にかなっているように思われる。しかしこの方法は、さらなる瘻孔拡張の原因となるため避けるべき対応といえる。

また、瘻孔からの漏れを防止する目的で、体外ストッパーを締め付けることにより漏れを防止する方法が選択される場合がある。しかし、体外ストッパーによる締め付けは、瘻孔部の圧迫壊死により栄養剤リークの原因になるのみならず、瘻孔部感染やバンパー埋没症候群の原因にもなるため、絶対に行うべきではない対応法とされる（**図4**）。

Point
栄養剤の半固形化が最も推奨される対応である

注意点
カテーテルの径を太くすると、さらなる瘻孔拡張の原因となるので避けるべき。また、体外ストッパーを締め付けると、バンパー埋没症候群などの原因となるので行うべきではない

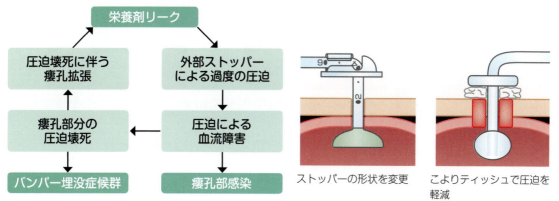

図4　栄養剤リークに対する誤った対処

ストッパーの形状を変更

こよりティッシュで圧迫を軽減

図5　カテーテルの斜め固定の防止

❷その他の原因に対しての対応

①カテーテルの斜め固定

チューブ型カテーテルを使用する際に、着衣からの圧迫により斜め固定が生じることがある。この場合、カテーテルの位置を変更したり、カテーテルの材質を柔らかいものに変更したりするなどして、斜めにならないように工夫をする必要がある。

②ストッパーによる圧迫

体外ストッパーと胃内ストッパーの密な固定は、さまざまな問題の原因となる。通常、体外ストッパーは皮膚より1～2cm離れた位置で固定されるのが望ましい。そのため栄養剤リークが生じたときは、ストッパーが皮膚から離れた位置に固定されているかを確認し、密な固定であった場合は位置の変更を行う。

③バンパー埋没症候群

埋没が軽度の場合はカテーテルを経皮的に抜去し、瘻孔が縮小したところでカテーテルの再挿入を行う。一方、埋没が高度の場合は、外科的処置によりカテーテルを抜去する必要があり、同一瘻孔からの胃瘻管理は断念せざるをえないこともある。

Point

材質が柔らかいカテーテルに変更すると、斜め固定を防止できる

予防法

①瘻孔の自然拡張

多くの場合は経年的変化として発生するため、現時点でコンセンサスを得た予防法はない。

②カテーテルの斜め固定（図5）

多くの場合、斜め固定はカテーテルが着衣により圧迫されて発生するため、着衣で圧迫されないボタン型カテーテルを選択するのが効果的な予防

カテーテルの斜め固定の予防

①カテーテルが体外ストッパーの部分で折れる製品を選択する

②こよりティッシュをカテーテルに巻きつける

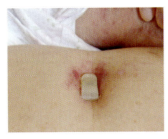 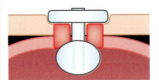 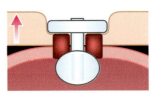

胃瘻栄養開始により、栄養状態が改善して腹壁が厚くなり、ストッパーによる圧迫が発生

図6 ストッパー圧迫による栄養剤リーク

法である。

　ただ、チューブ型のカテーテルはボタン型に比較し、栄養管の接続工程が少なく介護が容易なため、その存在意義は大きい。そのためチューブ型カテーテルを利用する場合は、体外ストッパーの部分でカテーテルが垂直に折れる製品を選択するようにする。また、皮膚面でカテーテルが斜めにならないよう"こよりティッシュ"を利用したカテーテル管理も有効である。

③ストッパーによる圧迫（図6）

　ストッパーによる圧迫が生じる代表的な事例として、ボタン型カテーテルによる造設があげられる。ボタン型カテーテルの場合は、チューブ型と異なり体外ストッパーと胃内ストッパーの距離を変更することができない。体外ストッパーが皮膚に密に接する長さのボタン型で胃瘻造設を行った場合、胃瘻栄養による栄養状態の改善で腹壁が厚くなると、相対的に体外ストッパーと胃内ストッパーが密に接することになる。このようなことを避けるため、ボタン型で造設するときは長めのカテーテルを選択することが望ましい。

　ただ、筆者は造設に関しては腹壁が厚くなっても体外ストッパーが移動できるチューブ型カテーテルを用い、ストッパーによる圧迫が生じないよう配慮している。

④バンパー埋没症候群

　本症は、体外ストッパーと胃内ストッパーの密な固定により発症する。瘻孔完成後の胃瘻管理においては、体外ストッパーを皮膚面から1～2cm離れた位置で固定することにより瘻孔部分の血流障害を回避できる。したがって、このような管理がされていれば本症は発生しない。

　筆者は、栄養投与時などにカテーテルが容易に回転するかを1日1回確認することで、両ストッパーが十分離れているかを確認し、本症の発症を防いでいる。

Point
体外ストッパーが移動できるチューブ型の造設が望ましい。ボタン型で造設するときは長めのカテーテルを選択する

バンパー埋没症候群の予防
①体外ストッパーを皮膚面から1～2cm離れた位置で固定する
②1日1回、カテーテルが容易に回転するか確認する

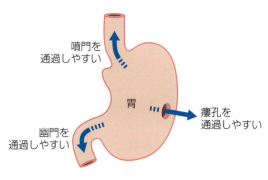

図7 液体経腸栄養の問題点
文献3）p.117より引用

栄養剤の半固形化について

❶液体経腸栄養の問題点

通常、私たちが摂取する食物は固形物であり、それを咀嚼嚥下することにより胃内へ流入させる。胃はその内容物を一定期間胃内に留めつつ、徐々に小腸へ移送する生理作用をもつ。この役割を果たすため、胃は噴門により胃食道逆流を防ぎ、幽門により内容物の通過を調節している。

一方、経腸栄養剤は、かつて主として行われていた経鼻胃管において、その投与を可能とするために液体の物性である必要があった。経管栄養症例のように液体のみによる栄養摂取は、生体が食物を咀嚼嚥下した胃内容物に比較して流動性が高いため、生理的狭窄部である噴門と幽門の通過が容易となる。結果として液体経腸栄養による経管栄養投与法は、胃食道逆流や下痢の原因の1つとなる。また、胃瘻症例においては、瘻孔部分の通過性が容易になることで栄養剤リークの原因にもなる（図7）。

❷栄養剤半固形化の効果

半固形化栄養とは、液体の流動性が高いがゆえの問題点である胃食道逆流、下痢、胃瘻からの栄養剤リークを改善するために、栄養剤を液体より固体に近い半流動体にしたものである[4]。半固形化の方法としては、寒天を用いて栄養剤をゲル化し"重力に抗してその形態が保たれる物性"としたものや[5]、"栄養剤の粘度を調整し20,000mPa・s以上に調整したもの"が有効とされている[6]。

半固形化栄養の利点は、栄養剤の流動性が制限されるため、噴門、幽門、瘻孔を通過しにくくなり、胃食道逆流、下痢、胃瘻からの栄養剤リークの頻度が低下しうることである。また、半固形化栄養においては、液体栄養に比較して短時間に注入が可能なため、介護負担の軽減や褥瘡の改善と予防の効果を得られることが知られている（図8）。

液体経腸栄養のリスク
①胃食道逆流
②下痢
③胃瘻からの栄養剤リーク

半固形化栄養のメリット
①胃食道逆流、下痢、胃瘻からの栄養剤リークの頻度が低下
②介護負担の軽減
③褥瘡の改善と予防

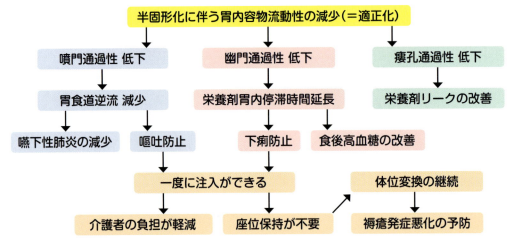

図8 栄養剤半固形化の効果
文献3）p.117をもとに作成

不適切なカテーテル管理により発生することに注意

　栄養剤リークは、長期胃瘻管理を行ううえで最も高頻度な合併症である。本症は偶発的に発生する場合もあるが、不適切なカテーテル管理により発生する医原性の場合もある。そのため胃瘻管理を行う医療従事者は、術後早期のみならず長期管理まで見据えた知識の習得を行うとともに、細心の注意をはらって管理にあたる必要がある。

> **注意点**
> 胃瘻からの栄養剤リークは、不適切なカテーテル管理により発生する場合もある

引用文献
1）蟹江治郎：内視鏡的胃瘻造設術における術後合併症の検討——胃瘻造設10年の施行症例より．日本消化器内視鏡学会雑誌，45（8）：1267-1272，2003．
2）小川滋彦：PEGのスキンケア②．在宅PEG管理の全て4．日本醫事新報，4122：49-52，2003．
3）蟹江治郎：胃瘻管理の新しいアプローチ①——固形化栄養剤の効果．胃瘻PEGハンドブック，p117-122，医学書院，2002．
4）Kanie J, et al : Prevention of gastro-esophageal reflux by an application of half-solid nutrients in patients with percutaneous endoscopic gastrostomy feeding. J Am Geriatr Soc, 52(3) : 466-467, 2004.
5）蟹江治郎ほか：固形化経腸栄養剤の投与により胃瘻栄養の慢性期合併症を改善し得た1例．日本老年医学会雑誌，39（4）：448-451，2002．
6）合田文則：胃瘻からの半固形短時間注入法の手技とそのエビデンス．半固形短時間摂取法ガイドブック，p.19-26，医歯薬出版，2006．

part 2　胃瘻・腸瘻の安全確保と合併症のリスク

カテーテル周囲の肉芽・皮膚障害

倉 敏郎

胃瘻瘻孔部の肉芽

❶発生要因と予防

　胃瘻瘻孔部の肉芽は、カテーテルという異物に対する生体反応として生じる。その反応は個々人でさまざまであり、全く肉芽ができない患者から、どんなに上手に管理してもできてしまう患者もいて、経験上完全に予防できるものではない。

　しかしながら、カテーテルの傾きにより一定方向に力が加わると、より生じやすいとされており（**図1**、**図2**）、カテーテルを垂直に立てる工夫（スポンジなどを用いて）がある程度有効とされている（**図3**）。

❷トラブル発生時の処置法

　肉芽は、疼痛や出血などのトラブルがない場合には経過観察で対処可能である。

①硝酸銀による焼灼

　トラブルが生じた場合の処置法については、以前は硝酸銀による焼灼（**図4**）や、ときには電気メスによる切除、外科的切除が行われていたが、痛みがあること、医師が行う必要があり煩雑となることが難点であった。

②ステロイド軟膏の塗布

　ステロイド軟膏塗布による肉芽の縮小が報告され、現在では標準処置法となっている。肉芽に対するステロイド剤の作用機序としては、局所の炎症の沈静化、末梢血管の収縮、繊維芽細胞の増殖の抑制などが考えられる。硝酸銀による焼灼に比べ痛みがなく、医師は診断後にステロイド軟膏の処方をするのみであり、その後は管理スタッフが細やかな観察とともに処置にあたることが可能で優れた方法である。

　注意点として、①可能なかぎり肉芽部位のみに塗布すること、②改善をみとめたらすぐに塗布を終了し、漫然とした処置によるステロイドの副作用を極力防止すること、があげられる。

Point
肉芽は疼痛や出血などのトラブルが生じた場合、治療対象となる

Point
ステロイド軟膏塗布による肉芽の縮小は痛みもなく有効である

●不良肉芽の起こりにくい状態　　●不良肉芽の起こりやすい状態

カテーテルが垂直の場合、皮膚に余分な力がかからない　　● 不良肉芽が生じやすい場所　　⇄ カテーテルの傾きで加わる力

図1　不良肉芽の発生要因

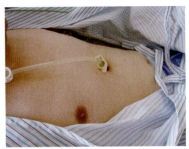

PEGカテーテルの傾きは不良肉芽の誘因となる

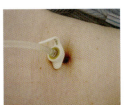

図2　不良肉芽の誘因

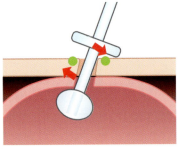

スポンジを用いてカテーテルを垂直に立てると有効である

図3　カテーテルを垂直に保つ工夫

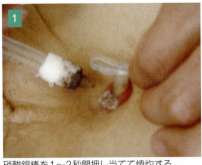

1　硝酸銀棒を1〜2秒間押し当てて焼灼する

2　全周を焼灼する

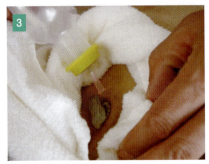

3　生理食塩水によって反応を中和する

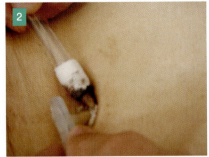

4　フラセチンパウダーなどによって保護する

図4　硝酸銀による肉芽の焼灼

その他の皮膚トラブル

　肉芽のほかに遭遇しやすい皮膚トラブルとして、漏れによる皮膚障害、カンジダ皮膚炎、締め過ぎによる血流障害によって起こる皮膚炎などがあげられる。漏れによるトラブルについては前項を参照していただきたい。

❶カンジダ皮膚炎

　カンジダ皮膚炎は、湿潤した環境のなかで起こることが多い。すなわち、漏れや浸出液による湿潤した皮膚に対するスキンケアがおろそかになっている場合に2次的皮膚障害として見受けられる。

　図5はカンジダ皮膚炎の症例であるが、漏れによる皮膚炎にガーゼを当てられ1日1回の交換をしなかったことによって、湿ったガーゼがもたらした典型的な2次障害型の皮膚炎である。"傷口にはガーゼをあてる"という古典的なケアがもたらした弊害といえる。

　軽度の浸出液や漏れに対しては、高価な滅菌ガーゼを漫然と使用するのは推奨できない。「ティッシュこより」(図6)は胃瘻患者自ら発案した方法で、安価なため汚れたら何度でも交換ができ推奨できる。

　また、PEG造設時に皮膚のシワのよるところに瘻孔をつくってしまうと、シワに埋もれて湿潤した瘻孔周囲炎を起こしやすく、造設前に避けるような配慮が必要である。

カンジダ皮膚炎はこまめなスキンケアで湿潤環境を改善させる

❷血流障害による皮膚トラブル

　胃瘻の管理でスキンケアの観点から重要なのは、「胃瘻カテーテルは適度の遊びをもって管理する」ことである。

　この原則を軽視した場合、カテーテルの外部ストッパーと内部ストッパーに、瘻孔部の皮膚、皮下組織、胃の組織が挟み込まれ、締め過ぎによ

締め過ぎによる皮膚トラブルは毎日の観察によって防止できる

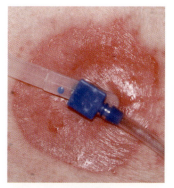

図5　カンジダ皮膚炎
写真提供：高橋美香子氏(鶴岡協立病院)

皮膚が常時湿潤
(栄養剤の漏れ、汗など)
↓
皮膚のバリア機能が低下
(とくに免疫機能低下高齢者、低栄養などの患者)
↓
細菌(真菌)が付着・繁殖

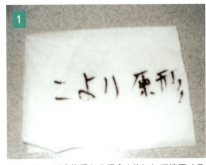
ティッシュは2枚重ねの場合1枚にして使用する場合が多い（2枚で撚っても可能）

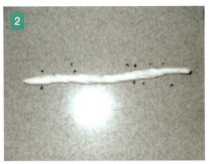
ティッシュを撚る

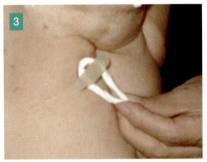
カテーテルに巻き付ける

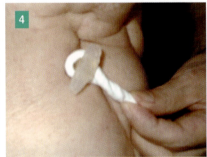
ねじり合わせて完成

図6　「ティッシュこより」による予防
写真提供：西宮春夫氏

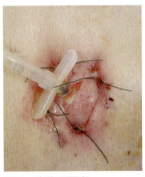
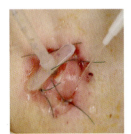

胃壁固定糸の締め過ぎによる血流障害によって生じた

対処
①圧迫、異物、摩擦などの除去
②生理食塩水による十分な洗浄
③必要に応じて抗菌薬の全身投与
④栄養剤投与の中止または延期
⑤疼痛の緩和

図7　瘻孔周囲炎

る血流障害を起こし皮膚トラブルを生じる。予防は何よりもカテーテルが自由に回転し、上下にもゆとりのあること（クルクル・ピッピ、p.057参照）を栄養剤投与ごとに確認することが重要である。

　図7は胃壁固定糸の締め過ぎによる瘻孔周囲炎である。この場合は抜糸によって改善することが多い。これらの皮膚障害をみた場合に大切なことは、なぜこのようなトラブルが生じているのか、原因を考えることである。締め過ぎなのか、漏れなのか、湿潤しているのか、などを考えながら適切な対応を考慮していきたい。

| 事例 | 胃瘻造設後約2週間で瘻孔部に肉芽が生じた患者 |

患者：80代、女性
現病歴：脳梗塞後遺症による摂食機能障害のためPEG施行。経腸栄養を行っていたが、造設後約2週間で瘻孔部に肉芽が生じた（図8）。
経過：当初は出血や疼痛の訴えもないため経過観察をしていたが、その後肉芽は徐々に増大傾向となり出血も伴うようになったため、ステロイド軟膏塗布による治療を行った。1週間後には縮小がみられ、2週間後には消失した（図9）。

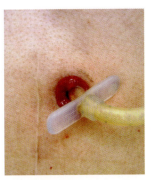

疼痛や出血などのトラブルがなければ経過観察する

図8　瘻孔部の肉芽

①ステロイド軟膏使用前

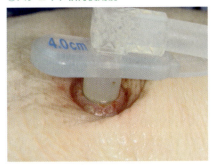

②ステロイド軟膏処置1週間後

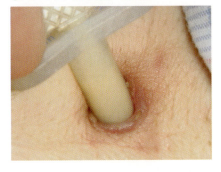

③ステロイド軟膏処置2週間後

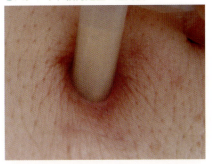

図9　肉芽に対するステロイド軟膏処置

part 2 　胃瘻・腸瘻の安全確保と合併症のリスク

カテーテルの事故抜去

小川 滋彦

瘻孔完成前と完成後の事態の重大性

　「事故抜去」と「自己抜去」の2つの表現があるが、「自己抜去」は患者の責任を強調した表現なので、最近は抜けたこと自体を事故ととらえる「事故抜去」の表現が一般化している。

　「自己抜去」に関しては、まず最初にその予防について、続いて事故後の対処法について述べる。ただし、その大前提として、瘻孔完成前（胃瘻造設後まもない時期）と瘻孔完成後では事態の重大性に相違があり、瘻孔完成前であれば事故抜去は胃と腹壁の解離を意味し、胃穿孔を想定しなければならない。もちろん、胃腹壁固定を併用した胃瘻造設術がなされていればいくぶんかは安全が担保されているかもしれないが、それでも絶対に安全ということはない。

> **注意点**
> 瘻孔完成前の事故抜去は、胃穿孔を想定しなければならない

カテーテル事故抜去の予防

　カテーテル事故抜去の際にいちばん困るのは、瘻孔が損傷され、最悪の場合、胃と腹壁が解離してしまうことである。そして、もっとも恐ろしいのは、カテーテルが不完全に脱落し、損傷された瘻孔内や腹腔内に先端が残ってしまった場合である。カテーテルが完全に抜けてしまえば誰が見ても事故だとわかるが、不完全脱落の場合は栄養剤が腹腔内に誤注入されてしまいかねない。こういった事故は、胃瘻造設術の周術期に留意しなければならない。

　しかし、一般にはカテーテル事故抜去で困るのは、瘻孔閉鎖であるので、その対処法は次項で述べる。

　カテーテル自己抜去の予防法としては、引き抜く可能性がある患者であれば、つなぎを着る、腹帯をする（胃瘻専用の腹帯が販売されている）等のほか、胃瘻カテーテル自体をボタン型に変更する対処が行われる。ただ、一説には弾力性があり多少伸び縮みするチューブ型よりも、引き抜き力が直接加わるボタン型のほうが、故意に抜きたがる患者には危険だという意見もある。

> **カテーテル事故抜去の問題点**
> ①胃と腹壁の解離
> ②カテーテル先端の不完全脱落による栄養剤の誤注入

> **カテーテル自己抜去の予防法**
> ①つなぎを着る
> ②胃瘻専用の腹帯をする
> ③故意に抜く患者以外には、カテーテルをボタン型に変更する

また、ある海外講師の講演では、ダミーの胃瘻カテーテルを患者の皮膚に縫いつけておくなどの解説があったが、その信憑性は定かでないし、人道上問題があるだろう。患者が故意に抜かなくても、医療介護スタッフが移送時に引っかけて抜いてしまうこともある。

カテーテル抜去事故後の対処法

　抜去事故が起きたときに大事なことは、次の3点である。
まず、1点目は「術後どのくらい経っているか」、2点目は「抜けてから何時間経っているか」、そして3点目は「内部ストッパーの胃内への脱落はないか」である。

❶術後どのくらい経っているか

①術後早期（数日以内）
　胃瘻造設術後数日以内であれば、胃壁と腹壁は癒着しておらず、瘻孔損傷のおそれがあり、胃穿孔のような状態と考えられる。この場合は、瘻孔確保は行わずに、ただちに専門医を受診すべきである。腹膜炎の発生に留意しながら、保存的にみていけるかを判断することになる。

②術後中期（1か月以内）
　胃瘻造設術後1か月以内では、瘻孔が十分に完成しておらず、抜去時にかかった力によって瘻孔損傷している可能性があるので、専門医を受診する。内視鏡やガイドワイヤーを用いて新しい胃瘻カテーテルの留置を試みる。

③術後長期（数か月以上）
　胃瘻造設術後3か月以上経過しており、PEGカテーテルの用手的交換が可能と考えられる時期、あるいはすでに造設後1回以上の交換を経験している場合は、すでに瘻孔が完成しているものと考えられる。事故抜去による瘻孔損傷の可能性は少ないといえる。

❷抜けてから何時間経っているか

　抜けてから数時間経っていれば、瘻孔閉鎖が進んでいると考える。朝になって夜中に抜けていたのに気がついたような場合も同様である。抜けてすぐなら、「瘻孔確保」の可能性を考慮する。

①抜けてから数時間経過
　抜けてから数時間経過しているような場合は、瘻孔の縮小や閉鎖が進んでいると考え、瘻孔確保はしないほうがよい。無理に挿入しようとするときに瘻孔損傷を引き起こす可能性があるからである。専門医を受診し、内視鏡観察下にガイドワイヤーを挿入して瘻孔の拡張、再挿入を試みる。

②抜けた直後
　抜けてすぐなら、「瘻孔確保」できる可能性がある。しかし、その前に抜けた胃瘻カテーテルをよく観察する必要がある。

Point
抜去事故が術後早期に近いほど、瘻孔損傷の可能性が高い

注意点
抜去後、数時間経過しているときは、瘻孔損傷を引き起こす可能性があるので瘻孔確保はしてはいけない

❸内部ストッパーの状態を確認

内部ストッパーがバルン型かバンパー型か、バルン型ならバルン水がふくらんだ状態か否か、バンパー型なら内部ストッパーが脱落していないか、によって対応が異なる。

①バルン型でバルンがしぼんでいる

バルン型でバルンがしぼんでいたら、バルンが破れたり、バルン水が抜けたために、抜去事故が生じたものと考えられる（図1-①）。この場合、瘻孔への負荷は少なく瘻孔損傷の可能性は少ないので、瘻孔確保を試みる。抜けたバルン型胃瘻カテーテルのバルンをむしり取り、管状にしたものを瘻孔に愛護的に挿入する。同じ径サイズで瘻孔確保すれば、そのままの径サイズの新品に交換できるので、この方法が推奨される。もちろん、手元にある吸痰用チューブでもよいが（図1-②）、細いもので瘻孔確保すれば、もとの径サイズを挿入する際に瘻孔拡張術が必要となる（図1-③）。

②バルン型でバルンがふくらんでいる

バルン型でバルンがふくらんだままだったら、無理な力で引っ張ったことで抜けたものと考えられる。この場合、瘻孔損傷の可能性があるかもしれないが、無理のない範囲で瘻孔確保は試みてもよいであろう。

③バンパー型で内部ストッパーがない

バンパー型で先端の内部ストッパーがない場合は、抜去時に内部ストッパーがカテーテル本体との接着部で脱落したものと思われる。内部ストッパーの胃内への脱落が想定されるので、内視鏡で回収しなくてはならない。なぜなら、脱落した内部ストッパーが腸閉塞を引き起こしたり、腸管を傷つける危険性があるからである。

この場合、とりあえず抜けた胃瘻カテーテルが挿入できるか試みる。簡単にできれば瘻孔確保すればよいが、すぐに専門医を受診するので、決して無理をするべきでない。専門医は、内視鏡で脱落した内部ストッパーを異物除去し、同時に新しい胃瘻カテーテルを内視鏡観察下に挿入する。

バルン型の対処法
① バルンがしぼんでいる場合：瘻孔確保のよい適応である
② バルンがふくらんでいる場合：瘻孔損傷の可能性があるかもしれないが、無理のない範囲で瘻孔確保を試みる

バンパー型の対処法
① 内部ストッパーがない場合：専門医を受診し、内視鏡で内部ストッパーを回収後、新しいカテーテルを挿入する
② 内部ストッパーがある場合：抜けたカテーテルの内部ストッパーを切断し、管状に加工したカテーテルを愛護的に瘻孔に挿入する。少しでも抵抗があれば中止する

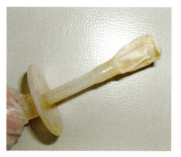

①破れたバルン。瘻孔損傷の可能性は少ないので瘻孔確保を試みる

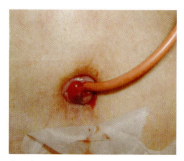

②吸痰用チューブで瘻孔確保

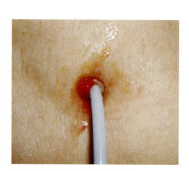

③段階的に瘻孔を広げていく

図1　バルンがしぼんでいる場合の対処法

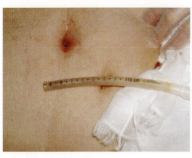
①内部ストッパーを切断して加工し、瘻孔確保を試みる

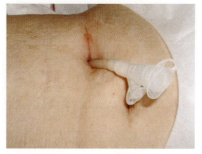
②加工したカテーテルで瘻孔確保

図2　バンパー型の内部ストッパーがある場合の対処法

④バンパー型で内部ストッパーがある

　バンパー型で内部ストッパーがついた状態であれば、用手的交換のときのような負荷が瘻孔にかかったことが想定される。瘻孔確保は無理のない範囲で試みてもよい。抜けたバンパー型胃瘻カテーテルの内部ストッパーを切断し、管状に加工したものを瘻孔に愛護的に挿入してみるが（**図2**）、少しでも抵抗があれば中止すべきある。すでに瘻孔損傷しているかもしれないので、決して無理をしてはならない。

　専門医を受診することになるが、専門医としてはなるべく用手的に新しい胃瘻カテーテルを挿入したいので、瘻孔確保してあったほうがありがたい。瘻孔確保がなされず、すでに瘻孔閉鎖していれば、再度、胃瘻造設術を行わなければならないからである。

瘻孔確保後の対処

　「瘻孔確保」は、緊急避難的に行う処置であり、医療福祉関係者のみならず介護者の手によっても行われる。したがって、胃内に正しく入っている保証はないし、そうだとしてもその責任は問われるべきでない。責任が問われるのは、再挿入したカテーテルから「栄養剤を投与してよい」と指示した人である。

　したがって、瘻孔確保しても決して栄養剤を注入してはならない。あくまでも医師につなぐまでの応急処置であることを忘れてはいけない。

> **注意点**
> 瘻孔確保後に栄養剤を注入してはならない

part 2 胃瘻・腸瘻の安全確保と合併症のリスク

カテーテルの誤接続

伊東 徹

絶対に避けなければならない事象

　経腸栄養ラインと静脈ラインの誤接続の危険性は、以前より指摘されている問題である。

　もしも経腸栄養を静脈ラインから注入した場合は、ショックや播種性血管内凝固症候群（DIC）などの致命的な状態となり、医療訴訟の対象となるケースが多く認められる。この誤接続は絶対に避けなければならない事象であり、予防対策としては念入りな確認と誤接続防止商品の使用があげられる。

DIC
disseminated intravascular coagulation
播種性血管内凝固症候群

念入りな確認

　経腸栄養剤から注入口（経鼻胃管、PEG、PTEGなど）までのラインを指で辿り、誤接続がないかを確認する。経腸栄養剤と静脈輸液は別々の輸液スタンドを用いて各ラインが交差することのないよう整理することも重要である。

　また、静脈輸液に用いる薬剤のなかには脂肪乳剤（液体が白色）のように一見すると経腸栄養剤と見間違いやすいものがある。これらの商品と経腸栄養剤の取り違いの危険性には十分注意する必要がある。

　各鉄道会社の運転手たちが行う「声だし指さし確認」は一見アナログに見えるが、あの動作こそ見習わなければならない動作であり参考にすべきである。

Point
①誤接続防止のために、「声だし指さし確認」にて念入りな確認を行う
②医療事故対策適合品マークが添付された「誤接続防止商品」を使用する
③同一施設内であれば、経腸栄養ラインのカラーは1色に統一する

誤接続防止商品の導入

　ヒューマンエラーは起こりうるが、カテーテルの誤接続は患者の命にかかわる問題であるので絶対にしてはならない。この矛盾を解決し、絶対に誤接続しないためにはどうすればよいのかと考えると1つの結論にいきつく。誤接続防止のために、経腸栄養ラインと静脈ラインとが物理的に接続できない仕組みをつくればよいのである。その考えに基づき、現在は多く

のメーカーから経腸栄養のための誤接続防止商品が開発され販売されている。

①接続部のカテーテルチップ

経腸栄養用のカテーテルや接続チューブ、シリンジ、三方活栓などの接続部はカテーテルチップ型であり、静脈ラインとは接続できない。内服薬等の注入時には、静脈ラインの三方活栓には接続不能な誤接続防止用カテーテルチップ型シリンジを使用する。

②接続部のカラー

経腸栄養ラインの接続部のカラーを統一することで、視覚的に静脈ラインとの区別をはかる。カテーテルチップのカラーも経腸栄養ラインのカラーと同色にする（**図1**）。

トップの場合は経腸栄養ラインに接続する器具はすべてオレンジ色で統一されており、一般に使用されている白色系の静脈ラインと区別しやすくなっている（**図2**）。

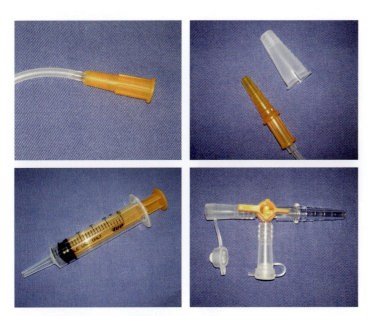

図1 経腸栄養ライン接続部のカラーの統一

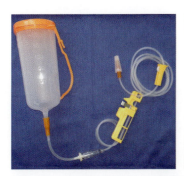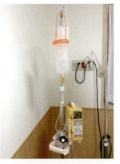

オレンジ色でカラーが統一されている

図2 トップの「ネオフィード経腸栄養システム」

近年、こういった経腸栄養ラインと静脈ラインの色分けは多くの病院で試みられている。各メーカーはさまざまな誤接続防止システムを商品化しているが、それぞれ用意されているカラーが異なる。最も種類の多いテルモの場合はカラーを3色取り揃えており、さまざまな用途に応じて使い分けが可能となっている（**図3**）。

しかしどのメーカーを使用する場合でも、同一病院内や同一施設内で使用する経腸栄養ラインのカラーは1色に統一するべきである。

③医療事故対策適合品マーク

厚生労働省からは、注射器型手動式医薬品注入器基準、経腸栄養ラインの接続部に関する基準〔平成12年8月31日医薬発第888号〕、輸液ポンプ等に関する医療事故防止対策についての局長通知〔平成15年3月18日医薬発第318001号〕などが公布されている。

それを受けて、経腸栄養ラインの接続部が静脈ラインと物理的に接続できない規格を備えた製品が各メーカーから開発・販売されている。日本医療器材工業会では医療事故防止対策を最重要課題として取り組んでおり、

> **参考**
>
> ネオフィード経腸栄養システム（トップ）はオレンジ色
> テルフィードED（テルモ）は緑・赤・黄色の3色
> ニプロ経腸栄養トータルシステム（ニプロ）は黄色
> ジェイフィード経腸栄養システム（JMS）は黄色

> **参考**
>
> 医療事故対策適合品マークのある商品リストは、以下のホームページで確認することができる
> https://www.mtjapan.or.jp/jp/app/info/detail/id/47/
> ①栄養ライン接続部関連
> ②注射筒型手動式医薬品および針
> ③輸液ポンプとシリンジポンプ
> （日本医療機器テクノロジー協会）

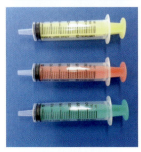
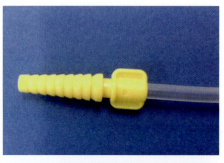
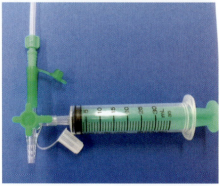
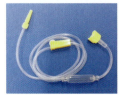 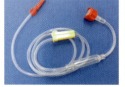 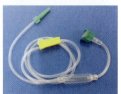

3色のラインナップが特徴

図3　テルモの「テルフィードED」

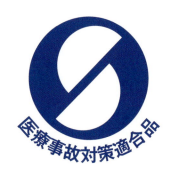

図4　医療事故対策適合品マーク

医療事故防止対策品であることが医療現場で容易に見分けられるように、医療事故対策適合品マークを添付している（図4）。

④有益な投資

　静脈ラインにカテーテルチップ型注射器が接続できるようにしたり、その逆を可能にする商品も存在するため、施設によってはそれらで代用している場合もあると思われる。しかし、実際に誤接続による事故が発生してしまうと、それは100％その施設側に問題があると判断される。事故が生じた際の賠償額を考えると、経腸栄養ラインを誤接続防止商品に変更することは有益な投資であろう。経腸栄養を行っている日本中のすべての施設で、誤接続防止商品が使用されるよう願う。

　なお、誤接続防止商品の添付文書などをしっかりとチェックし、適正に使用することも忘れてはならない。

part 2　胃瘻・腸瘻の安全確保と合併症のリスク

カテーテル抜去後の瘻孔閉鎖不全

犬飼 道雄

カテーテル抜去後は瘻孔が閉鎖するまで観察が重要

　カテーテルを抜去すると、瘻孔の多くはすみやかに閉鎖する。しかし、長期にわたりカテーテルを使用した場合や不良肉芽・瘻孔周囲の漏れ等スキントラブルがある場合など、カテーテルを抜去した後しばらくしても瘻孔が閉じにくいことがある（図1）。カテーテル抜去後は瘻孔が閉鎖するまで観察し、閉鎖不全をみとめたときは適切な対応をすみやかにとる必要がある。

　少なくとも計画的にカテーテルを抜去する場合は、不良肉芽や瘻孔周囲のスキントラブル（漏れなど）がないなどを確認し、適切なタイミングを選択することが重要である。

　瘻孔は、①内壁が粘膜である唇状瘻と、②内壁が肉芽組織である管状瘻に大別される（図2）。前者は難治性であることが一般的に知られているが、後者も不良肉芽である場合などは難治性であるため注意が必要である。

　また、まれではあるが、カテーテル挿入時に大腸や肝臓などを誤穿刺したことにより、瘻孔が閉じないことがある。臓器誤穿刺は、多くはカテーテル交換時やカテーテル抜去時に明らかになる。たとえば、皮膚−大腸−胃からなる瘻孔であれば、カテーテル抜去前に瘻孔周囲の漏れなどのスキントラブルがなくても、カテーテルを抜去した後に便汁様の浸出液を認めるようになる。特殊な対応も考慮していく必要がでてくるため、頻度は多く

Point
カテーテルを抜去するときは、①不良肉芽、②瘻孔周囲のスキントラブルがないことを確認する

注意点
瘻孔閉鎖不全の一因として、まれに臓器誤穿刺（大腸や肝臓など）の可能性がある

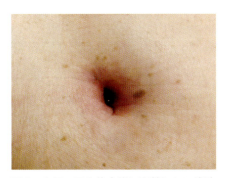

図1　カテーテル抜去後に閉鎖しない瘻孔

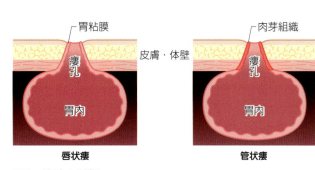

図2　瘻孔の種類

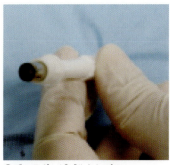
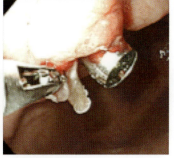

①ディスポーザブルトレパン　　②不良組織を除去する

図3　ディスポーザブルトレパン瘻孔打ち抜き法

ないが瘻孔閉鎖不全の一因として念頭においておくべきである。

瘻孔閉鎖の治療

❶体表からのアプローチ

①フィブリン糊や瘻孔周囲の洗浄など

　瘻孔閉鎖の治療として、まずはフィブリン糊による瘻孔閉鎖など体表からのアプローチが行われる。また、難治性の瘻孔は不良肉芽や瘻孔周囲の漏れ等スキントラブルを認めることが多いため、ステロイド含有軟膏や瘻孔周囲の洗浄などスキントラブルを解消するための対応もしばしばとられる。

　理想的には、胃粘膜や胃壁、腹壁を層別に縫合することで瘻孔を閉鎖することは可能である。しかし、現実的には困難なことが多く、瘻孔を一括して縫合することになり、縫合しても閉鎖に至らないばかりか、瘻孔部に感染を伴っていると後日膿瘍を形成するので適応は慎重になるべきである。

②ディスポーザブルトレパンによる瘻孔打ち抜き法

　瘻孔部（とくに管状瘻においては）の肉芽除去と新鮮肉芽の促進は、瘻孔の創傷治癒において重要である。この点に注目した方法がディスポーザブルトレパンによる瘻孔打ち抜き法である（図3）。

　ディスポーザブルトレパンは、一般的には皮膚科で皮膚生検や皮膚小腫瘍切除などのために用いられているディスポーザブルの円筒状打ち抜き器で、瘻孔部の不良組織を除去することができる。不良組織をすみやかに除去したのちには、出血による患部の汚染予防と肉芽形成促進のため、カルスタットやフィブラストスプレーを併用するとすみやかに瘻孔が閉塞する。唇状瘻においても有用性は報告されており[1]、瘻孔閉鎖に有用な手段と考えられる。

　小さな瘻孔であれば体表からのアプローチで対応可能であるが、大きな瘻孔や多量の排液を伴う場合などは対応が不十分であることが多い。した

> **注意点**
> 縫合の適応は慎重に行う。
> 瘻孔部に感染を伴っていると膿瘍を形成する

> **大きな瘻孔や多量の排液を伴う場合**
> ①胃内の減圧をはかる（経鼻胃管、新たな胃瘻の造設）
> ②PPIなどの薬物を使用する
> ③半固形栄養剤を使用する

がって、経鼻胃管や新たに胃瘻を造設するなどして胃内の減圧をはかったり、PPIなどの薬物を用いたり、半固形栄養剤を使用するなど全身的なアプローチが必要となる。

❷胃内視鏡を用いたアプローチ

①内視鏡的クリッピング

最近は、胃内視鏡を用いたアプローチが数多く報告されている（図4）。胃内視鏡で瘻孔部は観察可能であるため、小さな瘻孔や感染を伴わない瘻孔の場合などは内視鏡的クリッピングにより胃液の流出を抑えることで瘻孔の閉鎖を行う[2]。

また、内視鏡的クリッピングに体表からのアプローチであるフィブリン

PPI
proton pump inhibitor
プロトンポンプ阻害薬

内視鏡的クリッピングの適応
①小さな瘻孔
②感染を伴わない瘻孔

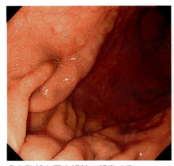 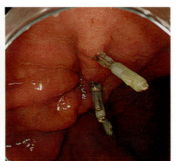

①瘻孔部を胃内視鏡で観察する　②内視鏡的クリッピングにより胃液の流出を抑える

図4　内視鏡的クリッピング

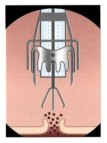 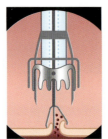 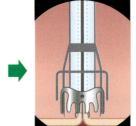 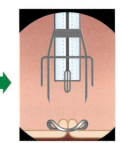

①位置決め　②把持鉗子ツイングラスパーにて両端の潰瘍辺縁を把持　③把持した組織を先端フード内に吸引後、ハンドホイールを回し、OTSCをリリース　④手技終了

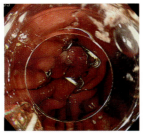 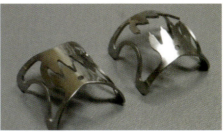

形状記憶型クリップが充填された先端フード　　4本歯からなるクリップ

図5　Over-The-Scope-Clipシステム

糊注入を併用して、瘻孔を閉鎖することもある[3]。

② Over-The-Scope-Clipシステム

瘻孔が大きい場合は内視鏡的クリッピングでは対応困難であるため、Over-The-Scope-Clipシステム（図5）を用いた方法が報告されている[4)5]。Over-The-Scope-Clipシステムは、専用先端フードにナイチノール製の形状記憶型クリップが充填された内視鏡的全層縫合器である[6]。クリップは4本歯からなり、左右から噛みこむ機構を有しているため、組織把持能が高く3cm以下の瘻孔閉鎖に優れているといわれている。

Over-The-Scope-Clipシステムの適応
①内視鏡的クリッピングでは困難な大きさの瘻孔
②3cm以下の瘻孔閉鎖に優れている

❸ 手術療法によるアプローチ

手術療法によるアプローチは全身麻酔が必要となるなど侵襲が大きいため、さまざまなアプローチを試みるも瘻孔が閉鎖しなかった場合に行われることが多い。以前は開腹手術が行われていたようだが、最近は低侵襲手術である腹腔鏡下瘻孔閉鎖術の報告が散見される[7)8)9]。

多職種で多角的に適切なアプローチを検討する

カテーテルを抜去した後瘻孔が閉鎖するまでの間、瘻孔から食物や胃液などの消化液を伴う浸出液をみとめ、スキントラブルを起こしたり、衣類を汚したりしてQOLが著しく低下する。そのため、カテーテルを抜去した後しばらくしても瘻孔が閉鎖しない場合は、適切な対応によるすみやかな瘻孔閉鎖が求められる。

瘻孔閉鎖には多くのアプローチが存在し、複数のアプローチが同時に必要となる場合も多い。メディカルスタッフの協力はいうまでもないが、消化器内視鏡医や消化器外科医、皮膚科医などを交えて、多角的にどのアプローチが適切であるかを検討することが望まれる。

Point
カテーテル抜去後にしばらく瘻孔が閉鎖しないと患者のQOLが低下するため、適切な対応によるすみやかな瘻孔閉鎖が必須である

引用・参考文献

1) 今里真：PEG──合併症・トラブル──皮膚．PDNレクチャー，PEGドクターズネットワーク．http://www.peg.or.jp/lecture/peg/06-04-02.htmlより2014年10月20日検索
2) 久賀祥男ほか：内視鏡的クリッピングが有用であったPEGカテーテル抜去後の胃皮膚瘻の2例．広島医学，65(7)：527〜531，2012．
3) 矢口義久ほか：内視鏡的クリッピングとフィブリン糊充填の併用が有用であった胃皮膚瘻の1例．日本消化器内視鏡学会雑誌，49(4)：1125〜1129，2007．
4) 小原英幹ほか：消化管壁・全層縫合器 Over-The-Scope-Clipシステムの臨床使用経験．日本消化器内視鏡学会雑誌，55(6)：1854〜1863，2013．
5) Turner JK, et al：Over-the-scope clip to close a fistula after removing a percutaneous endoscopic gastrostomy tube. Endoscopy, 42：E54-55, 2010.
6) Nishiyama N, et al：Efficacy and safety of over-the-scope clip: including complications after endoscopic submucosal dissection. World J Gastroenterol, 19：2752-2760, 2013.
7) 丸山憲太郎ほか：腹腔鏡下手術にて完治した経皮内視鏡的胃瘻チューブ（PEG）抜去後難治性胃皮膚瘻の1例．日本臨床外科学会雑誌，67：937，2006．
8) 丸山憲太郎ほか：腹腔鏡下手術にて完治した経皮内視鏡的胃瘻チューブ（PEG）抜去後難治性胃皮膚瘻の1例．日本内視鏡外科学会雑誌，13(7)：245，2008．
9) 石山泰寛ほか：胃瘻抜去後の難治性瘻孔に対して腹腔鏡下瘻孔閉鎖術が有効であった1例．ENDOSCOPIC FORUM for digestive disease，29(2)：157，2013．

part 2　胃瘻・腸瘻の安全確保と合併症のリスク

瘻孔対側の胃潰瘍

倉 敏郎

胃瘻カテーテルの粘膜への物理的刺激による胃潰瘍

　PEGの造設・管理におけるさまざまな合併症のなかで、胃瘻カテーテルという生体にとって異物が胃内に留置されていることによって起こるPEGに特徴的な合併症がみられる。

　胃瘻カテーテルの粘膜への物理的刺激による胃潰瘍について紹介し解説する。この合併症は頻度はそれほど多くはないものの、生じた場合にはすみやかに全身管理を必要とする重篤な状況に陥る場合があるため、理解すべき重要な合併症である[1)2)3)]。

発生機序と予防法

　胃瘻カテーテルの胃内留置により、胃粘膜はカテーテルの接触刺激を受ける。とりわけ、瘻孔の対側の胃後壁粘膜は内部ストッパーが直接接触するために物理的刺激による潰瘍が起きやすい。とくに、図1のように、内部ストッパーの先端が突出するタイプのカテーテル（以前はそのようなタイプが大半であった）では起こりやすいと考えられる。

　カテーテルの改良により突起がなくなったことによって（図2）、潰瘍を生じることは少なくなっていると考えられる。

Point
胃瘻カテーテル内部ストッパーによる物理的刺激によって、胃潰瘍が瘻孔部の対側の胃粘膜後壁に起きる

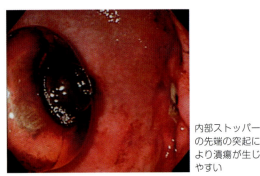

図1　物理的刺激による潰瘍

内部ストッパーの先端の突起により潰瘍が生じやすい

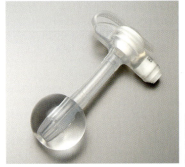

図2　新しい胃瘻カテーテル

胃瘻カテーテルの改良で突起がなくなり潰瘍の発生頻度は減少した

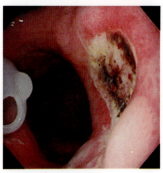

図3　瘻孔部の対側に生じた出血性胃潰瘍

　胃瘻患者を管理するうえでは、吐血や下血があった場合には、常に想定されるべき重要な合併症である。大量の出血によりショック状態を呈する場合もあるため注意を要し、他の消化管出血と同様に、救急救命処置に準じた対応を要する場合もあるため常に念頭におく必要がある。

　この合併症は、カテーテルが胃内に挿入されている以上、完全に避けることは不可能である。潰瘍を診断後は、プロトンポンプ阻害薬(PPI)などの抗潰瘍薬投与と、カテーテルが潰瘍に接触しないよう内部ストッパーの位置を一時的に変更するのも一法と思われる。

ときにショック状態を呈するような大量出血を起こすことがあり、念頭におく必要がある

PPI
Proton pump inhibitor
プロトンポンプ阻害薬

> **事例**　胃の後壁に出血性の活動性潰瘍が認められた患者
>
> **患者**：70代、男性
> **現病歴**：繰り返す誤嚥性肺炎のためPEG施行。約1か月後に大量下血を生じ、血圧が70台に低下した。
> **経過**：ただちに血管ルートを確保し急速輸液を行い、バイタルサインが安定した後に緊急内視鏡検査を行った。胃瘻カテーテル挿入部の対側(胃の後壁)に出血性の活動性潰瘍が認められた(図3)。内視鏡的止血術を行い、カテーテルをバルンチューブ型に変更し、内部ストッパーを胃穹窿部に留置した。1週間後の内視鏡検査で潰瘍の改善を確認した。

引用・参考文献
1) 蟹江治郎：内視鏡的胃瘻造設術における術後合併症の検討――胃瘻造設10年の施行症例より．日本消化器内視鏡学会雑誌，45(8)：1267〜1272，2003．
2) 西野圭一郎ほか：経皮内視鏡的胃瘻造設術後の長期経過における上部消化管出血例の検討．在宅医療と内視鏡治療，10：97〜102，2006．
3) Nishiwaki S, et al : Clinical investigation of upper gastrointestinal hemorrhage after percutaneous endoscopic gastrostomy. Dig Endosc, 22 (3) : 180-185, 2010.

part 2　胃瘻・腸瘻の安全確保と合併症のリスク

小児の胃瘻とミキサー食

高増 哲也

経腸栄養と胃瘻の選択

　栄養をとるルートは本来、口からの摂取（経口摂取）が原則である。
　経腸栄養は急性期には経鼻経管栄養とするが、長期にわたる場合には胃瘻にしたほうが、管がじゃまになることがなく、より生理的といえる。また、胃食道逆流（GER）がある場合には、Nissen噴門形成術の併用などにより解決することもできる。
　胃瘻にすることにより、胃に直接栄養を入れることができるようになり、チューブも太くすることができるために、液体の経腸栄養剤を半固形状態（ドロドロの状態）にしたり、食事をミキサーにかけて半固形状態にして注入することができるようになった。そして、ここ数年の間に、より生理的なミキサー食注入が急速に普及してきている[1]。

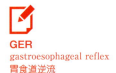

GER
gastroesophageal reflex
胃食道逆流

ミキサー食の実際

❶ミキサーの選択

　ミキサー食はまず、ミキサー選びから始まる。最近の一般的なミキサーは性能的に問題がないものが多いが、時間をかけても大きな粒が残る場合には性能が不十分と考えるべきである。1人分の食事をミキサーにかける場合、大きなミキサーだと中身が刃にうまくかかりにくいので、縦長の容器（図1）を使うタイプが勧められる。

Point
ミキサーは大きな粒が残らない性能のもの、縦長の容器のものを選択する

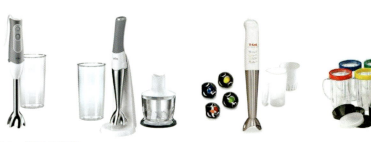

図1　縦長の容器

左から、ブラウン、ブラウン（コードレス）、ティファール、マジックブレッド

❷ミキサー食の形態と食事内容

　ミキサー食の形態は半固形状態（ドロドロの状態）が適切で、「さじですくって落としたときに、"ポタポタたらーり"と落ちる状態がちょうどよい」と説明している。とろみをつけるために、ご飯、イモ類、はんぺん、パンなどを入れるが、市販のとろみ調整食品を用いることで簡単にとろみをつけることもできる。

　食事の内容は、基本的には別メニューを用意する必要はなく、家族と同じものでよい。エネルギーの目安は、食事を弁当箱に詰めて、弁当箱の容量（mL）分が大体のエネルギー（kcal）になる。

> **Point**
> エネルギーは、たとえば弁当箱260mL≒260kcalを目安にする

❸ 手順

① 注入時はこれまでの注入と同じく体位を整え、必要に応じて吸引などをして食事の準備をする。
② 「今日のご飯はなんだろうねー。いただきまーす」と声をかける。
③ 胃瘻にエクステンションチューブを時計回りに接続し、胃内の残留物を確認し、シリンジに吸い取ったミキサー食をゆっくりと本人の様子を観察しながら注入する。このとき、シリンジとチューブの接続部分がはずれないようにしっかりと押さえておく。
④ 水かお茶を注入して、空気を注入する。
⑤ 胃瘻からエクステンションチューブを反時計回りにはずして、「ごちそうさまでした」と声かけをする。
⑥ チューブとシリンジを洗って乾かす。

> **指導のポイント**
> エクステンションチューブとカテーテルチップシリンジは、圧がかかることで接続部がはずれ、ミキサー食がはじけ飛んでしまうことがあるので、しっかり両手で持つように指導する

胃瘻からのミキサー食の意義

❶ 食べることの意味

　胃瘻から注入されるものは、これまで経腸栄養剤が中心であった。経腸

● ミキサー食の冊子

ミキサー食の詳細については、神奈川県立こども医療センターNST「ミキサー食注入プロジェクトチーム」による冊子を参照いただきたい。実際のコツや、シェフ監修のレシピ集も豊富で、ネットから自由にダウンロード、印刷できるようにしてある。ご活用いただければ幸いである。

http://kcmc.kanagawa-pho.jp/department/files/mixer1403.pdf

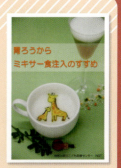

表1　経腸栄養剤；医薬品と食品の比較

	医薬品	食品
名称	・経腸栄養剤	・濃厚流動食（総合栄養食品）
法律	・薬事法	・食品衛生法 ・健康増進法
指示	・処方箋	・食事箋（外来は個人購入）
患者負担	・保険適用あり	・入院時は食事療養費 ・外来は全額負担
種類	・10種類	・150種類以上
病態別	・肝不全用のみ	・多種のものがある
栄養	・微量元素（ヨウ素・セレンなど）、食物繊維など不足する成分がありえる	・比較的充足されている

文献2）より

表2　人間にとって食べることとは？

生きるためのエネルギーの源	栄養	身体
生きる楽しみを感じる時間	おいしく	心理
家族や仲間とのふれあいの場	楽しく	社会

　栄養剤には医薬品扱いのものと食品扱いのものがあり、**表1**に示すようにそれぞれに長所と短所があり使い分けられている[2]。ところが、経腸栄養剤を注入することには、食事をすることの代用として、いくつかの重大な欠点があった。それを考えるうえで、本来食べるということにはどういう意味があるのかを振り返る必要がある（**表2**）。

　第一に、生きるためのエネルギーの源、すなわち栄養という意味がある。第二に、生きる楽しみを感じる時間、すなわちおいしく食べることの大切さの意味がある。第三に、家族や仲間とのふれあいの場、すなわち楽しく食べることの大切さの意味がある。経腸栄養剤の注入は医療行為を家庭に持ち込んでしまったかたちになっていたのであるが、ミキサー食注入は"食べることの意味"を取り戻すことでもある。

❷栄養面

　ミキサー食が普及する以前には、経腸栄養剤だけを注入することが一般的であった。経腸栄養剤はその種類にもよるが、とりわけ医薬品扱いのものでは、ヨウ素[3]、セレン、カルニチン、食物繊維などが含まれないものがあり、長期に単独で使用すると、欠乏症が起こるリスクが多分にあった。

　最近はこれらを含んだ経腸栄養剤もあり、食品扱いのものでは種類も豊富にある。それでも現在のところはまだあまり注目されていない、ポリフェノール、カロテノイド、コリン[4]など、本来は重要な生理機能をもつ栄養素が含まれていないことによるリスクもある。ミキサー食はこれらの問題を解決するカギとなる。

> **ミキサー食による栄養面の問題解決**
> 経腸栄養剤に含まれていない重要な生理機能をもつ栄養素をとることができる

表3 ダンピング症候群

分類	発現時期	症状	機序
早期ダンピング症候群	・注入後すぐ〜30分	・眠気、動悸、眩暈、顔面紅潮、腹痛、腹鳴、下痢	・急速に流入した高浸透圧性の液体により血管内から腸管内に水分が急激に移動 ・腸管の血流増加や末梢血管の拡張
後期ダンピング症候群	・注入後1時間〜	・倦怠感、脱力感、冷汗、手の震え（低血糖症状）	・糖が急速に小腸に入り、短時間に吸収され一過性の高血糖により、インスリンが分泌され低血糖が起こる

❸注入スピードを速くできる

　本来食べることは、食事の準備をする段階から「いまから食べる」という準備が脳から全身に伝わり、唾液が分泌されたり消化管が動き始めたりするようにできている。

　また、食べたものは半固形状態で胃に入ってきて、調節されながら腸に流れ込むのが生理的である。液体の栄養剤を注入する場合、注入のスピードが速いと胃から腸にそのまま流れ込み、ダンピング症候群（表3）が起こりやすいが、実際にはそれを見逃していることも多い。

　ミキサー食は半固形状態なので、より生理的であり、速く注入することができ、ダンピング症候群が起きにくい。

❹食べることの楽しみ

　経腸栄養剤の注入は、毎食毎食同じにおい、同じ味のものを全部混ぜて食べていることであり、食事の楽しみがない生活を送っていることになる。食べることは生きるうえでのかけがえのない楽しみであり、食事の楽しみのない生活は想像するのも困難である。

　胃に直接入る場合は、においや味は関係がないと思われがちだが、実際にはにおいは胃から伝わってくるし、胃で味を感じることができるともいわれている。食べることの楽しみを取り戻すことは、単なる栄養面での効果をはるかに上まわる作用があるはずであり、実際に「子どもの表情が豊かになった」という感想をもたれることもめずらしくない。

❺だんらんを家庭に取り戻す意味

　家庭のだんらんにおいて、食卓を囲んで同じものを食べることには大きな意味がある。薬を投与する医療行為である時間から、用意した食事をともに食べる喜びを感じる時間になる。ミキサー食はだんらんを家庭に取り戻す意味をもっているといえる[5]。

❻家族が実感する変化

　ミキサー食にしてみて家族が感じたことをアンケートで聞いたところ、

液体栄養剤のデメリット
①早く注入すると下痢になる（急激な液体負荷による下痢）
②ダンピング症候群
③毎食、同じにおい、同じ味（食事の楽しみがない）

ミキサー食注入のメリット
①下痢が防げるので短時間で注入できる
②栄養がバランスよくとれる
③食事を食べる喜び、つくる喜びがある

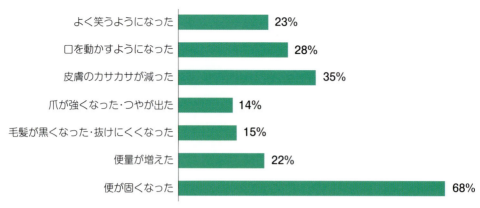

図2　ミキサー食により家族が感じた変化
文献6)より

　図2のような変化があったとの回答があった[6]。このうち便の変化の頻度が最も多く、68％の人が「便が固くなった」と答えているが、水のような状態から形がみられるようになったというよい変化が多かった半面、便秘の治療を必要としたものもみられている。「よく笑うようになった」「口を動かすようになった」などのほか、皮膚の乾燥が減る効果や爪や毛髪の変化もみられている。

ミキサー食のデメリット

①食費がかかる
　経腸栄養剤のうち、医薬品に属するものは保険上費用がかからずに入手できる場合があるが、ミキサー食にするということは、そのぶんの食費がかかることになる。

②手間がかかる
　食事を用意すること、ミキサーにかけて注入をし、フラッシュをし、器具を洗うことなどの手間がかかる。

③ルートが詰まりやすくなる
　食材にもよるが、海藻類など食物繊維の豊富なものでは、ルートが詰まることがある。

④便秘をしやすくなる
　食物繊維の豊富なものを注入することで、便のカサが増えて便秘になることがある。便の出やすさは、食物繊維（水溶性・不溶性）、水分、腸の動きなどにより異なる。従来の食物繊維を含まない経腸栄養剤に慣れていると、食物繊維を含んだものが入ることに慣れておらず、腸の動きがついていかないことがある。少しずつ慣らしていく感覚で進めるのがよい。

⑤食物アレルギー
　経腸栄養剤の単独注入からミキサー食の導入にあたって、気をつけなく

てはならないものに、食物アレルギーがある。生物には細菌などの敵から身を守るための細胞レベルでのしくみがあり、それを「免疫」という。食物アレルギーはこの免疫のしくみが、本来は無害である食物に対して起きてしまうものである。

症状としては、蕁麻疹やかゆみの皮膚症状、呼吸が苦しくなる呼吸器症状、嘔吐や下痢などの消化器症状などがあり、重症の場合には血圧低下などによりぐったりするショックを引き起こすことがある。

> **注意点**
> 食物アレルギーの症状に注意する。
> ①皮膚症状（蕁麻疹、かゆみなど）
> ②呼吸器症状（呼吸苦など）
> ③消化器症状（嘔吐、下痢など）
> ④血圧低下などによるショック

事例　食物アレルギーによるアナフィラキシーと診断された患児

患児：6歳、女児
既往：重症心身障害児で、嚥下機能がみられないため、経腸栄養となり、医薬品扱いの経腸栄養剤を長期に単独使用していた。

ミキサー食注入後の経過

胃瘻造設をきっかけにミキサー食注入を始めることになった。お粥の注入ではとくにトラブルがみられなかったが、パンを与えたところ、注入20分後から広範囲に蕁麻疹が出現し、呼吸に喘鳴をみとめ、顔色不良となった。食物アレルギーによるアナフィラキシーと診断され、アドレナリンの筋注と抗ヒスタミン薬の経腸投与により、症状はすみやかに改善した。血液検査で鶏卵、牛乳、小麦など多品目に対して特異的IgEが陽性であることが確認された。

アレルギー科に受診したところ、症状の原因となったパンには小麦のほかに牛乳、鶏卵の成分が含まれていることが判明した。このうち症状のきっかけになったものを探るため、病院内で負荷試験として鶏卵、牛乳をそれぞれ少量から注入して経過をみたところ、症状の出現を認めなかった。小麦としてうどんを注入したところ、うどん300mg相当量の注入により、皮膚に軽度の発疹を認め、小麦によるアレルギーと診断され、小麦の除去を指示された。それ以外の食物については摂取可能であることを確認し、最終的に小麦のみに食物アレルギーがあると診断され、まずは小麦のみの除去、今後は小麦アレルギーに対する治療を行うこととなった。

食物アレルギーへの対応法

この症例のように、長期にわたって経腸栄養剤を単独使用している場合、ミキサー食の導入時に食物アレルギーを起こすことがある。本来は多種の食物を摂取して腸管を通過させることで、それらの食物に免疫反応を起こさないしくみ（腸管免疫寛容）があるが、その機能を発揮できていないことが原因として考えられる。

①検査

　検査としては、血液中のIgE抗体を測定することが一般的に行われている。検査値が高いと食べられない、低いと食べられると思われがちであるが、必ずしも検査値では決定することはできない。

　実際に摂取したときに症状が出るもの、摂取しても症状が出ないものを確認することがまずは重要である。検査値はあくまで参考にする程度である。しかしながら、症状が出たことがある食物や検査値が高い場合には、慎重に確認する必要があるため、病院内で負荷試験を行うことが望ましい。その場合でも、重篤な症状がなるべく起こらないように、少量から負荷をして、無理のない量で終了するのがよい。

②開始時の注意点

　摂取した経験がなく、摂取してもよいかどうかわからない場合には、少量からはじめて徐々に増やしてみることを勧める。それは離乳食のときに小さじ1杯から少しずつ食べさせて、腸を慣らしていくことと同じイメージだと考えてよい。

　「経腸栄養剤だけであった腸管は、多種の食物を処理できない状態にあるかもしれない」と考え、乳児期と同様の対応が適している場合がある。ちなみに、ほとんどの経腸栄養剤には、牛乳と大豆の成分が含まれており、これらに対するアレルギーがある場合には、経腸栄養剤を使用することが困難な状況にある。

Point
実際に摂取したときに症状が出るもの、摂取しても症状が出ないものを確認することが重要である

適応
ミキサー食注入は1歳ころには十分可能である。乳児が離乳食を食べる時期を考えればよい

引用・参考文献

1) 吉橋恭子：重症心身障害児の栄養──「胃ろうからのミキサー食注入」について．こども医療センター医学誌，43：40〜42，2014．
2) 中村早織：経腸栄養剤．チームで実践!! 小児臨床栄養マニュアル（高増哲也ほか編），p.224〜227，文光堂，2012．
3) 安達昌功：経腸栄養剤使用時のヨード欠乏性甲状腺機能低下症──甲状腺機能検査判定におけるピットフォールとその対策．小児科臨床，65：204〜208，2012．
4) Zeisel SHほか（高増哲也訳）：コリン．専門領域の最新情報，最新栄養学，第10版，p.360〜371，建帛社，2014．
5) Klein MD：Tube feeding are mealtimes, too! Klein MD, et al ed：Homemade Blended Formula Handbook. p.5-7, Mealtime Notions, LLC. Tuscon, 2007.
6) 神奈川県立こども医療センターNST「ミキサー食注入プロジェクトチーム」：胃ろうからミキサー食注入のすすめ．2014．

part 3

病態別
経腸栄養管理プラン

part 3 病態別 経腸栄養管理プラン

糖尿病

吉田 貞夫

糖尿病症例で血糖管理が必要な理由

　糖尿病や耐糖能障害を合併している症例では、経腸栄養を施行中、血糖値の上昇に注意する必要がある。とくに、感染を合併している症例や術後の症例では、炎症によりインスリン抵抗性が上昇し、高血糖となることがある。症例によって、不安定な症例では毎食前、安定している症例では数日おきなど、定期的に血糖値を測定する必要がある。また、ヘモグロビンA1cなども毎月～数か月に1回の頻度で測定する[1)2)]。

❶重篤な合併症

　糖尿病症例で適切な血糖管理を行わないと、蛋白尿の増加、腎機能の低下、末梢神経障害、免疫能の低下、糖尿病網膜症の悪化、褥瘡や壊疽の発症といった合併症の発生につながるおそれがある（**表1**）。また、高血糖を放置することにより、高浸透圧高血糖症候群や糖尿病ケトアシドーシスといった重篤な病態（**表1**、**表2**）を引き起こす可能性もある。

①高浸透圧高血糖症候群

　高浸透圧高血糖症候群は、著明な高血糖（600mg/dL以上）、高度の脱水、高浸透圧血症をきたし、意識障害、多飲、多尿、全身倦怠感、血圧低下、頻脈、皮膚・口腔内の乾燥、発熱などの症状がみられる病態をさす（**表2**）[3)]。2型糖尿病患者、とくに高齢者に多い。

　治療は、まず脱水の補正で、生理食塩水を中心とした輸液を行う。脱水が高度な場合には、1時間1,000mL程度の急速な輸液を行う場合もある。また、血糖値を低下させるために、経腸栄養は中止し、速効性インスリンの持続投与を行う。カリウムなどの電解質の補充が必要となることもある。

②糖尿病ケトアシドーシス

　糖尿病ケトアシドーシスは、インスリンの極端な欠乏とインスリン拮抗ホルモンの増加により、高血糖、高ケトン血症（β-ヒドロキシ酪酸の増加）、アシドーシスをきたした病態をさす（**表2**）[3)]。

　治療は、高浸透圧高血糖症候群と同様、まず脱水の補正で、生理食塩水を中心とした輸液を行う。低カリウム血症を合併することも多いため、カ

高浸透圧高血糖症候群の治療
①生理食塩水を中心とした輸液
②経腸栄養の中止
③速効性インスリンの持続投与
④カリウムなどの電解質の補充

表1　糖尿病症例で経腸栄養による高血糖が原因で発生しうる合併症

- 蛋白尿の増加 ┐
- 腎機能の低下 ┘ → 糖尿病性腎症の進行
- 末梢神経障害
- 免疫能の低下
- 糖尿病網膜症の悪化
- 褥瘡や壊疽の発症
- 高浸透圧高血糖症候群
- 糖尿病ケトアシドーシス

表2　高血糖が引き起こす重篤な病態

	高浸透圧性糖尿病昏睡	糖尿病ケトアシドーシス
血糖	600mg/dL以上	250mg/dL以上
ケトン血症	あっても軽度	あり
動脈血pH	7.30以上	7.30以下
HCO_3^-	18〜20mEq/L以上	18mEq/L未満
血漿浸透圧	320mOsm/L以上	正常

リウムを適切に補給する。アシドーシスの補正は原則として行わない。血糖値を低下させるために、速効型インスリンの少量持続投与を行う。

❷低血糖

インスリン使用中や、血糖降下薬を投与中の症例などで、血糖の変動が大きい場合などは、毎食前など定期的な血糖測定を行わないと、低血糖を発症する可能性もある。低血糖が持続すると、脳に深刻な損傷を与え、QOLが著しく低下するのみならず、生命に危険を及ぼす場合もありえる。

まず、ブドウ糖5〜10gの内服、または、ブドウ糖液の静脈内投与（ブドウ糖10〜20g、50%ブドウ糖液で20〜40mL）を行い、必要に応じて、グルカゴンの筋注を行う。いったん症状が回復しても、低血糖が再発したり、遷延したりすることもあるため、その後30分ごとに血糖値を測定するなど、注意深く経過を観察する必要がある[3]。

低血糖を頻繁に発症した糖尿病患者のなかには、低血糖に対する自律神経症状などを呈しにくい症例（無自覚低血糖；HAAF）も存在することが問題となっている[3)4)]。低血糖を頻繁に発症する症例では、冷汗、振戦などの症状がなくても、低血糖を発症している可能性が高いので、注意が必要である。近年、糖尿病患者の低血糖と認知機能低下の関連を示唆した研究も報告されている[3)5)]。

> **注意点**
> 低血糖が持続すると脳が損傷し、QOL低下や生命の危険が及ぶ場合がある

HAAF
hypoglycemia-associated autonomic failure
無自覚低血糖

高血糖への対応

❶エネルギー量の設定

高血糖の防止には、まず、適切なエネルギー量、糖質の摂取量の設定が重要である。通常では、1日に体重1kgあたり25〜30kcalのエネルギー量を摂取するべきとされている。しかし、寝たきりの高齢者など、活動量が極めて低下している場合には、1日に体重1kgあたり20kcal程度のエネルギー量を設定することもある。また、極度の肥満症例では、1日に体重1kgあたり11〜14kcalのエネルギー量を設定することもあるが、この際に

> **適切な**
> **エネルギー量の設定**
> ①通常：25〜30kcal/1kg（体重）
> ②活動量が低下している場合：20kcal程度/1kg（体重）
> ③極度の肥満症例：11〜14kcal/1kg（体重）

糖尿病　｜　097

はむしろ低血糖の発生に注意が必要となる[6]。

また、経腸栄養の投与速度も血糖値の上昇に関連する可能性が高い。経腸栄養ポンプを使用し、低速で注入することで、血糖値の上昇を抑制できる可能性がある。

❷高血糖をきたしにくい栄養剤

血糖コントロールが必要な症例のために、血糖値の急激な上昇を防ぐように工夫された栄養剤が数種類開発されている（図1）[1)2)6)]。

まず開発されたのは、脂質を多く含む栄養剤である（図1左上）。脂質が全エネルギーの50％程度含まれており、血糖値の上昇をすみやかに抑制し、短期間で血糖コントロールを改善できる可能性がある。脂質としては、おもに一価不飽和脂肪酸（MUFA）が使用されており、長期間投与しても、脂質異常や心血管系の有害反応を発症しにくいことがわかっている。

続いて開発されたのが、パラチノースなど、グリセミック・インデックス（GI）の低い糖質を応用した栄養剤である（図1右上）。パラチノースは、それ自体が消化、吸収されにくい性質を持つとともに、他の糖質の消化、吸収を阻害する作用があり、血糖値の上昇を緩徐にする。このタイプのなかには、パラチノースのほか、アルギニンを強化し、アルギニンによるインスリン抵抗性の改善[7)8)]を目指した栄養剤も開発されている（図1左下）。糖尿病を合併した褥瘡症例などで、血糖コントロールを行いながら、褥瘡治療のためにアルギニンの強化を行いたいときなどにも有用である。

近年、わが国で開発されたのが、分枝鎖アミノ酸のひとつであるイソロイシンを強化した栄養剤である（図1右下）。イソロイシンは、ブドウ糖が骨格筋へ取り込まれる際に重要な役割を演じていることがわかってきた。これに着目し、イソロイシンを強化することにより、血中のブドウ糖をすみやかに骨格筋に取り込ませ、血糖コントロールを行うことを目指している。

高血糖になりにくい栄養剤
①脂質が全エネルギーの50％程度含まれている栄養剤
②パラチノースなど、低GIの糖質を応用した栄養剤
③分枝鎖アミノ酸のイソロイシンを強化した栄養剤

MUFA
monounsaturated fatty acid
一価不飽和脂肪酸

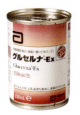 **グルセルナ-EX**
（アボットジャパン）
脂質の含有量が多く、短期間で血糖値をコントロールすることができる

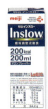 **明治インスロー**（明治）
低GIの糖質であるパラチノースを配合している

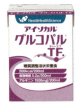 **グルコパルTF**
（ネスレ日本）
低GIの糖質であるパラチノースに加え、アルギニンを配合。糖尿病を合併した褥瘡や、糖尿病性潰瘍の症例などにも適している

 ディムベスト®（味の素）
ブドウ糖の骨格筋への取り込みを促進するイソロイシンを配合

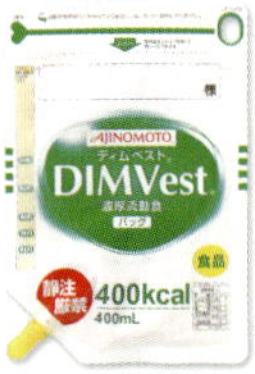

図1　高血糖をきたしにくい栄養剤

表3　糖尿病性腎症の病期と蛋白質制限

病期	臨床的特徴		蛋白質制限
	尿蛋白（アルブミン）	GFR（Ccr）	
第1期（腎症前期）	正常	正常	なし
		ときに高値	
第2期（早期腎症）	微量アルブミン尿	正常	なし
		ときに高値	
第3期A（顕性腎症前期）	持続性蛋白尿	ほぼ正常	0.8〜1.0g/kg・日
第3期B（顕性腎症後期）	持続性蛋白尿	低下	0.8〜1.0g/kg・日
第4期（腎不全期）	持続性蛋白尿	著明低下	0.6〜0.8g/kg・日
		血清Cr上昇	
第5期（透析療法）			透析の状況による

文献10)より作成

糖尿病性腎症に対する配慮

糖尿病データマネジメント研究会（JDDM）の調査によると、日本人の2型糖尿病患者の32%が微量アルブミン尿、7%が顕性腎症、3%が腎不全を合併しているという[9]。腎不全で血液透析を導入した症例の原疾患の第1位が糖尿病性腎症であることからもわかるとおり、糖尿病患者の管理においては、腎機能の保護、腎機能低下に対する配慮が重要である。

これは、経腸栄養を行う場合においても同様である。

❶蛋白質の摂取量の適正化

糖尿病患者で、腎機能の悪化を防止するためには、まず血糖管理が重要である。続いて重要なのが、蛋白質の摂取量の適正化ではないだろうか。

『糖尿病治療ガイド2012-2013』は、第3期（顕性腎症）では、1日の蛋白質摂取量を、体重あたり0.8〜1.0gに、第4期（腎不全期）では、1日の蛋白質摂取量を、体重あたり0.6〜0.8gに制限することを推奨している（表3）[10]。また、日本腎臓学会の『CKD診療ガイド2012』も、糸球体濾過量（GFR）が60mL/分/1.73m²未満（ステージG3）では、1日の蛋白質摂取量を、体重あたり0.8〜1.0gに、GFRが30mL/分/1.73m²未満（ステージG4、G5）では、1日の蛋白質摂取量を、体重あたり0.6〜0.8gに制限することを推奨している[11]。

経腸栄養を行う症例でも、蛋白質の摂取過剰には十分配慮すべきである。経口摂取を行う症例では、食事を摂取するかどうかは患者の自己責任とも考えられるが、経腸栄養の場合、栄養剤を処方した医師、その処方を実行した管理栄養士などに大きな責任が生じるため、むしろ、経口摂取の症例以上の配慮を行うべきとも考えられる。

❷蛋白尿の改善など

糖尿病性腎症の進行を加速する因子として、高血圧、蛋白尿、食塩の過剰摂取などが知られている[3]。アンジオテンシン変換酵素（ACE）阻害薬や、アンジオテンシンⅡ受容体拮抗薬（ARB）は、血圧効果作用のほか、蛋白

JDDM
Japan Diabetes Clinical Data Management Study Group
糖尿病データマネジメント研究会

GFR
glomerular filtration rate
糸球体濾過量

注意点
経腸栄養の患者の蛋白質の過剰摂取は、栄養剤を処方した医師や処方を実施した管理栄養士に責任が生じるため、経口摂取以上の配慮が必要である

ACE
angiotensin-converting enzyme
アンジオテンシン変換酵素

ARB
angiotensin Ⅱ receptor blocker
アンジオテンシンⅡ受容体拮抗薬

尿を改善する可能性が示唆されている。経腸栄養を行う症例でも、使用を検討すべきである。

また、経腸栄養を行う症例で、低ナトリウム血症が認められた場合、安易に食塩を追加している事例に遭遇することもあるが、経腸栄養を行っている症例での低ナトリウム血症は、ナトリウムの欠乏が原因ではないことも多いため（p.212「低ナトリウム血症」の項参照）、安易に食塩を追加することは、腎機能の保護という観点からも慎むべきと思われる。

腎機能が低下した症例では、高カリウム血症を発症するおそれがある。低カリウムの栄養剤を使用するなどの注意が必要である（「腎不全」の項参照）。

経腸栄養症例の低ナトリウム血症はナトリウム欠乏が原因でないことも多いため、腎機能保護の観点からも、安易な食塩の追加は行わないようにする

糖尿病治療薬と経腸栄養

糖尿病患者は、加齢や神経障害の影響で、慢性の便秘や下痢といった、消化器系の合併症を伴うことが少なくない。このような症例で、血糖管理のために、さまざまな薬剤を使用すると、合併症のために経腸栄養の継続が困難となることもあるので、注意が必要である。

α グルコシダーゼ阻害薬（α GI）では、5％程度に下痢、腹部膨満などが認められ、頻度は低いものの、腸閉塞を発症した事例も報告されている。また、GLP-1作働薬や、近年急速に普及しつつあるDPP-4阻害薬でも、5％程度に便秘などが認められ、頻度は低いものの、やはり腸閉塞を発症した事例も報告されている。経腸栄養を行う糖尿病患者では、排便コントロールに注意するほか、上記のような薬剤の使用は慎重に行う必要がある。合併症の発生が危ぶまれる場合は、上記薬剤からインスリン投与に治療法を変更することも必要である。

GLP-1
glucagon-like peptide 1

DPP-4
dipeptidyl peptidase 4

経腸栄養を行う糖尿病患者は排便コントロールに注意し、糖尿病治療薬の使用を慎重に行う

引用・参考文献

1）吉田貞夫：経腸栄養・静脈栄養のトラブル——合併症の予防と対応．臨床老年看護，20(1)：8～16，2013．
2）吉田貞夫：褥瘡患者のQOL向上をめざした経腸栄養管理時のポイント．WOC Nursing，1(3)，2013．
3）日本糖尿病学会編：科学的根拠に基づく糖尿病診療ガイドライン2013．p.97～113，p.263～278，南江堂，2013．
4）Boyle PJ, et al：Brain glucose uptake and unawareness of hypo-glycemia in patients with insulin-dependent diabetes mellitus. N Engl J Med, 333：1726-1731, 1995.
5）Whitmer RA, et al：Hypoglycemic episodes and risk of dementia in older patients with type 2 diabetes mellitus. JAMA, 301：1565-1572, 2009.
6）吉田貞夫：経腸栄養時のケアの流れ——投与量の設定，投与プロトコール，モニタリング．静脈栄養・PEGから経口摂取へ，NuesingMook65，p.52～63，学研メディカル秀潤社，2011．
7）Lucotti P et al：Beneficial effects of a long-term oral L-arginine treatment added to a hypocaloric diet and exercise training program in obese, insulin-resistant type 2 diabetic patients. Am J Physiol Endocrinol Metab, 291(5)：E906-12, 2006.
8）吉田貞夫ほか：糖尿病合併高齢者に対する糖質調整栄養補助食品リソース・グルコパルの使用経験．臨床栄養，111(6)：795～801，2007．
9）Yokoyama H, et al；Japan Diabetes Clinical Data Management Study Group：Microalbuminuria is common in Japanese type 2 diabetic patients；a nationwide survey from the Japan Diabetes Clinical Data Management Study Group (JDDM 10). Diabetes Care, 30：989-992, 2007.
10）日本糖尿病学会編：糖尿病治療ガイド2014-2015．文光堂，p.80～81，2014．
11）日本腎臓学会編：CKD診療ガイド2012．東京医学社，p.52～53，2012．

part 3 病態別 経腸栄養管理プラン

腎不全

宮澤 靖

腎不全の病名・病態を表す言葉

近年、腎不全の病名、病態を表す言葉がいくつか報告されている。急激な腎機能低下には、以前は「急性腎不全（ARF）」という病名が使用されていた。しかしながら、腎機能低下を必要条件とせず、「腎臓機能低下の発生が予想されるような強い障害が腎臓に加わった病態」を示すものとして新たに急性腎障害（AKI）という概念が出された[1]。

一方、慢性的な腎機能低下については、2002年に米国で提唱された慢性腎臓病（CKD）の概念が現在普及している。CKDは、初期の腎機能障害患者（ステージ1、2）から、維持血液浄化療法を含む血液透析を受けている患者や腹膜透析を受けている患者（ステージG5D）を含んでいる。

今回、ARFに比しCKDの患者数が格段に多いこと、またCKDの食事療法のエビデンスが多いことから、CKDの食事療法に準じた経腸栄養管理プランの立て方および合併症について中心に解説する。

ARF
acute renal failure
急性腎不全

AKI
acute kidney injury
急性腎障害

CKD
chronic kidney disease
慢性腎臓病

CKDの定義と重症度分類

CKDは、**表1**のように定義される[2]。

腎機能の低下があるか、もしくは腎臓の障害（蛋白尿やその他の腎障害を示唆する所見）が慢性的に3か月以上持続するものすべてを含んでいる。腎機能とは、一般的に糸球体濾過値（GFR）を示すが、GFRの評価には従来、主にクレアチニンクリアランス（Ccr）が用いられてきた。しかし、このCcrは蓄尿を必要とするので、検診などのスクリーニングにおいて測定を行うことが困難である。そこで、血清Cr値と年齢・性別からGFRを推算

GFR
glomerular filtration rate
糸球体濾過量

表1　CKDの定義

①尿異常、画像診断、血液、病理で腎障害の存在が明らか
（とくに蛋白尿の存在が重要）
②GFR<60mL/分/1.73m^2
①②のいずれか、または両方が3か月以上持続する

表2 推算GFR（eGFR）の算出式

$$推算GFR(mL/分/1.73m^2) = 194 \times Cr^{-1.094} \times 年齢^{-0.287}（男性）$$
$$= 194 \times Cr^{-1.094} \times 年齢^{-0.287} \times 0.739（女性）$$

Cr：血清Cr値（mg/dL）

表3 CKDの重症度分類

原疾患	蛋白尿区分		A1	A2	A3
糖尿病	尿アルブミン定量(mg/日) 尿アルブミン/Cr比(mg/gCr)		正常 30未満	微量アルブミン尿 30〜299	顕性アルブミン尿 300以上
高血圧 腎炎 多発性嚢胞腎 移植腎 不明 その他	尿蛋白定量(g/日) 尿蛋白/Cr比(g/gCr)		正常 0.15未満	軽度蛋白尿 0.15〜0.49	高度蛋白尿 0.50以上
GFR区分 (mL/分/ 1.73m²)	G1	正常または高値 ≧90			
	G2	正常または軽度低下 60〜89			
	G3a	軽度〜中等度低下 45〜59			
	G3b	中等度〜高度低下 30〜44			
	G4	高度低下 15〜29			
	G5	末期腎不全(ESKD) <15			

重症度は原疾患・GFR区分・蛋白尿区分を合わせたステージにより評価する．CKDの重症度は死亡，末期腎不全，心血管死亡発症のリスクを緑■のステージを基準に，黄■，オレンジ■，赤■の順にステージが上昇するほどリスクは上昇する．

（KDIGO CKD guideline 2012を日本人用に改変）

する計算式が作成された（**表2**）。

CKDの重症度は、原因（Cause：C）、腎機能（GFR：G）、蛋白尿（アルブミン尿：A）によるCGA分類で評価され（**表3**）、死亡、末期腎不全、心血管死亡のリスクが色分けして示されている。蛋白尿区分は、原疾患が糖尿病の場合には尿アルブミンで評価し、原疾患が腎炎や高血圧など糖尿病以外の場合には尿蛋白で評価する。

経腸栄養管理プランの立て方

腎不全での経腸栄養管理プランは、腎機能障害の原因、病期、病態を的確に評価することから始まる。急性期の場合は、その原因が腎前性・腎性・腎後性のいずれかを把握し、根本治療がなされているかを把握する。また、CKDでは、病期に応じて推奨される栄養投与量が異なる。CKDステージ5の末期腎不全では透析導入の可能性を加味した栄養プランが必要であり、透析導入後は残腎機能や尿量の推移も把握しておく必要がある。

> **CKDステージ5の経腸栄養管理プラン**
> ①透析導入の可能性を加味する
> ②透析導入後は残腎機能や尿量の推移も把握しておく

❶水分

経腸栄養管理プランで最も重要なのは水分量であり、過不足なく適正な

水分量の設定をする。

　心不全を併発している場合は、過剰な水分投与により心機能が増悪する可能性がある。また、水分不足により脱水が原因で腎前性腎不全が生じる場合もある。意思疎通が可能な場合は、水分不足に陥る前に口渇感を訴えることが可能であるが、意思疎通が困難な場合は水分設定を慎重に検討する必要がある。

　ARFの場合は、全身状態、循環状態を評価し水分量を決定する。急性期では循環状態や尿量の推移が刻一刻と変化するため、水分量は医師や他職種と相談のもと決定することが望ましい。CKDの場合は、前述したように水分不足により脱水を契機にさらに腎機能が悪化する可能性があるため、尿量、体重、浮腫の有無、胸部X線所見などさまざまな所見から必要な水分量を予測する。また、発熱や発汗、下痢など喪失水分量が多い場合や心不全のリスクがある場合、利尿薬を使用している場合などでは、水分投与量の調整が非常に重要になるため、脱水および溢水所見を見流さないよう注意が必要である。

　また、血液透析の場合は、水分はできるだけ少ないことが望ましく、残存機能がある場合は尿量を考慮し透析間体重を評価して水分量を調整する。透析間体重増加率は中1日で3％、中2日で5％を上限の目安とし、さらに胸部X線により心胸比を評価し溢水に注意する。

❷エネルギー

　ARFにおいては、腎不全自体によるエネルギー代謝、エネルギー必要量の変動は小さく、敗血症や呼吸不全など、合併している急性病態の影響のほうが大きい。そのため、エネルギーにおいても、病態に応じた適正量を設定することが重要であり、急性期では内因性エネルギーを考慮し過剰投与に注意が必要である。

　CKDステージによる食事療法基準（表4、表5）によると、CKDステージ1から5ではエネルギーは25～35kcal/kg/日としており、体重は標準体重を使用する。さらに、ステージ5Dでは血液透析（週3回）、腹膜透析では30～35kcal/kg/日とし体重は標準体重を使用する。また、腹膜透析では、腹膜から吸収されるブドウ糖からのエネルギー分を差し引いたものを経口あるいは経腸より摂取する。この数値は、あくまでも目安量であり、性別、年齢、身体活動などにより異なり、合併する疾患（糖尿病、肥満など）のガイドラインなどを参照して病態に応じて調整する必要がある。

　腎不全のエネルギーの設定は、目標とする体重とともに、摂取蛋白質との関係が重要である。とくにCKDでは、腎機能低下の程度に応じた摂取蛋白質の制限が必要であり、エネルギー摂取量と蛋白質必要量の間には密接な関連がある。0.6g/kg実測体重/日以下の蛋白質制限を行う場合は、35kcal/kg実測体重/日以上のエネルギー摂取量を確保する必要があり、それに満たない場合は負の窒素バランス（異化亢進）となる。ステージ3b

---

水分管理のポイント
①心不全を併発している場合：過剰な水分投与による増悪、水分不足による脱水→腎前性腎不全に注意する
②ARFの場合：全身状態や循環状態を評価し、他職種と相談のもと決定する
③CKDの場合：さまざまな所見から必要な水分量を予測する
④血液透析の場合：残存機能がある場合は尿量を考慮し透析間体重を評価して調整する

CKDの蛋白質制限
①0.6g/kg実測体重/日以下の蛋白質制限を行う場合は、35kcal/kg実測体重/日以上のエネルギー摂取量を確保する
②ステージ3bより重症な場合は、0.6～0.8g/kg標準体重/日が推奨されている

表4　CKDステージによる食事療法基準

ステージ(GFR)	エネルギー(kcal/kgBW/日)	蛋白質(g/kgBW/日)	食塩(g/日)	カリウム(mg/日)
ステージ1(GFR≧90)	25〜35	過剰な摂取をしない	3≦ <6	制限なし
ステージ2(GFR 60〜89)		過剰な摂取をしない		制限なし
ステージ3a(GFR 45〜59)		0.8〜1.0		制限なし
ステージ3b(GFR 30〜44)		0.6〜0.8		≦2,000
ステージ4(GFR 15〜29)		0.6〜0.8		≦1,500
ステージ5(GFR<15)		0.6〜0.8		≦1,500
5D(透析療法中)	別表			

注)エネルギーや栄養素は，適正な量を設定するために，合併する疾患(糖尿病，肥満など)のガイドラインなどを参照して病態に応じて調整する．性別，年齢，身体活動度などにより異なる．
注)体重は基本的に標準体重(BMI＝22)を用いる．

文献3)より引用

表5　CKDステージによる食事療法基準(ステージ5D)

ステージ5D	エネルギー(kcal/kgBW/日)	蛋白質(g/kgBW/日)	食塩(g/日)	水分	カリウム(mg/日)	リン(mg/日)
血液透析(週3回)	30〜35注1, 2)	0.9〜1.2注1)	<6注3)	できるだけ少なく	≦2,000	≦蛋白質(g)×15
腹膜透析	30〜35注1, 2, 4)	0.9〜1.2注1)	PD除水量(L)×7.5＋尿量(L)×5	PD除水量＋尿量	制限なし注5)	≦蛋白質(g)×15

注1)体重は基本的に標準体重(BMI＝22)を用いる．
注2)性別，年齢，合併症，身体活動度により異なる．
注3)尿量，身体活動度，体格，栄養状態，透析間体重増加を考慮して適宜調整する．
注4)腹膜吸収ブドウ糖からのエネルギー分を差し引く．
注5)高カリウム血症をみとめる場合には血液透析同様に制限する．

文献3)より引用

より重症なCKDの場合は、蛋白質量は0.6〜0.8g/kg標準体重/日が推奨されているため、エネルギー不足にならないよう注意する必要がある。エネルギーと蛋白質の比率を示したのがNPC/N(非蛋白カロリー/窒素比)で、CKDの場合はNPC＝250〜300程度になるようエネルギーと蛋白質の量を調整する。

糖尿病の既往がある場合や肥満の場合は、性別、年齢、身体活動量、血糖値、合併症の有無などを考慮し、エネルギーを決定する。血糖コントロールおよび肥満の場合の減量は、心血管のリスク低下やその他生活習慣病をはじめとするさまざまな合併症予防には重要である。そのため、エネルギー摂取量を減少することが必要となる場合もあるが、蛋白質制限を行ったうえでの摂取エネルギー量の減量は、エネルギーと蛋白質の不足や窒素バランスの不均衡などのリスクがあり、患者に不利益を与える場合がある。そのため、蛋白質の量に応じた十分なエネルギー摂取の必要性を理解したうえで決定する必要がある。

Point
血糖コントロールおよび肥満の場合は、蛋白質の量に応じた十分なエネルギー摂取の必要性を理解したうえで減量を決定する

❸蛋白質

ARFは高度異化状態であり、窒素バランスをプラスにするためには1.5g/kg/日(1.4〜1.8)の高蛋白質負荷が必要である。また、持続血液浄化療法

の患者では、蛋白質の喪失を考慮し2.5g/kg/日の蛋白質が必要とされている[4]。しかし、高齢患者の場合、生理的に腎機能が低下している患者も多く、一概に蛋白質負荷が有効であるとはいえない。高蛋白質負荷の安全性についてはいまだ十分に検証されておらず、個々の患者背景や日々の検査データや病態の変化に応じた摂取量の検討が望まれる。

> **注意点**
> ARFに対する高蛋白質負荷の安全性は十分に検証されていないので注意する

　CKDの蛋白質推奨量は、CKDステージにより示されている（**表4、表5**）。ステージ3aでは0.8〜1.0g/kg標準体重/日、ステージ3b以降では0.6〜0.8g/kg標準体重/日とされている。また、ステージ1〜2では、過剰な蛋白質摂取を避けることを推奨しており、具体的な量としては1.3g/kg標準体重/日を超えないことを目安としている。また、糖尿病性腎症の場合は、エビデンスが相対的に少なく、ステージ1〜2では1.0〜1.2、ステージ3では0.8〜1.0、ステージ4〜5では0.6〜0.8g/kg標準体重/日としている[5]。

　CKDステージ5Dの血液透析、腹膜透析では、それぞれ蛋白質量は0.9〜1.2g/kg標準体重/日としている。保存期から維持透析へ移行する場合は、蛋白質必要量が増すため、不足がないよう留意する必要がある。しかし、移行直後は急激に蛋白質摂取量を増量することはせず、透析が安全に行われているかどうか、透析効率、尿量、残存腎機能、検査データなどを評価し蛋白質量を調整する。腹膜透析の場合は、腹膜からの蛋白質の喪失量は血液透析に比べ多い。通常、蛋白質として1日約10g、アミノ酸として1日3〜4gを喪失している。腹膜炎の場合は蛋白質喪失量はさらに増大するため、蛋白質摂取不足にならないよう十分な摂取が必要である。保存期の場合は、蛋白質制限が必要であったため、その病期に応じた蛋白質摂取量を評価し調整する。

　褥瘡や熱傷患者の場合、創傷治癒目的に蛋白質の負荷や、特定のアミノ酸の投与が必要な場合がある。CKDの場合は、創傷治癒のための蛋白質負荷と腎機能保持のバランスを考慮し調整を行う必要がある。とくに、褥瘡や熱傷の場合は十分なエネルギーを摂取したうえで蛋白質の負荷を行うことが非常に重要である。日々の創傷の状態や、検査データの推移により腎機能の評価しながら、蛋白質負荷や特定のアミノ酸投与の時期について検討する。

　経腸栄養管理で注意すべき点は、多くの栄養剤が蛋白質の含有量が高いため、1種類の栄養剤で十分なエネルギーを確保しようとすると蛋白質が過剰になることがある。そのため、蛋白質調整栄養剤（**表6**）を組み合わせて経腸栄養プランを立てることが有効である。

> **Point**
> 1種類の栄養剤で十分なエネルギーを確保しようとすると蛋白質が過剰になることがあるため、蛋白質調整栄養剤を組み合わせる

❹ナトリウム（食塩）

　食塩摂取量は高血圧と関連し、食塩制限により血圧は低下する。食塩摂取量と心血管疾患リスクとの関係も考慮すると減塩が望ましい。CKDにおいて、食塩摂取量の増加により腎機能低下と末期腎不全へのリスクが増加するとされており、食塩摂取量はCKDステージにかかわらず、6g/日未

表6 蛋白質調整経腸栄養剤

	明治リーナレンLP	明治リーナレンMP	レナウェル3	レナウェルA	レナプラス
容量(mL)	125	125	125	125	125
エネルギー(kcal)	200	200	200	200	200
蛋白質(g)	2	7	3	0.75	0.72
脂質(g)	5.6	7	8.9	8.9	8.8
糖質(g)	35	30	27	29.3	28.7
食物繊維(g)	2	2	3	3	3
水分(mL)	94.8	93.6	94	94	94
ナトリウム(mg) (食塩換算量)(g)	60 (0.15)	120 (0.3)	60 (0.15)	60 (0.15)	60 (0.15)
カリウム(mg)	60	60	20	20	40
リン(mg)	40	70	20	20	20

満が適正とされている。

経腸栄養管理では**表6**で示したとおり、蛋白質調整栄養剤ではナトリウム含有量が非常に少なく調整されている。また、標準的な栄養剤も100kcalあたり塩分含有量が0.2〜0.3gのものが多く、たとえば1,200kcal/日投与では約3g/日未満となる場合もある。CKDでは食塩摂取量の下限を3g/日としており、塩分摂取不足にも注意が必要である。長期の塩分摂取不足は、低ナトリウム血症などの電解質異常につながる場合がある。

Point
CKD患者の食塩摂取量は3〜6g/日とする。長期の塩分摂取不足による電解質異常に注意する

❺カリウム

腎機能が正常であれば、普段の食事からのカリウム摂取によって高カリウム血症を起こすことはないため、耐容上限量は設定されていない。高血圧予防のためにカリウム摂取が推奨されていること、さらに低カリウム血症が死亡リスクを関連していることを考慮し、CKDステージ1〜3aではとくに制限なしとされている。しかし、腎機能障害が進行することで高カリウム血症のリスクが高まるため、CKDステージ3bでは2,000mg/日以下、ステージ4〜5では1,500mg/日以下の制限としている。また、血液透析の場合は2,000mg/日以下、腹膜透析では高カリウム血症がみとめられなければとくに制限なしとしている。

蛋白質調整栄養剤では、カリウム含有量も制限されており非常に少ない。しかし、標準的な栄養剤では、栄養剤によるカリウム含有量の差が大きく、注意が必要である。

CKDのカリウム制限
①ステージ1〜3a：制限なし
②ステージ3b：
　≦2,000mg/日
③ステージ4〜5：
　≦1,500mg/日
④血液透析の場合：
　≦2,000mg/日
⑤腹膜透析：高カリウム血症がなければ制限なし

❻リン

腎臓は、リンやカルシウムの代謝調整に重要な役割を果たしており、腎機能の低下に伴ってリン・カルシウム・骨代謝異常が生じ、これをCKD-mineral and bone disorder (CKD-MBD) と総称している。食事による摂取リン量の制限は必要であるが、リンは蛋白質源となる肉、魚、卵、大豆製品、乳製品などに多く含まれているため、蛋白質制限を行っている場合はとく

にリン制限を行う必要がないとし、CKDステージ1～5の保存期の場合では、適正なリン摂取量を設定していない。ステージ5Dの場合は、蛋白質摂取量がある程度増加することも考慮し、リン摂取量は蛋白質（g）×15以下と設定している。

経腸栄養管理の場合も同様に、蛋白質調整栄養剤ではリン含有量も非常に少なく調整されているが、標準的な栄養剤の場合は含有量に差が大きくリン摂取量の把握が必要である。

> **CKDのリン制限**
> ①ステージ1～5の保存期：制限なし
> ②ステージ5D：≦蛋白質（g）×15

低栄養

❶サルコペニア

サルコペニアとは、狭義では加齢に伴う骨格筋の減少に対して用いられるが、広義ではCKDなどの慢性疾患に伴う筋肉量の減少に対しても用いられる。診断には、筋肉量、筋力、身体機能の低下の3項目がある。サルコペニアの主な臨床症状は転倒と骨折であるため、要介護・要支援状態となる大きな要因であり、認知機能の低下や生命予後に影響する。

CKDでは、代謝性アシドーシスによる筋蛋白分解の亢進や筋肉アンジオテンシンⅡの増加による筋蛋白分解の亢進などにより、サルコペニアが高率に合併する。

> **CKDにおけるサルコペニアの原因**
> ①代謝性アシドーシスによる筋蛋白分解の亢進
> ②筋肉アンジオテンシンⅡの増加による筋蛋白分解の亢進

❷Protein-energy wasting（PEW）

CKDでは経口摂取量の低下のみならず、尿毒素の蓄積、代謝亢進、炎症、酸化ストレス、インスリン抵抗性など複数の要因が関与し、体蛋白（骨格筋）やエネルギー源（体脂肪）が減少する。

PEWは表7の4つのカテゴリーのうち、1つ以上の項目を満たすカテゴ

表7　PEWの診断基準

血液生化学	・血清アルブミン＜3.8g/dL ・血清プレアルブミン（トランスサイレチン）＜30mg/dL（維持透析患者のみ） ・血清コレステロール＜100mg/dL
体格	・BMI＜23kg/m² ・体重減少（減少をせず）　3か月で5％、6か月で10％ ・体総脂肪率＜10％
筋肉量	・筋肉量の減少　　　　　3か月で5％、6か月で10％ ・上腕筋周囲径の減少　（50パーセンタイルより10％の低下） ・クレアチン産生量
食事量	・食事療法をしない状況で蛋白質摂取量が 　　　　　　＜0.8g/kg/日が2か月以上（維持透析患者） 　　　　　　＜0.6g/kg/日（ステージ2-5のCKD） ・食事療法をしない状況でエネルギー摂取量が 　　　　　　＜25kcal/kg/日が少なくとも2か月以上

文献6）より引用

リーが3つ以上ある場合に診断される。ネフローゼ症候群、消化管からの蛋白漏出、肝硬変がある場合はアルブミンのカットオフ値は使えないこと、脂質降下薬を内服中はコレステロールのカットオフ値は使えないことなどの注意点がある。

❸フレイルティ

フレイルティとは、複数の生体機能（身体能力、移動能力、バランス能力、持久力、栄養状態、活動性、認知機能、気分）に障害が起きた結果、ストレス因子からの回復や抵抗力が低下し、有害事象に対して虚弱になる生物学的な症候群とされる。

サルコペニアでは筋肉量、筋力、身体機能の低下に、PEWでは栄養状態の悪化に注目するのに対し、フレイルティでは筋肉量や栄養状態の悪化以外に、運動能力、認知機能、失禁、薬の服用など、さまざまな身体面・精神面の要素を含めている。

> **低栄養に対する観察のポイント**
> ①サルコペニア：筋肉量、筋力、身体機能の低下
> ②PEW：栄養状態の悪化
> ③フレイルティ：筋肉量や栄養状態の悪化、運動能力、認知機能、失禁、薬の服用など

病期と患者の状態に応じた栄養サポートが重要

CKD患者にかぎらず、高齢患者の場合は生理的な骨格筋の低下が生じるため、栄養状態の維持・改善には、適正な栄養サポートとリハビリテーションが重要である。腎不全の場合、ARFとCKDの急性期および慢性期の違い、またCKDでもステージごとに大きく病態や治療、栄養管理のポイントが変わってくる。

また、高齢患者の場合は種々の合併症を併発していることが多く、それらを考慮した栄養サポートが重要である。また、保存期と透析期では病態も大きく変化し、電解質異常や水分出納に関してもとくに注意が必要となる。腎不全とひと言でいっても、病名、病態が幅広く、その病期と患者の状態に応じた栄養サポートが望まれる。

引用・参考文献
1）南学正巨：AKIに対する治療戦略．体液・代謝管理，28：41～46，2012．
2）日本腎臓学会編：CKD診療ガイド2012．東京医学社，2012．
3）日本腎臓学会編：慢性腎臓病に対する食事療法基準2014年版．東京医学社，2014．
4）日本静脈経腸栄養学会編：静脈経腸栄養ガイドライン．第3版，照林社，2013．
5）日本糖尿病学会：糖尿病治療ガイド2014-2015．文光堂，2014．
6）Fouqe D, et al : A proposed nomenclature and diagnostic criteria for protein-energy wasting in acute and chronic kidney disease. Kiney Int, 73 : 391-398, 2008.

part 3 病態別 経腸栄養管理プラン

慢性閉塞性肺疾患（COPD）

安田 広樹

疾患の概要と栄養障害の特徴

　COPDは、タバコなどの有害物質を長期吸入暴露することで生じた肺の炎症性疾患であり、その影響は肺のみでなく、全身炎症、栄養障害などを引き起こす。

　栄養障害の原因は、摂食障害や消化管機能低下、全身性炎症に伴う炎症性サイトカインの増加などが関与した、複合的な病態である。また、体重減少は気流閉塞とは独立したCOPDの予後因子で、BMIが低下すると予後が不良となることがわかっている（図1）。

　栄養障害の特徴としては、安静時エネルギー消費量（REE）の増大による代謝亢進、筋蛋白の減少を伴うマラスムス型の蛋白・エネルギー栄養障害があげられる。

COPD
chronic obstructive pulmonary disease
慢性閉塞性肺疾患

REE
resting energy expenditure
安静時エネルギー消費量

栄養管理

　COPD患者の栄養管理の概要を図2に示す。

　体重減少を認めることが多く、REEの増大を認めることから、COPDのガイドラインでは「体重を増加させるには実測REEの1.5倍以上のエネル

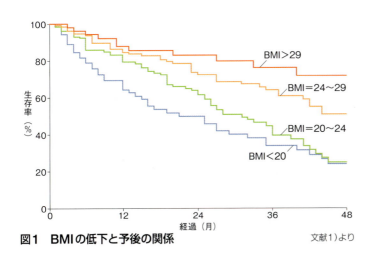

図1　BMIの低下と予後の関係　　　　　　　　　文献1）より

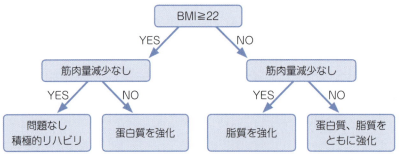

図2　COPD患者の栄養管理

ギー摂取が必要である」[2]とされている。必要カロリー量の推定に関しては、Harris-Benedict式からの算定か、理想体重に25〜35kgをかけて求める。

　COPDの栄養障害に対しては、代謝亢進と筋蛋白減少に配慮して高エネルギー、高蛋白の投与が基本となる。炭水化物の過剰投与は二酸化炭素の産生を増加させる可能性があり、また急性増悪時などでは、治療でのステロイドとも関連して高血糖を起こすおそれもあるため、注意が必要である。

　栄養剤の選択に関しては、胃が拡張することで肺が圧迫されるため、高濃度（1mL＝1.5〜2.0kcal）のものが有用である。

　プルモケア®-Exは、炭水化物の含有量が少なく、高炭酸ガス血症の抑制が期待できる。1.5kcal/mLで水分量も抑えられている。

> **栄養管理のポイント**
> ①高エネルギー、高蛋白を投与する
> ②炭水化物の過剰投与に注意する
> ③高濃度の栄養剤（1mL＝1.5〜2.0kcal）を選択する

経管栄養の合併症と対策

①嘔吐、胃食道逆流

　肺の過膨張による食道や胃の圧迫により起こりやすい。30°以上のヘッドアップ、補水先行投与、高濃度栄養剤の使用、経小腸投与、などの対策を行う。

②高血糖

　COPD急性増悪では治療上、ステロイドの全身投与が多く行われる。また、全身炎症による耐糖能の低下もあり、高血糖をきたしやすい。頻回の血糖測定、炭水化物の含有量の少ない栄養剤の使用、インスリン等による血糖管理などの対策を行う。

③下痢

　細菌感染に対する抗生剤投与や栄養剤の経小腸投与などでは、下痢を起こしやすい。整腸剤の投与や水溶性食物繊維の投与、経管栄養の投与速度を落とす、などの対策を行う。

経鼻経管栄養1,800kcalにより
経口摂取へ移行したCOPD急性増悪患者

患者：59歳、男性
病歴：10年ほど前にCOPDと診断。6年前より夜間のみ在宅酸素投与（1L/分）を受けていた。X年3月、COPD急性増悪、肺炎の診断で急性期病院に入院。人工呼吸器管理となったが、治療後に離脱し、入院24日目に当院へ転院。
現症：身長162cm、体重32.3kg、BMIは12.3kg/m^2、著明な筋肉量低下をみとめた。

栄養管理と経過

著明な蛋白エネルギー栄養障害と判断。経鼻経管栄養1,800kcal（アイソカルBag 2K® 300mL×3：蛋白54g）*を開始し、リハビリテーションでの負荷に合わせて蛋白量の追加などを行い、3週間後には経口摂取へ移行。下肢筋力訓練、歩行訓練などを実施し、気管切開も閉鎖。体重も39.0kgまで増加し、転院から3か月後に独歩で自宅退院となった。

COPDの急性増悪をきっかけにADLが低下する例が多いが、本症例は約5年経過した現在もADLは自立しており、早期に十分な栄養管理を行って筋肉量を減少させないことが、重要なポイントであると考えられる。

＊BEE 1,271kcal×SF 1.1×AF 1.3＝1,818kcal

引用文献

1) 日本呼吸器学会COPDガイドライン第4版作成委員会編：COPD（慢性閉塞性肺疾患）診断と治療のためのガイドライン. 第4版, p.80, メディカルレビュー社, 2013.
2) Schols AM, et al：Weight loss is a reversible factor in the prognosis of chronic obstructive pulmonary disease. Am J Respir Crit Care Med, 157：1791-1797, 1998.

part 3 病態別 経腸栄養管理プラン

人工呼吸器管理

安田 広樹

疾患の概要と栄養障害の特徴

　人工呼吸管理に至る原因としては、肺炎などの感染症、急性呼吸速迫症候群（ARDS）、心原性肺水腫などの肺循環疾患、筋萎縮性側索硬化症（ALS）などの神経筋疾患などがあげられる。

　神経筋疾患の緩徐な進行による呼吸不全を除き、何らかの侵襲ストレスが加わることで発症するため、炎症や消耗などによる栄養状態の低下をきたしやすい。また、発症前からの低栄養や治療による影響（抗生剤投与に関連した下痢など）も、栄養障害の原因となる。さらに、後述するように、低栄養が人工呼吸管理の遷延につながると考えられるため、確実な栄養管理が重要となる。

　栄養障害の評価にあたっては、脱水による見かけ上のアルブミン上昇や、逆に浮腫や胸水による体重増加などがみとめられやすく、総合的に判断する必要がある。臨床においては、「人工呼吸器管理患者は常に低栄養である」と考えて評価を行うことが重要である。

ARDS
acute respiratory distress syndrome
急性呼吸速迫症候群

ALS
amyotrophic lateral sclerosis
筋萎縮性側索硬化症

栄養療法

　人工呼吸器管理中の患者の栄養療法の概要を図1に示す。
　適切な治療が開始され、循環動態が安定していれば、早期に経腸栄養を開始する。疾患の急性期、いわゆる侵襲期には、過剰な栄養がサイトカインの分泌を促し、炎症を増悪させる可能性が指摘されている。このため、まずは少量の栄養投与から開始し、消化管の廃用を防ぐことと、全身状態の悪化がないことを確認することが望ましい[1]。
　なお、経腸栄養より中心静脈栄養が優れているというエビデンスはなく、消化管閉塞などの経腸栄養の禁忌がないかぎり、経腸栄養での栄養管理を行う。
　必要栄養量は、①簡易式（25～30kcal/kg/日）、②Harris-Benedict式からの算出、③間接熱量計による測定結果、のいずれを用いても問題はないが、大切なのは、この数値はあくまでも推定値であり、モニタリングとそ

栄養療法のポイント
①急性期では、少量の栄養投与から開始する
②禁忌がないかぎり、経腸栄養での栄養管理を行う
③必要栄養量は、モニタリングによる再調整が必要である

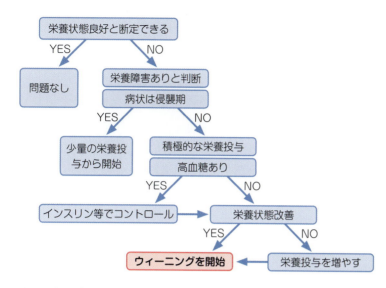
図1　人工呼吸器管理中の患者の栄養管理

れに応じた再調整が必要なことである。この際、アルブミンなどの数値は疾患の影響を受けやすく、ターンオーバータイムも長いことから、ラピッドターンオーバープロテインであるトランスサイレチンなどの数値や窒素出納などを利用するのも有用である。

各種栄養素

①炭水化物

急性呼吸不全などの侵襲下では、炭水化物投与による高血糖が問題となりうる。このため、多量の炭水化物を投与することは控えるのが望ましい。さらに、炭水化物の呼吸商（RQ）は1.0だが、炭水化物からの脂質合成が起こると1以上にもなりうる。その結果、二酸化炭素の産生が増加し、呼吸管理を阻害しうる。このため、炭水化物の割合は、総投与熱量の50％ないしそれ以下にする。

②脂質

脂質のRQは0.7と低く、1gで9kcalの熱量をもち、エネルギー産生にインスリンを必要としないため、呼吸不全の症例では重要な栄養素となる。総投与熱量の30％程度を目安に投与量を設定する。また、ARDSや重症敗血症などでは、ω3系脂肪酸を強化した栄養が有用であったとの報告もあり、使用を検討してもよい。

③蛋白質

呼吸不全症例では蛋白質の必要量が増加していることが多く、1.2〜2.0g/kg/日の蛋白質投与が望まれる。アルギニンやグルタミンの投与も勧められるが、まだ定まったデータはなく、また重度侵襲期にアルギニンを過量

RQ
respiratory quotient
呼吸商

Point

①炭水化物の多量投与は控える。総投与熱量の50％以下とする
②脂質は総投与熱量の30％程度とする
③蛋白質は1日に1.2〜2.0g/kg投与する

投与した場合、一酸化窒素の過剰産生による微小循環障害の可能性が指摘されており、注意が必要である。

〈栄養剤〉

①**アイソカル Bag 2K®**：3大栄養素エネルギー比は、蛋白質14.4%、炭水化物49.6%、脂質36%であり、標準的な栄養剤の組成に近く、どのような病態でも使用しやすい。2kcal/mLと高濃度で、投与量を抑えたいときに使いやすい。

②**オキシーパ®**：エイコサペンタエン酸やγリノレン酸が多く配合されており、抗炎症作用が期待されている。1.5kcal/mL。

経管栄養の合併症と対策

①人工呼吸器関連肺炎（VAP）

人工呼吸器症例では、VAPの予防が重要である。そのために、①経管栄養投与中は30〜45°のヘッドアップを行うこと、②消化管蠕動促進薬（エリスロマイシン、メトクロプラミド）の検討、③誤嚥のリスクが高い症例では間欠投与よりも持続投与、④胃内投与が困難な症例では小腸へのチューブ留置、が推奨されている[1]。

②胃食道逆流、嘔吐

人工呼吸管理中は、体動制限や陽圧換気、鎮静薬などの薬剤投与による消化管蠕動低下などのため、胃からの逆流や嘔吐を起こしやすい。対策として、上記VAP対策に加え、また、1mL = 1kcalよりも1mL = 1.5kcalや2kcalの栄養剤の使用を考慮する。

人工呼吸器からの離脱

急性期病院で人工呼吸器装着となった後、呼吸器離脱困難として筆者のもとへ紹介された症例を調べたところ、多くの症例で栄養障害が認められた。また、近年サルコペニアに関する理解が進んできているが、栄養障害から呼吸筋のサルコペニアも起こると思われる。さらに、低アルブミン血症での胸水貯留による換気障害、胸水改善のための利尿剤投与による代謝性アルカローシス、それによる換気抑制も考えられる。

こういった負の連鎖が呼吸不全の遷延化、つまり呼吸器離脱困難の大きな原因になっていると思われる（**図2**）。つまり、低栄養を改善することが、人工呼吸器からの離脱に大きな役割を果たしているのである。

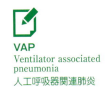

VAP
Ventilator associated pneumonia
人工呼吸器関連肺炎

人工呼吸器から離脱するためには、低栄養を改善することがキーポイントとなる

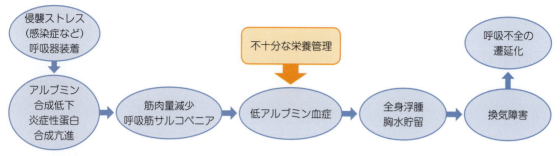

図2　人工呼吸器離脱困難の原因

> **事例**　経鼻経管栄養1,500kcalにより人工呼吸器を離脱し経口摂取となった患者

患者：76歳、女性
病名：脊髄梗塞、敗血症治療後
現病歴：急性腎盂腎炎、敗血症で急性期病院に入院。入院3日目に脊髄梗塞を発症。治療経過中の同月29日に呼吸状態悪化、除脈となり、人工呼吸器管理を開始。脊髄梗塞による筋力低下、胸水貯留などのため、人工呼吸器離脱困難となり、治療継続のため約2か月後に当院へ転院。
入院時の血液検査：WBC 5950/μL（TLC 1470）、Hb 6.3g/dL、Plt 41.6×10^4/μL、TP 6.9g/dL、Alb 2.4g/dL、T.Chol 139mg/dL、TG 120mg/dL、ChE 91U/L、TTR 6.7mg/dL、BUN 29.5mg/dL、Cr 0.54mg/dL、Na 138mEq/L、K 3.8mEq/L、Cl 94mEq/L、CRP 8.61mg/dL
前医での経管栄養：900kcal/日、蛋白40.5g、水分1,020mL
現症：身長153cm、体重50.7kg、BMIは21.6kg/m²。著明な全身浮腫、胸水貯留を認めた。

栄養管理と経過

　投与エネルギーの不足による低栄養とサルコペニアと診断し、栄養内容を見直した。経鼻経管栄養1,500kcal（アイソカル2K Neo® 250mL×3：蛋白54g）＊とし、その後、1,800kcalまで増量した。

　その結果、血清アルブミン値の上昇と浮腫、胸水の軽減が得られ、呼吸状態も改善傾向となった。転院から4週間後に人工呼吸器を離脱し、その後、3食ともに経口摂取となった。前医では「治療困難」と判断されていたが、栄養管理を見直したことで全身状態の改善が得られた実例であった。

＊BEE 1,061kcal×SF 1.2×AF 1.2＝1,528kcal

引用文献

1）日本呼吸療法医学会：急性呼吸不全による人工呼吸患者の栄養管理ガイドライン 2011年度版. http://square.umin.ac.jp/jrcm/pdf/eiyouguidline.pdf より2014年10月4日検索.

part 3 病態別 経腸栄養管理プラン

肝臓病

近藤 匡

脂肪肝（NAFLD・NASH）

❶疾患について

脂肪肝は、肝細胞に中性脂肪が沈着して肝障害をきたす疾患の総称である。近年増加してきているメタボリックシンドロームの肝病変であり、検診受診者の約3分の1にみとめられる。

脂肪肝のうち、大量の飲酒歴のないもの（アルコール換算で男性では30g/日以下、女性では20g/日以下）にみられるものを非アルコール性脂肪性肝疾患（NAFLD）、そのうち脂肪沈着に加え炎症性細胞の浸潤や線維化がみとめられ、ウイルス、自己免疫などほかの肝疾患を除外したものを非アルコール性脂肪肝炎（NASH）という。NASHはNAFLDの重症型としてとらえることができる。肝細胞傷害や線維化をみとめないNAFLDは、非アルコール性脂肪肝（NAFL）という。

NAFLDの有病率はわが国では9～30％で、男性は中年層、女性は高齢層に多い。NAFLDもNASHも肥満人口、BMIの増加に伴い増加傾向にある。

NAFLDは肝臓に脂肪が蓄積するだけでなく、NASHに進行すると肝組織の繊維化が進み肝硬変、ひいては肝がんの原因となるため脂肪化を進めないための治療が必要である。

近年、脂肪肝に関するさまざまなエビデンスがまとめられてきており、NAFLD・NASHガイドライン[1]ならびに診療ガイド[2]として治療に役立てられるようになってきた。本稿では、それらのガイドラインに沿って脂肪肝の原因や治療プランについて述べる。

❷疾患のなりたち

肝臓は正常時にも2～5％の重量の脂質を含み、脂質の代謝に重要な役割を果たし、コレステロールやリポ蛋白の生成にもあずかっている。脂肪肝はそれらの代謝異常により肝臓の中性脂肪が沈着した状態で、病理組織で脂肪滴を伴う肝細胞が30％以上みとめられる状態である。

NAFLDのもっとも重要な発症原因は肥満であり、NAFLDの患者では

NAFLD
non-alcoholic fatty liver disease
非アルコール性脂肪性肝疾患

NASH
non-alcohlic steatohepatisis
非アルコール性脂肪肝炎

NAFL
non-alcoholic fatty liver
非アルコール性脂肪肝

内臓脂肪と肝細胞内脂肪に相関関係のあることが報告されている。内臓脂肪組織への中性脂肪の蓄積が過剰となると、インスリン抵抗性を引き起こす。そのため、過剰に分泌されたインスリンが肝臓で糖を代謝基質とした脂肪酸の合成を高め、脂肪組織に蓄積できなくなった栄養は中性脂肪として肝組織に沈着することとなる。

さらに、脂肪摂取以外では胃全摘や膵頭十二指腸切除術などの消化器系外科手術後にNAFLDが発生することが知られている。胃酸の欠如や消化管ホルモン、膵外分泌障害などによりさまざまな消化吸収障害が生じることが原因と考えられる。

NAFLD患者では脂肪酸や肝クッパー細胞由来の活性酸素種が増加しており、酸化ストレスの亢進状態となっている。NASHはかつてNAFLに酸化ストレスが加わることにより発症する2段階の発症機序（2 hit theory）が考えられていたが、最近では肝脂肪化と同時に炎症が進行する機序（multiple parallel hit）も提唱されている。

> **NAFLDの原因**
> ①肥満（脂肪摂取）
> ②消化器系外科手術（胃全摘や膵頭十二指腸切除術など）

❸栄養療法

①食事療法と運動療法

NAFLDに対する治療の原則は、食事療法や運動療法などの生活習慣の改善により、背景にある肥満、糖尿病、脂質異常症、高血圧を是正することである（**図1**）。

NAFLD・NASHでは、食事療法と運動療法で体重が減少することにより肝酵素値などの改善効果がみとめられている。とくに、7％以上の体重

> **Point**
> NAFLD・NASHは、7％以上の体重減少により改善が得られる

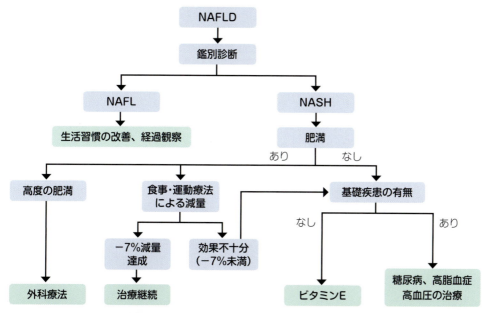

図1　NAFLD・NASH治療フローチャート
文献2）より引用

肝臓病 | 117

減少により組織学的に肝脂肪化、炎症細胞浸潤、肝細胞膨化変性などの改善が得られている。また、運動療法単独でも、肥満を合併したNAFLD患者においては週3～4回の有酸素運動を行ったところ、体重減少を伴わなくても肝脂肪化が改善することが判明している[1]。

②低カロリー食

栄養療法プランの原則は低カロリー食である。低脂肪食が体重を減少させる報告があるが、カロリー制限が炭水化物、脂質の比率より重要である。摂取エネルギーを消費エネルギーよりも少なくすることで内臓脂肪を減らし、体重の減量をはかる。

標準体重あたりエネルギー摂取量は25～35kcal/kg、蛋白は1.0～1.5/kg/日とし、脂質は飽和脂肪酸を抑え総カロリーの20％以下に制限することが推奨されている。脂質のなかでも飽和脂肪酸はLDL-コレステロールを上昇させ、インスリン抵抗性を増悪させる作用があるため、10％以下に制限する。さらに、炭水化物のなかでも精製された糖類は控えめにし、精製されていない穀類などから摂取することが勧められている[2]。

> **低カロリー食の推奨値（標準体重あたり）**
> ①エネルギー：25～35kcal/kg
> ②蛋白：1.0～1.5/kg/日
> ③脂質：飽和脂肪酸を抑え総カロリーの20％以下

❹抗酸化療法について

NAFLDおける酸化ストレスの増加がNASHの原因である。そこで、抗酸化作用を示すビタミンの投与や、強力な酸化作用を有する鉄の制限はNASHの治療として注目されている。

ビタミンEはフリーラジカルに拮抗するためNASHおける抗炎症効果が示されている。血液生化学のみでなく肝組織像も改善させることがわかったため、NASH治療フローチャートにも掲載されている[2]。ただし、過剰投与、長期投与には注意が必要である。また、ビタミンCにもNASHの肝線維化を改善するはたらきがみとめられている。

> **抗酸化療法**
> ①ビタミンE、ビタミンCの投与
> ②鉄の制限

一方で鉄については、血清フェリチン値がNAFLD患者の肝臓の鉄蓄積と相関のあることがわかり、鉄の蓄積が肝繊維化進展に寄与している可能性が指摘されている。ところが、鉄過剰がNAFLD進行とどのように関連しているか十分なエビデンスは得られていない。定期的に一定量の血液を抜き取る瀉血療法は鉄欠乏による肝組織中の鉄蓄積減少によりNAFLD・NASHにおける効果をねらう治療法だが、脂肪化や組織変化を改善させる効果はいまだ確立していない。そのため、「瀉血は行わないことが提案」されている[1]。

肝硬変

❶疾患について

肝硬変は、ウイルス性肝炎から移行した慢性肝炎、NAFLD、アルコール性肝障害などの肝障害が進行した終末像である。組織学的には、肝組織

のびまん性の病変、線維化と再生結節、肝小葉構造の改築をみとめる。臓器血流傷害により門脈圧亢進症を併発し、消化管静脈瘤や腹水の原因となる。これらの変化の多くは進行性で不可逆的である。肝硬変からは一定の頻度で肝細胞がんを発生する。そのため、死因の70～80％は合併する肝がんで、ついで肝不全や消化管出血である。

肝硬変による死亡率は1974年がピークで以後減少している。年齢は50歳代が最も多く、5：3で男性に多い[4]。肝機能が保たれており、臨床症状のほとんどない代償性肝硬変と、肝性脳症、腹水、出血傾向などの肝不全に起因する症状の現れる非代償性肝硬変に分けることができる。

❷疾患のなりたち

肝硬変の成因としては、2011年の集計ではウイルス性肝炎がもっとも多く、C型肝炎が60％、B型肝炎が12％である。非B非C型は26％で、その半数はアルコール性で、次いでNASHが多かった[5]。その他、自己免疫性肝炎、胆汁うっ滞性疾患（原発性胆汁性肝硬変、原発性硬化性胆管炎）、ヘモクロマトーシスなどの代謝性疾患などの原因疾患があげられる。

肝硬変の原因
①ウイルス性肝炎
②C型肝炎
③B型肝炎
④非B非C型肝炎
⑤NASH
など

❸栄養療法

①治療のねらい

肝硬変患者の栄養状態を身体計測、間接熱量測定、血液生化学検査で評価したところ、低栄養状態は予後に影響を与えることが判明した。代償性肝硬変で、食事摂取が十分であって体重減少がみられなくても、肝炎自体は持続していることが考えられるため、これらのアセスメントを行い、早期から栄養療法の介入を行い、非代償性肝硬変に至る時期を遅らせることが必要である。

肝硬変が非代償性に進行してくれば、治療の対象は合併症対策となる。かつては食道静脈瘤破裂による出血が生命予後を決定していたが、現在では有効な内視鏡結紮治療が奏功するようになり、腹水と肝性脳症の管理が重要となってきた。

②食事

代償期の食事は、標準体重あたり総エネルギー25～35kcal/kg、蛋白1.2～1.3g/kg、脂肪エネルギー比20％を目安とする。食塩は6g/日以下、鉄分は血清フェリチン値が基準値以上の場合には7mg/日以下とする[3]。

アルコールは禁止する。日常生活の制限はとくになく、体重増加や筋萎縮を避けるため、身体活動は疲労が残らない程度とする。非代償期では後述の肝不全用経腸栄養剤を併用する。腹水があれば、食塩を制限し慎重に利尿薬を投与する。肝性脳症に対しては、食事とともにアミノ酸製剤を併用する。

③エネルギー代謝異常への対策

肝硬変では、肝線維化の進行により肝細胞数が減少し代謝が低下してい

食事療法の基準
（標準体重あたり）
①総エネルギー：25～35kcal/kg
②蛋白：1.2～1.3g/kg
③脂肪：エネルギー比20％
④食塩：は6g/日以下
⑤鉄分：血清フェリチン値が基準値以上の場合には7mg/日以下
⑥アルコール：禁止

るため、グリコーゲンの蓄積能力が減少している。肝臓における糖のリザーバー機能が失われてくると、しばしば食事直後は高血糖状態で、夕食後から早朝にかけては低血糖状態となり、グリコーゲン補充のため筋蛋白や脂肪の異化が促進される。

このような夜間飢餓状態の改善のために、就寝前軽食摂取療法（LES）が行われる。食事摂取量の不十分な患者、また食事摂取量は十分でも筋肉量や脂肪量が落ちている患者が対象となる。LESの内容は、200〜300kcalの糖質を主体とした食べやすいものを使用する。BCAAを含んだ肝不全用経腸栄養剤も利用可能である。就寝前の200kcal程度のカロリーを摂取したところ、投与期間1週間でエネルギー代謝、血中遊離脂肪酸、尿中3メチルヒスチジン、3か月で血清アルブミン、窒素バランス、身体計測値、生活の質の改善が報告されている[4]。

LES
late evening snack
就寝前軽食摂取療法

④蛋白質・アミノ酸代謝異常への対策

肝硬変患者の低アルブミン血症の原因にはアミノ酸インバランスがあり、芳香族アミノ酸（AAA）に比べ、分枝鎖アミノ酸（BCAA）が不足している。したがって、臨床ではBCAA製剤が低アルブミン血症の治療に広く用いられており、BCAA製剤の長期投与により血清アルブミン値の改善だけでなく患者の予後も改善することが明らかにされた。

臨床で使われる経口アミノ酸製剤、食品は表1のとおりである。BCAAを含む肝不全用栄養剤としては、半消化態栄養剤のアミノレバンENと成分栄養剤のヘパンEDの2種類がある。ともに医薬品で、「肝性脳症を伴う慢性肝不全患者の栄養状態の改善」が適応症となっている。また、ヘパスⅡはこれらの医薬品と組成の似た食品である。また、BCAAだけを含んだ顆粒製剤としてリーバクト顆粒がある。

食事摂取がほぼ十分であるにもかかわらず血清アルブミン値が低値を示

AAA
aromatic amino acid
芳香族アミノ酸

BCAA
branched chain amino acid
分枝鎖アミノ酸

表1　肝不全用の経腸栄養剤

商品名	分類	規格	1日投与(給与)量	1本・1包あたり				
				糖質(g)	脂質(g)	BCAA(g)	Fischer比	エネルギー(kcal)
ヘパスⅡ（クリニコ）	食品	1本125mL、150kcal	1〜2本	24.2	3.6	3.2	18	150
アミノレバンEN（大塚製薬）	医薬品	半消化態栄養剤	1包50g	3包(150g)を食事(肝臓食)とともに服用	デキストリン31.05	コメ油3.5	5.562	38	210
ヘパンED（味の素製薬）	医薬品	成分栄養剤	1包80g	2包(160g)を食事とともに服用	デキストリン61.7	大豆油2.8	5.467	61	310
リーバクト（味の素製薬）	医薬品	アミノ酸製剤	1包4.15g	3包を食後内服	—	—	—	—	—

すときにはリーバクトを処方。BCAAの投与だけでなく栄養補給も必要な患者さんにはアミノレバンENやヘパンEDを処方するというように使い分ける。ヘパスⅡはBCAAに加えて亜鉛と抗酸化ビタミンを強化し、ラクツロース、オリゴ糖、ならびに繊維を配合してある食品なので、肝炎でも肝硬変でも医薬品の適応よりも広く給与することが可能である。

❹肝硬変の合併症の対処法

①腹水

　門脈圧亢進と低アルブミン血症による血管内膠質浸透圧低下が原因で、腹腔内に漏出性腹水が貯留する。レニン‐アンギオテンシン系や交感神経の緊張により、腎でのNa再吸収と水再吸収の亢進をきたし腹水を増悪させる。腹水の増加は食欲低下や活動性の低下の原因となり、低栄養をさらに進める悪循環をきたすことになる。さらに進行すると苦痛を生じるため、在宅療養が困難となり入院延長のきっかけとなりやすい。

　治療のためには、利尿薬の投与とともに水分と塩分の制限が必要である。食塩は5g/日以下、蛋白は0.5〜0.7g/kg（標準体重）/日とし、肝不全用経腸栄養剤を併用する。食後の門脈血流を保つため、30分程度の安静を促す。

　減塩食については、利尿薬を併用しなくても食塩制限のみで10％の患者にナトリウムバランスの改善をもたらし、また腹水の早期消失、入院期間の短縮につながるエビデンスが得られている。ただし過剰な塩分の制限は食欲低下につながるため、1日の食事摂取量とのバランスを常に考える必要がある。

②肝性脳症

　劇症肝炎や肝硬変などの重症肝障害でみられる神経症状であり、肝性昏睡とも呼ばれる。軽度の意識障害から昏睡まで症状の程度が異なる。潜在

Point
腹水の治療は、利尿薬の投与とともに水分と塩分の制限が必要

特徴
・EPA・DHAを配合してある ・さらに亜鉛と抗酸化ビタミンを強化してある ・食品なので肝炎でも肝硬変でも適応広く給与できる
・蛋白質を窒素源とする ・アミノ酸高含有
・窒素源はアミノ酸のみの消化態栄養剤 ・脂質の栄養比率が低い
・BCAAのみ含む製剤

性肝性脳症として、日常生活行動パターンの変化、記憶障害、認知症状なども念頭におく必要がある。

ラクツロースなどの合成二糖類や抗菌薬による腸内アンモニアの除去、静注/経口アミノ酸製剤によるアミノ酸代謝の是正が治療の基本となる。

肝性昏睡で食事摂取不能な時期は、BCAA輸液製剤により1週間程度をめどに意識の改善をはかる。昏睡度が改善して経口摂取が可能となったら、肝不全用経腸栄養剤を投与する。また食事開始時には、腸管内で発生するアンモニアの大部分は摂取された食事蛋白に由来するため、経腸栄養剤を併用しながら低蛋白質食（0.4〜0.6g/kg標準体重）を基本とする。さらに肝硬変患者では亜鉛が欠乏していることが多く、亜鉛の補充がアンモニアを減少させ、他の合成二糖類や抗菌薬などと併用することにより肝性脳症の発症を抑制することが知られている。

肝性脳症の治療は、①合成二糖類や抗菌薬による腸内アンモニアの除去、②静注/経口アミノ酸製剤によるアミノ酸代謝の是正が基本

引用・参考文献
1）日本消化器病学会：NAFLD/NASH診療ガイドライン．南江堂，2014．
2）日本肝臓学会：NASH・NAFLDの診療ガイド．文光堂，2010．
3）日本肝臓学会：慢性肝炎・肝硬変の診療ガイド．文光堂，2013．
4）日本消化器病学会：肝硬変診療ガイドライン．南江堂，2009．
5）高後裕監：我が国における非B非C肝硬変の実態調査．響文社，2011．（日本肝臓学会ホームページに掲載：http://www.jsh.or.jp/doc/guidelines/kankouhen.pdf）

part 3 病態別 経腸栄養管理プラン

認知症

吉田 貞夫

認知症の現状

　超高齢社会の進行に伴い、わが国では認知症高齢者の増加が問題となっている。少し前の調査では、2040年の認知症高齢者数は385万人とされていたが、最近の朝田らの報告により、認知症高齢者は現時点ですでに462万人で、その予備軍ともいわれる軽度認知障害（MCI）と診断される高齢者も400万人にも達している[1]。

　このような認知症高齢者の急激な増加への対策は、国家全体としても急務で、政府は、2013年度にスタートした現行の「認知症施策推進5カ年計画（オレンジプラン）」に加えて、2014年11月には、省庁の枠組みを超え、政府全体で取り組む国家戦略として新たな認知症政策プランを策定することを表明している。認知症に対する取り組みは、これからの医療、介護、福祉において、きわめて重要な位置づけにあるといえる。

　認知症の症例では、食事に関する問題が見受けられることがしばしばある。Mitchellら[2]が、ボストン近郊の施設に入所中の重度の認知症高齢者で研究を行ったところ、経過を観察していくうち、摂食障害がみとめられた症例は85.8％にものぼった。このような背景から推測すると、おそらく、わが国でもすでに数百万人ほどの認知症高齢者が食事に関する問題をかかえ、それを医療・介護スタッフや、家族が必死に支えているのが現状と思われる。

　先ほどのMitchellらの研究[2]で、摂食障害がみとめられる症例は、みとめられない症例に比較して、有意に生存率が低いことが報告されている（図1）。認知症高齢者にとって、食べることは、生命と密接にかかわる重要な問題と考えられる。

　では、実際に食事がとれなくなった際、栄養摂取をどうすべきかは、現在各方面からの議論が行われているところである。経鼻胃管や胃瘻などから経腸栄養を行うべきなのか、経腸栄養を行わず末梢静脈栄養などを併用して見守るべきなのか、あるいは、栄養摂取のためのケアを差し控え、自然経過に任せて天寿を全うするのを見守るべきなのか、本人や家族の意思や価値観を尊重した倫理的な判断も必要となる。本書においても、各分野、

MCI
mild cognitive impairment
軽度認知障害

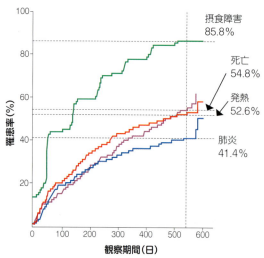

図1　認知症高齢者と摂食障害の関連
文献2）より一部改変

各職種の最前線で活躍されている先生方に、認知症高齢者などに対する胃瘻についての考え方を、「誌上シンポジウム」というかたちでご教示いただいた（7～18ページ参照）。

今後、認知症高齢者がさらに増加するに従い、急性期病棟などでも、肺炎などの疾患で入院した認知症高齢者が食事を食べてくれないといった問題がより頻繁にみられるようになると予想される。認知症患者では、食事を吐き出してしまう、口を開いてくれない、食事に時間がかかる、誤嚥性肺炎を繰り返してしまうなどといった問題にしばしば遭遇する[3)4)5)]。

それぞれの問題には、認知症のさまざまな病態が影響を与えている可能性が高い。認知症の原因疾患とその病態を理解し対応する必要がある。

また、食事がとれない原因を迅速かつ正確にアセスメントして対応しないと、改善しないまま1週間、2週間と経過し、その間にどんどん栄養状態が悪化してしまうといったことをまねきかねない[4)5)]。栄養状態の悪化は、嚥下機能のさらなる低下をまねき、認知症高齢者から食事を食べるという喜びを永遠に奪ってしまうことにつながる可能性もある。認知症のほとんどは徐々に進行する経過をとる。

したがって、栄養ケアの方針を考える際にも、症状がどのように進行していくのかを見通したプランニングが必要となる。

認知症のほとんどは徐々に進行する経過をとるため、症状の進行を見通した栄養ケアのプランニングが必要となる

認知症の病型と病態

認知症の原因となる疾患には、アルツハイマー型認知症、レビー小体型認知症、前頭側頭型認知症のほか、脳梗塞などの脳血管障害（脳血管性認

知症)、外傷、脳腫瘍、甲状腺機能低下症、正常圧水頭症など、さまざまなものが知られている。

❶アルツハイマー型認知症

　わが国の認知症の症例のおよそ6割がアルツハイマー型認知症であるといわれており[6]、認知症の原因疾患として、最も大きな位置を占めている。
　アルツハイマー型認知症の症例では、記憶の障害のほか、意欲、自発性の低下、失認、失行などがみとめられることが多い。
　経腸栄養を導入すべきかどうかを検討する前に、視覚や香りなどを活用したケアの工夫、食事動作の支援などを行い、経口摂取量が改善するかを見極める必要がある。また、失行がみとめられ、口を開けることが困難な場合には、食器を唇につけるなどの刺激で開口を促せることがある。視空間機能の障害により、食事の配膳や食器の色などを工夫しないと食事が摂取できない事例もある。注意力が低下している症例では、食事の際に静かで落ち着いた環境を調整することが重要である。

経腸栄養導入前のケアの工夫
①視覚や香りを活用する
②食事動作を支援する
③食器を唇につけるなどの刺激を与える
④配膳や食器の色を工夫する
⑤静かで落ち着いた環境を調整する

❷脳血管性認知症

　脳血管性認知症は、認知症全体のおよそ15％程度を占めるといわれている[6]。脳の障害部位によって、その症状は多彩だが、嚥下障害を伴うことも多く、誤嚥性肺炎のリスクに注意する必要がある。また、上肢の麻痺などによって、摂食機能に問題をかかえる症例も多い。食事を摂取できない原因が、嚥下障害や上肢の麻痺などである場合は、食事内容の調整、適切な食事介助などで経口摂取量が改善する場合もある。嚥下障害が重症だが、栄養状態の改善やリハビリテーションによって機能の改善が見込めるようであれば、経鼻胃管や「食べるための胃瘻」による経腸栄養を検討する余地があるかもしれない。
　脳血管性認知症の症例は、もともと、糖尿病、脂質異常症、高血圧症といった生活習慣病を背景としていることも少なくない。栄養ケアを行う際には、血糖管理、脂質異常の管理、血圧管理などにも配慮する必要がある。

注意点
脳血管性認知症は障害部位により症状は多彩だが、嚥下障害を伴うことが多いため、誤嚥性肺炎のリスクに注意する

❸レビー小体型認知症

　レビー小体型認知症は、認知症全体のおよそ10％程度を占めるといわれている[6]。パーキンソン病の症状を合併することが大きな特徴で、嚥下障害を伴うことも多い。
　幻視が摂食障害の原因となることがある。とくに、「食事に虫がたかっている」という幻視が原因で食事を摂取しない事例も少なくない。食後低血圧、重症の便秘といった自律神経症状がみられることがある。

❹前頭側頭型認知症

　前頭側頭型認知症は、認知症全体のおよそ10％程度を占めるといわれて

いる[6]。初老期の認知症では、その割合はさらに高く、30％程度に達するという報告もある。

人格変化、反社会的行為、常同行動などがみられることが特徴で、栄養ケアを行ううえでは、とくに偏食、過食、異食、盗食（他人の食事を食べてしまう）、詰め込みなどに注意が必要である。

> **注意点**
> 前頭側頭型認知症では、とくに偏食、過食、異食、盗食、詰め込みなどに注意する

認知症高齢者と経腸栄養

認知症高齢者が食事をとれなくなった場合、経鼻胃管や胃瘻などによる経腸栄養を行うべきかについては、否定的な意見も聞かれるのは事実である。

しかしながら、認知症高齢者であっても、経腸栄養によって十分なエネルギーや蛋白質などを摂取することによって、褥瘡などの合併症をより早期に改善させる可能性があるほか[7][8]、褥瘡のリスクの高い症例に経腸栄養を行うことによって、その発症を防止できたという報告もある[8]。また、認知症高齢者でも、経鼻胃管や胃瘻からの経腸栄養を行い、全身状態や、栄養状態が改善し、ADLも改善するとともに、サルコペニアによる嚥下障害も改善し、再び経口摂取が可能となる症例を経験することもある。胃瘻を造設したことで、栄養状態、意思疎通が改善し、表情が豊かになり、外出・外泊も可能となり、家族が胃瘻造設を決断してよかったと喜ぶような事例を経験することも少なくない。

では、どのような症例が胃瘻などによる経腸栄養を行うことによって経口摂取が可能となるのだろうか。

筆者は、かつて胃瘻造設後の58症例で、再び経口摂取が可能となった事例と、不可能だった事例についての検討を行った（**図2**）[9]。経口摂取が不可能だった群では、日常生活自立度でⅣ以上の症例の割合が有意に多かった。また、藤島による嚥下障害グレードでは、経口摂取が不可能だった群

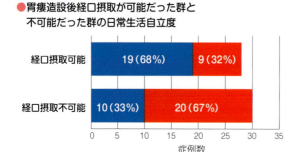
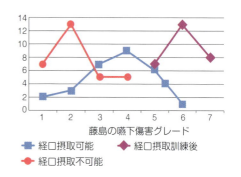

図2　認知症高齢者の経口摂取の可能性
文献9）より引用

はグレード2からグレード3の症例が多く、経口摂取が可能だった群は経口摂取訓練開始時よりグレード4からグレード5の症例が多かった。これらの症例に対して経口摂取訓練を行うと、最終的に2～3食の経口摂取が可能となった症例が多かった。

その後、PEGドクターズネットワークが2010年に行った全国調査[10]の結果も発表され、胃瘻造設時の日常生活自立度がⅡであった場合、胃瘻造設により35%において経口摂取機能が改善しているのに対して、日常生活自立度がⅢ/Ⅳであった場合、胃瘻造設により17%しか経口摂取機能が改善していないことがわかった。

これらの結果から、日常生活自立度や、経口摂取訓練開始時の嚥下機能は、胃瘻造設後の経口摂取の可否を推測する重要な指標と考えられる。日常生活自立度が維持されており、楽しみとしての少量の食物摂取が可能なレベルからであれば、胃瘻などからの経腸栄養を併用し、経口摂取訓練を続けることで、やがて1～3食の経口摂取が可能となることが予想される。

こうした胃瘻造設後の改善がみとめられる反面、米国の介護施設での報告[11]では、胃瘻を造設した認知症高齢者のほうが新たな褥瘡の発症リスクが2.27倍も高く、ステージⅡ以上の褥瘡を発症した場合も胃瘻を造設した群のほうが治癒しにくいという逆説的な結果が導き出された。これは、胃瘻造設を行うことによって、それ以上ADL改善のための離床やリハビリテーションなどを行わなくなり、寝たきりとなるリスクが高まり、褥瘡の発症や治癒の遷延につながったものと考えられる。胃瘻造設後のケアをどのように行っていくかがきわめて重要である。

引用・参考文献

1) 朝田隆ほか：都市部における認知症有病率と認知症の生活機能障害への対応．平成24年度厚生労働科学研究費補助金認知症対策総合研究事業，2013．
2) Mitchell SL, et al : The clinical course of advanced dementia. N Engl J Med, 361(16) : 1529-1538, 2009.
3) Kindell J（金子芳洋訳）：認知症と食べる障害——食の評価・食の実践．医歯薬出版，2005．
4) 吉田貞夫：認知症患者の栄養障害とそのアセスメント．臨床栄養別冊・ワンステップアップ栄養アセスメント応用編，p.83～91，医歯薬出版，2010．
5) 吉田貞夫編：認知症の人の摂食障害 最短トラブルシューティング——食べられる環境，食べられる食事がわかる．医歯薬出版，2014．
6) Meguro K, et al : Prevalence of dementia and dementing diseases in Japan ; the Tajiri project. Arch Neurol, 59(7) : 1109-1114, 2002.
7) Ohura T, et al : Evaluation of effects of nutrition intervention on healing of pressure ulcers and nutritional states (randomized controlled trial). Wound Repair Regen, 19(3) : 330-336, 2011.
8) Stratton RJ, et al : Enteral nutritional support in prevention and treatment of pressure ulcers ; a systematic review and meta-analysis. Ageing Res Rev, 4(3) : 422-450, 2005.
9) 吉田貞夫：認知症——栄養療法の介入の実際．よくわかる臨床栄養管理実践マニュアル（合田文則編），全日本病院出版会，2009．
10) PEGドクターズネットワーク：認知症患者の胃ろうガイドラインの作成——原疾患，重症度別の適応・不適応，見直し，中止に関する調査研究．調査研究事業報告書，2011．
11) Teno JM, et al : Feeding tubes and the prevention or healing of pressure ulcers. Arch Intern Med, 172 (9) : 697-701, 2012.

part 3 病態別 経腸栄養管理プラン

脳血管障害

西岡 心大

残存障害がその後の生活に大きく影響

脳血管障害は脳卒中（脳梗塞、脳出血、クモ膜下出血）に代表される脳血管の破綻や閉塞による疾患の総称である。脳卒中の死亡数[1]や罹患数[2]は年々減少しているが、命が助かったとしても残存障害はその後の生活に大きく影響する。とくに、口から食べる楽しみが奪われると生活の質を大きく落とす原因になる。

本稿では、脳卒中を中心として経腸栄養の適応、急性期および回復期における経腸栄養管理の実際、経口摂取の促進について述べたい。

脳血管障害における栄養障害とサルコペニア

脳卒中急性期における栄養障害の有病割合は6.1〜62%である[3]。脳卒中患者では疾患そのものによる侵襲、発症前からの慢性疾患や栄養不足の影響、発症後の栄養管理不足の影響などが栄養障害の原因となる[3]。また、低栄養を合併した脳卒中患者では死亡率が高く、機能的自立度や在宅復帰率が低い[4)5]。

Poelsらは、Stroke rehabilitation centreにおける入院患者の栄養障害について、入院時に32%、入院4週間後に2%で体重減少をみとめたことを報告している[6]。わが国の回復期リハビリ病棟における報告は少ないが、3つの回復期リハビリ病棟を有する当院のデータでは、脳卒中患者のおよそ4割が入院時に栄養障害をみとめた。また、回復期リハビリ病棟入院患者における栄養障害は日常生活動作（ADLs）の低下と関連している[7]。このことから、急性期、回復期双方において入院後早期から栄養サポートを行う必要性は高い。

近年、注目が集まっているサルコペニアは、加齢、疾患、栄養不足、活動量低下のいずれかに起因する筋量低下および筋力（または身体機能）低下をさす[8]。脳血管障害患者では高齢者が多く（加齢）、心不全、慢性呼吸不全、悪性腫瘍、誤嚥などによる慢性感染症を合併していたり（疾患）、病前から低栄養、または治療中の栄養管理が不十分だったり（栄養不足）、麻痺や廃

脳卒中患者の
栄養障害の主な原因
①疾患そのものによる侵襲
②発症前からの慢性疾患や栄養不足
③発症後の栄養管理不足

急性期・回復期ともに、入院後早期から栄養サポートを行うことが大切である

ADLs
Activities of Daily Living
日常生活動作

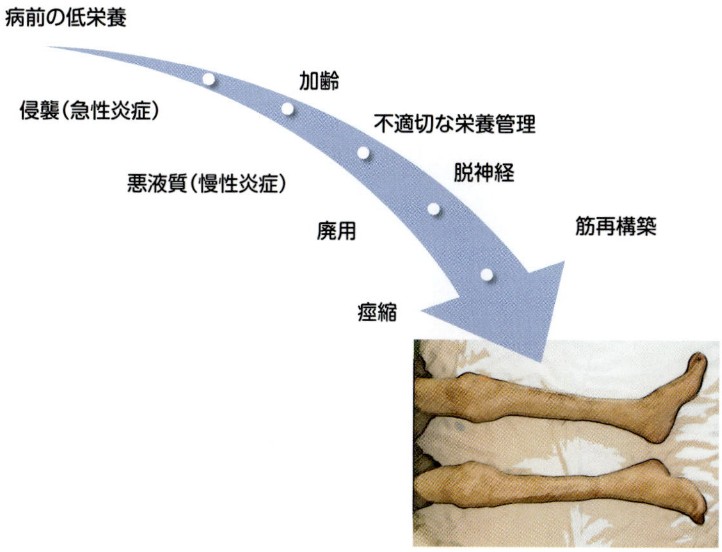

図1 脳血管障害における筋減少の原因

用（活動量低下）の影響で、サルコペニアを合併する例は少なくないと考えられる。しかし、脳卒中そのもので生じる麻痺など（図1）によっても筋量は減少するため、厳密にサルコペニアと判断することは難しい。

脳血管障害と摂食・嚥下障害

　脳血管障害は、球麻痺や仮性球麻痺に起因する摂食・嚥下障害を引き起こす。脳卒中後の嚥下障害の有病割合は、評価方法や障害部位により37〜74%とさまざまであるが[9]、6か月後には0.4%に減少する[10]。したがって、脳血管障害患者では現在の嚥下機能の評価とともに、今後の嚥下機能の予後予測や、嚥下機能の改善に合わせた経口摂取へのスムーズな移行が求められる。

　摂食嚥下障害が生じると、必要な栄養素を口から摂取できず栄養障害や脱水を引き起こす。嚥下障害のある患者はない患者と比べて栄養障害のリスクが約2.4倍高い[11]とされているほか、近年ではサルコペニアが嚥下関連筋に生じることによる嚥下障害"sarcopenic dysphagia"の概念[12]が提唱されている。しかし脳卒中患者では、麻痺による筋萎縮とサルコペニアの区別や、脳卒中自体による嚥下障害とサルコペニアによる嚥下障害を鑑別することは容易ではない。ただし、低栄養や全身のサルコペニアが明らかな患者には、経腸栄養を含めた栄養サポートを積極的に行うことが望ましい。

急性期における経腸栄養の適応と栄養ルート

　脳血管障害患者における栄養ルートは、消化管機能、嚥下機能、経口摂

Point
①現在の嚥下機能の評価
②今後の嚥下機能の予後予測
③嚥下機能の改善に合わせた経口摂取へのスムーズな移行
④低栄養や全身のサルコペニアが明らかな患者には栄養サポートを積極的に行う

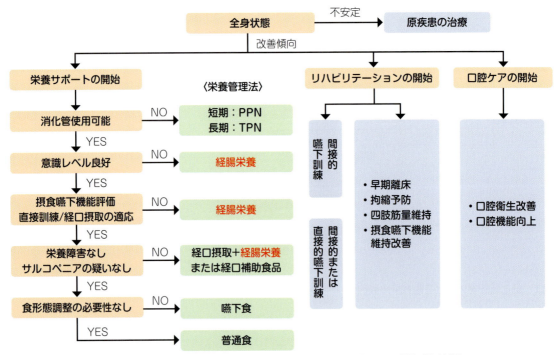

図2 脳血管障害における栄養ルートの選択とリハビリテーション・口腔ケアの併行(急性期)

取訓練の状況などにより考慮する(図2)。

❶適応

　急性期では、発症後または手術後早期から栄養サポートが可能で、ほとんどの症例で消化管を使用できる。全身状態が安定したら、言語聴覚士等が摂食嚥下機能評価を行い、栄養ルートを再検討する。

　脳卒中栄養管理に関する大規模研究「FOOD trial」によると、発症後7日以内に経腸栄養を開始した群では、発症後7日以降に開始した群と比較して死亡率が5.8%低く、死亡または重度障害のリスクが1.2%低下するという[13]。そのため、経口摂取が不十分または不可能な状態が5〜7日以上続くことが見込まれる場合は、経腸栄養の適応と考えてよい。

Point
経口摂取が5〜7日以上困難と見込まれる場合は、経腸栄養の適応と考える

❷栄養ルートの選択

　急性期における経腸栄養投与ルートの第一選択は経鼻胃管(NG)となる。NGは安価でアクセスが容易という利点がある。胃食道逆流などにより栄養剤の誤嚥をみとめる場合は、経鼻空腸栄養が次善の策となる。急性期での胃瘻に関しては、死亡リスクや機能的自立度低下リスクが高まる可能性があり、発症後30日以内の造設は好ましくない[13]。

　経腸栄養開始時は20〜50mL/時の速度で開始し、消化器症状を確認しながら投与量を増量させる。投与初期は経腸栄養ポンプを用いて24時間持続投与を行い、問題がなければ間欠投与へと切り替える。頭蓋内圧亢進、

NG
nasogastric
経鼻胃管

小脳病変、胃食道逆流など嘔吐のリスクが高い場合や、経腸栄養に起因する下痢をみとめる場合は、24時間持続投与を継続する場合もある。

また、急性期からの口腔ケアや摂食嚥下リハの実施は廃用予防および経口摂取への移行促進の観点から、発症後早期からの実施が推奨される[14) 15)]。

> **急性期における介入**
> ①経腸栄養投与ルートは経鼻胃管（栄養剤の誤嚥があれば経鼻空腸栄養）。胃瘻は発症後30日以降の造設が望ましい
> ②経腸栄養は20～50mL/時で開始し、しだいに増量する
> ③投与初期は24時間持続投与を行い、問題がなければ間欠投与へと切り替える
> ④口腔ケアや摂食嚥下リハは発症後早期から実施する

回復期における戦略的経腸栄養管理と経口摂取促進

❶戦略的経腸栄養管理

急性期病院の在院日数短縮により、脳卒中患者は発症後早い段階（1～3週間）で回復期リハビリ病棟に転院するようになってきている。回復期における経腸栄養は、単に経口摂取の代償的手段としてのみならず、積極的栄養管理により栄養状態の改善を通じ、心身機能改善をはかるという側面がある。

経口摂取が不十分な低栄養・サルコペニア患者には積極的に経腸栄養を行うべきであるが、一方で可及的速やかに経口摂取へ移行することが望ましい。

❷経口摂取訓練

回復期において経腸栄養ルートを選択する際は、摂食嚥下訓練の妨げにならないことがとくに重要である。摂食嚥下機能や栄養障害の有無などにより適切な投与ルートを選択する（図3）。

> **回復期における介入**
> ①可及的速やかに経口摂取へ移行する
> ②摂食嚥下訓練の妨げにならないよう経腸栄養ルートを選択する
> ③経口摂取訓練を行う場合、間欠的経口食道経管栄養法（IOE法）が有用である
> ④経口摂取促進のためには、全身管理下で摂食嚥下訓練を含めた多職種による集中的リハビリが重要

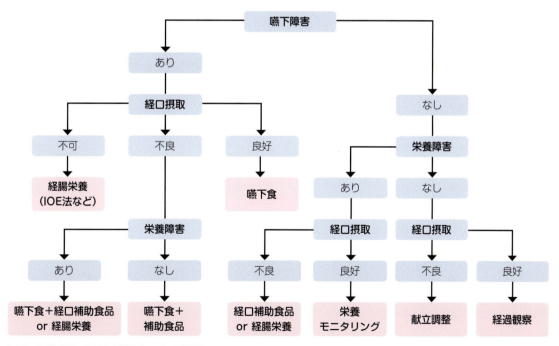

図3　回復期における栄養ルートの選択

経口摂取訓練を行う場合、間欠的経口食道経管栄養法（IOE法）が有用である[16]。投与速度は50mL/分程度まで早めることが可能だとされているが[16]、食道裂孔ヘルニア、胃切除後など栄養剤逆流のリスクがある場合は200mL/時以下程度に留め、チューブ先端を胃内に変更するとよい。経鼻胃管持続留置は高齢者において嚥下運動を阻害する可能性があり[17]、経口摂取訓練時には好ましくない。

IOE法
Intermittent Oro-Esophageal tube feeding
間欠的経口食道経管栄養法

❸経口摂取の促進

経口摂取促進のためには、栄養サポートとともに全身管理下で摂食嚥下訓練を含めた集中的リハビリを多職種で行うことが重要だと考える[18]。

経口摂取量の増加とともに経腸栄養は徐々に減量させる。経口摂取と経腸栄養からの投与栄養量の合計は、必要栄養量を下まわらないようにしたい。経腸栄養投与時間はリハビリ実施時間と重ならないよう配慮する。投与時間はより短いほうが好まれるが、下痢、嘔吐、胃食道逆流の有無について注意深いモニタリングが求められる。

以下、リハビリを考慮した回復期リハビリ病棟における脳卒中患者の経腸栄養プランについて、事例をもとに紹介する。

Point
回復期リハビリ病棟における脳卒中患者の経腸栄養プランは、リハビリを考慮して立案する

事例1　歩行自立を目指す栄養状態良好な脳梗塞患者

患者：70代、男性
身長165cm、体重55kg（BMI 20.2kg/m²）、通常時体重57kg（1か月前）AC24cm、TSF8mm（JARD2001中央値比）、AMC21.0cm（同90%）、CC=31.5cm

既往歴：心房細動

入院時ADL：車椅子全介助

機能予後：杖歩行、3食経口摂取

基礎代謝量：1,100kcal

必要水分量：1,600〜1,900mL

急性期での栄養管理：1kcal/1mL栄養剤400mL×3、追加水分300mL×3

リハ単位数：PT3単位、OT3単位、ST3単位（合計3時間）

藤島の摂食嚥下Lv：レベル3（ごく少量の食物を用いた訓練を行っている）

経腸栄養プランのポイント

①体重減少の原因

通常時と比較して体重が3.5%減少しているので、どの構成成分が減少し

ているのかを推測する。前医での投与エネルギーは基礎代謝量をやや上まわっており、栄養不足の可能性は高くない。

体組成の変化はその原因により異なり、侵襲や悪液質は筋量と脂肪が同じ割合で減少し、栄養不足は主に脂肪が減少する。安静による廃用、麻痺は主に筋量が減少する。とくに病前に筋肉質の方（肉体労働や運動習慣のあった人など）であれば、筋量減少が顕著である。

前医での水分投与量は妥当で、利尿薬投与や水分排泄量の増加（著明な発汗、下痢、発熱）がなければ脱水の可能性は低い。したがって、本ケースは軽度の栄養不足と侵襲、廃用が重複して脂肪、筋量双方の減少により生じた体重減少と考える。

②経腸栄養プラン

現体重はBMI標準域内なので、体重は最低維持できればよい。最終的に歩行可能になると予測しているため筋量維持〜増加を目指したい。

起居・移乗レベルの訓練から開始する場合、当院では活動係数を1.2〜1.3程度に設定する。侵襲因子は1.0でよい。蛋白質必要量は腎機能障害、肝不全がなければ1.0〜1.5g/kgの範囲で設定する。必要栄養量は1,320〜1,430kcal、蛋白質55g以上とし、3食経腸栄養＋ゼリーを用いた直接的嚥下訓練のプランとした（**表1**）。

Point

BMIが標準域で、最終的に歩行可能だと予測される場合は、筋量維持または増加を目標として経腸栄養プランを立案する

表1　事例1の経腸栄養プラン

STEP	経腸栄養	経口摂取	合計	リハ内容（例）
STEP 1	水　(400)×3(毎) テルミール2.0α® 　(300)×1(朝) 　(200)×2(昼夕)	エンゲリードミニ®×1	1,400kcal 蛋白質50g 水分1,690mL	口腔衛生改善 口腔機能向上 直接的嚥下訓練 起居・移乗・立位
STEP 2	水　(400)×2(朝夕) アイソカル2K® 　(300)×2(朝夕)	昼のみ嚥下食4* （400kcal、蛋白質18g相当）	1,600kcal** 蛋白質54g 水分1,690mL	口腔衛生改善 口腔機能向上 ×-接的嚥下訓練 歩行練習（平行棒内）
STEP 3	OFF	毎食嚥下食4* （1,630kcal、蛋白質55g相当に調整）	1,630kcal 蛋白質55g 水分1,690mL	口腔衛生改善 口腔機能向上 歩行練習（病棟内） ADL訓練
STEP 4	OFF	軟菜食	1,800kcal*** 蛋白質60g	口腔衛生改善 口腔機能向上 歩行練習（病棟内・屋外） ADL訓練

＊日本摂食嚥下リハ学会嚥下食基準2013コード4相当
＊＊活動量が増加するため提供エネルギーを増加（活動係数1.4相当）
＊＊＊活動量が増加するため提供エネルギーを増加（活動係数1.5相当）

事例2 低栄養および低Na血症を呈する脳出血患者

患者：80代、女性
身長145cm、体重30kg（BMI 14.3kg/m²）、通常時体重35kg（2か月前）AC14.9cm、TSF6mm（JARD2001中央値比49%）、AMC13.0cm（同65%）、CC=22cm

既往歴：高血圧症、誤嚥性肺炎、低ナトリウム血症

入院時ADL：車椅子全介助

機能予後：車椅子～介助歩行、3食経口摂取

基礎代謝量：1,000kcal

必要水分量：1,000～1,250mL

急性期での栄養管理：1kcal/1mLの栄養剤100mL×3、維持輸液（3号液）500mL×2

前医からの情報：前医で脳性塩類喪失症候群が疑われ、NaCl 6g/日の処方あり。誤嚥性肺炎を繰り返し、そのつど絶食・抗菌薬投与を実施されていた

リハ単位数：PT3単位、OT2単位、ST4単位（合計3時間）

藤島の摂食嚥下Lv：レベル2（ごく少量の食物を用いた訓練を行っている）

経腸栄養プランのポイント

①栄養障害の原因

通常時体重がBMI＜18.5kg/m²で、かつ14.3%/2か月の体重減少もみとめるため、重度栄養障害である。

前医での投与エネルギーは300～500kcal程度で基礎代謝量の50％に満たない。誤嚥性肺炎発症後に徐々に栄養投与量をアップし、必要投与量を投与するプランに到達する前に転院してこられた可能性がある。侵襲と飢餓による栄養障害と考える。

②経腸栄養プラン

体重増加を目的とした栄養サポートが必要である。筋刺激となるような負荷の大きい運動は難しく、月1回は身体計測や生体インピーダンス法（BIA法）などで体組成を評価して、体脂肪の過剰蓄積（例：BIA法での体脂肪率が男性25%、女性30%以上）をみとめるようであれば栄養投与量を見直す。

本ケースでは起居移乗レベルの練習から開始するため、活動係数は1.1～1.2程度に設定した。前医での投与エネルギーが少ない場合はリフィーディング症候群のリスクを考慮する。必要栄養量の50％程度（500kcal）から開始し、1週間かけて必要量に増加させる。

Point
BMIが標準以下の場合は、体重増加を目的として経腸栄養プランを立案する。目標栄養量に到達したら、体重の推移を評価して投与栄養量を再検討する

表2　事例2の経腸栄養プラン

STEP	静脈栄養	経腸摂取	合計	リハ内容(例)
STEP 1	ビーフリード (500)×1 ソルデム3A (500)×1	リカバリーSOY® 　(100)×3(毎) 　※1時間かけて投与 NaCl 　2.5g×3(毎) 　※1shotで投与	596kcal 蛋白質28.5g 水分1,255mL NaCl10.5g	口腔衛生改善 口腔機能向上 間接的嚥下訓練 起居・移乗
STEP 2	ビーフリード (500)×1	OS-1® 　(150)×3(毎) 　※10分で投与後15分休憩 アイソカル2K® 　(100)×3(毎) 　※1時間かけて投与 NaCl 　2.0g×3(毎)※1shotで投与	855kcal 蛋白質33g 水分1,160mL NaCl10.2g	口腔衛生改善 口腔機能向上 間接的嚥下訓練 起居・移乗
STEP 3	OFF	OS-1® 　(300)×3(毎) 　※10分で投与後15分休憩 アイソカル2K® 　(150)×3(毎) 　※1時間かけて投与 NaCl 　1.5g×3(毎)	990kcal 蛋白質27g 水分1,215mL NaCl9.9g	口腔衛生改善 口腔機能向上 直接的嚥下訓練(氷片) 起居・移乗・立位
STEP4	OFF	OS-1® 　(250)×3(毎) 　※10分で投与後15分休憩 アイソカル2K® 　(200)×3(毎) 　※1時間かけて投与 NaCl 　1.5g×3(毎)	1275kcal 蛋白質36g 水分1,170mL NaCl10.3g	口腔衛生改善 口腔機能向上 直接的嚥下訓練(とろみ茶) 起居・移乗・立位

　目標量に到達したら、体重増加分を加味した栄養量(5kg/5か月増加：230kcal/日付加)への変更を検討する。蛋白質必要量はケース1と同様1.0～1.5g/kgの範囲で設定する。必要栄養量は1,300～1,400kcal、蛋白質35～50gとする。

　低ナトリウム血症は原因により治療が異なるが、本ケースは脳性塩類喪失症候群と診断されており、ナトリウム付加が必要となる。投与塩分量は、前医での総投与量をもとに主治医の治療方針を確認しつつ設定する。ここでは10g/日とした。経腸栄養を徐々に増加する間、投与塩分量は常に一定になるよう留意する(**表2**)。

　当面の目標栄養量に到達したら、体重の推移を評価して投与栄養量を再検討する。**表2**に示したステップ以降は、経口摂取の状況によりケース1と同様に経腸栄養投与内容を調整する。

> ### 全人的視点による栄養サポート

　脳血管障害における経腸栄養管理の基礎と、とくに回復期を中心とした実践例を概説した。

　経腸栄養はよりよい生活を送るための手段の1つである。「経腸栄養か否か」ではなく、「患者・家族が望む生活は何か、栄養療法はそのために貢献できるか、貢献できるとしたらどのような方法が最適か」という全人的視点で栄養サポートを行うことが望まれる。

引用・参考文献

1) 厚生労働省：平成25年人口動態統計（確定数）の概況．
http://www.mhlw.go.jp/toukei/saikin/hw/jinkou/kakutei13/dl/10_h6.pdf より2014年9月21日検索
2) 厚生労働省：平成23年（2011）患者調査の概況．
http://www.mhlw.go.jp/toukei/saikin/hw/kanja/11/dl/04.pdf より2014年9月21日検索
3) Foley NC, et al : Which reported estimate of the prevalence of malnutrition after stroke is valid? Stroke, 40 : 66-74, 2009.
4) FOOD Trial Collaboration : Poor nutritional status on admission predicts poor outcomes after stroke: observational data from the FOOD trial. Stroke, 34 (6) : 1450-1456, 2003.
5) Gariballa SE, et al : Influence of nutritional status on clinical outcome after acute stroke. Am J Clin Nutr, 68 : 275-281, 1998.
6) Poels BJJ, et al : Malnutrition, eating difficulties and feeding dependence in a stroke rehabilitation centre. Disabil Rehabil, 28 (10) : 637-643, 2006.
7) 高山仁子ほか：回復期リハ病棟における栄養状態とFIMの関連性――回復期リハ病棟協会栄養委員施設調査．静脈経腸栄養，28（1）：307，2013．
8) Cruz-Jentoft AJ, et al : Sarcopenia: European consensus on definition and diagnosis ; Report of the European Working Group on Sarcopenia in Older People. Age Ageing, 39(4) : 412-23, 2010.
9) Martino R, et al : Dysphagia after stroke ; Incidence, diagnosis, and pulmonary complications. Stroke, 36 : 2756-2763, 2005.
10) Barer DH : The natural history and functional consequences of dysphagia after hemispheric stroke. J Neurol Neurosurg Psychiatry, 52(2) : 236-241, 1989.
11) Foley NC, et al : A review of the relationship between dysphagia and malnutrition following stroke. J Rehabil Med, 41 (9) : 707-713, 2009.
12) Wakabayashi H : Presbyphagia and sarcopenic dysphagia:association between aging, sarcopenia, and deglutition disorders. J Frailty Aging, 3 (2) : 97-103, 2014.
13) Dennis M, et al : Evaluating feeding policies in patients admitted to hospital with a recent stroke. Health Technology Assessment, 10(2) : 1-136, 2006.
14) 小山珠美ほか：脳卒中急性期から始める早期経口摂取獲得を目指した摂食・嚥下リハビリテーションプログラムの効果．日本摂食嚥下リハビリテーション学会誌，16（1）：20～31，2012．
15) Takahata H, et al : Early intervention to promote oral feeding in patients with intracerebral hemorrhage ; a retrospective cohort study. BMC Neurol, 11(1) : 6, 2011.
16) Nakajima M, et al : Intermittent oro-esophageal tube feeding in acute stroke patients ; a pilot study. Acta Neurol Scand, 113 (1) : 36-39, 2006.
17) Pryor LN, et al : Impact of nasogastric tubes on swallowing physiology in older, healthy subjects ; A randomized controlled crossover trial. Clinical Nutrition, 2014. [Epub ahead of print]
18) 栗原正紀：多職種協働で取り組む"口のリハビリテーション"．The Quintessence，32（1）：32～33，2013．

part 3 病態別 経腸栄養管理プラン

褥瘡

大村 健二

褥瘡は原因が複雑で壊死組織を有し、難治性である。また、褥瘡の予防と治療には各種臓器の機能不全の治療を含む全身管理が必要である。このような褥瘡の特殊性から日本褥瘡学会理事会は、一部で使用されていた「褥創」ではなく「褥瘡」の呼称が適切であると判断した[1]。

褥瘡の治療と予防に必要な全身管理の中心にあるのは、栄養管理であると考えてよい。

創傷治癒阻害因子と褥瘡

褥瘡も生体に発生した創であるから、他の創と同様に創傷治癒の過程をたどって治癒していく。しかし、褥瘡症例には局所的、全身性のさまざまな治癒阻害因子が存在し、それらの多くは褥瘡の発生にも関与している。褥瘡の治療は、それら治癒阻害因子を除去する行為である。

Point
創傷治癒阻害因子の多くは、褥瘡の発生にも関与している

❶全身性の創傷治癒阻害因子(表1)[2]

全身性の創傷治癒阻害因子には、代謝・栄養に関係するものが多い。また、抗がん薬や糖尿病、肝硬変などは外因性、内因性に蛋白代謝を障害する。

表1 全身性の創傷治癒阻害因子

Ⅰ．栄養素の欠乏 　1．エネルギー、窒素源の不足 　2．微量栄養素の不足 　　・ビタミン欠乏(C、A、B群など) 　　・微量元素欠乏(亜鉛、鉄、銅など)	Ⅳ．組織修復力の低下 　1．抗がん薬 　2．放射線照射 　3．糖尿病 　4．尿毒症
Ⅱ．酸素や栄養素の供給障害、利用障害 　1．貧血 　2．低温 　3．低酸素 　4．血行障害 　5．糖尿病	Ⅴ．複合的代謝障害 　1．肝硬変 　2．閉塞性黄疸 　3．重度熱傷 　4．多発外傷 　5．高度侵襲手術 　6．がん悪液質 　7．加齢
Ⅲ．感染除去能の低下 　1．白血球減少症 　2．ステロイドの使用 　3．糖尿病	

文献2)より引用

重度外傷や多発外傷では、炎症性サイトカインの分泌亢進から蛋白代謝は大きく異化に傾く。

全身性の創傷治癒阻害因子の解消・排除には、栄養管理による代謝の改善が主役を務める。

❷局所的創傷治癒阻害因子(表2)[2]

局所的創傷治癒阻害因子には、褥瘡の誘因となるものが多く含まれる[3]。体位に起因する同一部位の圧迫とshear stress(ずれ応力)が褥瘡を誘発することは広くみとめられている。また、挫滅組織や感染の存在はいずれも褥瘡を遷延させる主因である。褥瘡の治療では、局所的にこれらを取り除くことが肝要である。

褥瘡の好発部位である仙骨部皮下に分布する動脈は、内腸骨動脈由来である。内腸骨動脈は大動脈から分かれた左右の総腸骨動脈の分枝であり、そこから外側仙骨動脈が分かれて仙骨前面を下降する。その左右の外側仙骨動脈から分かれた枝は前仙骨孔から仙骨管内部に入り、後仙骨孔を抜けて仙骨構面へ出る。そこで固有背筋に分枝を与えてから、筋を貫いて皮下に到達する[4]。

したがって、総腸骨動脈の血流が閉塞性動脈硬化症(ASO)によって減少している場合、仙骨部皮膚の血流も障害される。長い距離を歩行できない褥瘡症例には、ASOの典型的な症状である間欠性跛行を自覚する機会がない。足趾の虚血性の変化や安静時疼痛などを認める場合には、内腸骨動脈の狭窄、あるいは閉塞によって仙骨部皮膚の血流が障害されている可能性がある。褥瘡を治癒に導くために血行再建術(血栓内膜摘除術)を考慮すべき症例もあると考えられる。

ASO
arteriosclerosis obliterans
閉塞性動脈硬化症

間欠性跛行(かんけつせいはこう)
しばらく歩くと足に痛みやしびれを生じ、少し休むとまた歩けるようになる症状

表2 局所的創傷治癒阻害因子

Ⅰ. 循環障害	Ⅲ. 異物、壊死組織
1. 手術手技によるもの 　・細かすぎる結紮 　・強すぎる結紮 　・緊張の掛かった縫合 2. 術後の処置に起因するもの 　・うっ血や虚血をきたす包帯 3. 疾患に起因するもの 　・動脈の閉塞による虚血 　・静脈の閉塞によるうっ血 　・放射線照射による血管傷害 4. 体位に起因するもの 　・同一部位の圧迫 5. 身体の部位に起因するもの 　・下腿	挫滅創 不良肉芽
	Ⅳ. 感染
	Ⅴ. 創部の組織損傷
	1. 化学的損傷 　・刺激性消毒薬 　・ステロイド軟膏 　・抗菌薬軟膏 2. 物理的損傷 　・放射線照射 　・乾燥 　・冷却 　・圧迫 　・shear stress(ずれ応力) 　・非愛護的(粗暴な)操作 　・嘔吐や咳で創部にかかる緊張
Ⅱ. 死腔	
組織・臓器の欠損 血腫・液体の貯留	

文献2)より引用

❸褥瘡の治療と創傷治癒阻害因子(図1)

褥瘡の治療の本質は、局所的および全身性の創傷治癒阻害因子の除去であるといってよい。

①局所的創傷治癒阻害因子の除去

褥瘡治療の1階建て部分といえるのが、局所的な創傷治癒阻害因子の除去である。①局所に加わる圧力やずれ力をコントロールするための体圧分散、②感染を伴う壊死組織を切除するデブリドマン、③感染に対する外科的処置であるドレナージ、などがこれにあたる。従来から行われてきた褥瘡に対する治療の多くがここに属する。また、これら局所的な処置は褥瘡の治療に必要欠くべからざるものである。

②全身性創傷治癒阻害因子の除去

褥瘡治療の2階建て部分は、全身性創傷治癒阻害因子の除去・解消である。栄養管理はここに入る。褥瘡の治療における栄養管理の重要性は、最近の知見から確固たるものになった。しかし、20世紀まではさまざまな意見があったことも確かである。「体重の増加による体圧の増加は褥瘡の治癒の妨げになる」と懸念する意見もあった。栄養療法を施行しなくても褥瘡を治癒に導くことができるのも事実である。しかし、後に述べるように、体重の適切な増加をもたらす栄養管理が褥瘡の治癒を促進させることが明らかになった。

③特定の栄養素の投与

3階建て部分は、褥瘡の治癒促進を企図した特定の栄養素投与である。個々の栄養素としては亜鉛、ビタミンC、アルギニン(Arg)、コラーゲンなどが有望である(後述)。この部分の治療に関する質の高いエビデンスは現在までにほとんどない。今後に期待される。

Point
①局所的な創傷治癒阻害因子の除去(体圧分散、デブリドマン、ドレナージ)は、褥瘡治療に必須である
②全身性の創傷治癒阻害因子の除去・解消(栄養療法、糖尿病コントロール)は、褥瘡治癒を促進させる
③特定の栄養素の投与も有望である

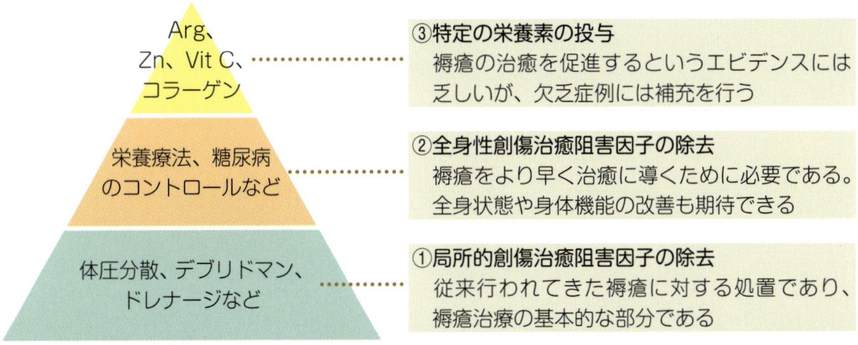

Arg、Zn、Vit C、コラーゲン — ③特定の栄養素の投与
褥瘡の治癒を促進するというエビデンスには乏しいが、欠乏症例には補充を行う

栄養療法、糖尿病のコントロールなど — ②全身性創傷治癒阻害因子の除去
褥瘡をより早く治癒に導くために必要である。全身状態や身体機能の改善も期待できる

体圧分散、デブリドマン、ドレナージなど — ①局所的創傷治癒阻害因子の除去
従来行われてきた褥瘡に対する処置であり、褥瘡治療の基本的な部分である

図1 褥瘡治療の階層

褥瘡の治療における栄養管理の理論的背景

❶褥瘡の栄養管理のエビデンス

　褥瘡の発生に低栄養が関与していることは、褥瘡発生のリスクアセスメント・スケールをみても明白である。しかし、この領域の無作為化比較試験（RCT）の遂行が困難なこともあり、褥瘡治療における栄養管理の意義を示すエビデンスはほとんど皆無であった[5]。

　Ohuraらは、経管栄養を施行されているステージⅢおよびⅣの褥瘡症例60例を対象としたRCTを施行した[6]。対照群（n=30）では、試験開始前と同じエネルギー量の経腸栄養剤の投与を継続した。一方、介入群（n=30）にはHarris-Benedictの式によって算出した基礎エネルギー消費量に活動係数1.1と傷害係数1.3〜1.5を乗じたエネルギー量の経腸栄養剤を投与した。両群の実験期間中の投与栄養量を表3に示す。実験期間中には、介入群で有意に良好な褥瘡サイズの縮小がみられた（図2）。また、対照群では体重の変化がなかったのに対して、介入群では12週間で平均1.43kgの体重増加をみとめた。さらに、腹囲や腸骨棘上皮下脂肪厚、大腿囲も、12週間の介入により有意な高値を示した（図3）[7]。

表3　各群の総エネルギー投与量および蛋白質投与量

	対照群	介入群
総エネルギー投与量	1,092.1±161.8kcal/日 29.1±4.9kcal/kg/日	1,383.7±165.6kcal/日 37.9±6.5kcal/kg/日
総エネルギー投与量/BEE比	1.2	1.5
蛋白質投与量	46.4±7.7g/日 1.24±0.22g/kg/日	58.6±5.8g/日 1.62±0.30g/kg/日
非蛋白カロリー/窒素比	122	120

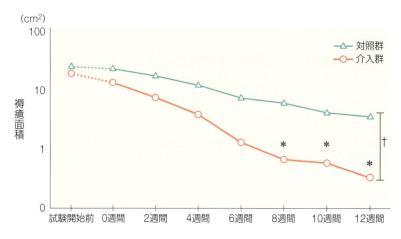

図2　栄養学的介入の褥瘡治癒促進効果

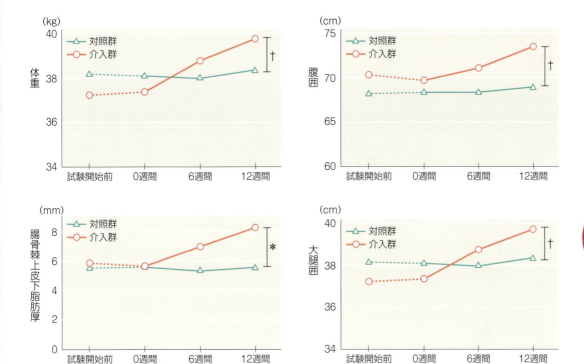

図3　身体計測値の推移

　以上より、「褥瘡の治癒促進を目的とした栄養管理では、体重が穏やかに増加する程度の栄養投与量が適している」と考えられた。また、介入群の総エネルギー投与量38kcal/kg/日、蛋白質投与量1.6g/kg/日は、栄養の投与を制限する必要がある合併疾患を有さない褥瘡症例に対する栄養投与量の基本と考えてよいと思われる。

❷特定の栄養素による褥瘡の治癒促進

　亜鉛やビタミンC、アルギニンには、それぞれ創治癒促進効果があると考えられている。しかし、それぞれの単独投与では、褥瘡治癒促進効果を証明する結果は得られていない[5]。これら三者を同時に投与した場合にのみ、褥瘡治癒促進効果があると報告されている。しかし、論文中でも述べられているようにサンプルサイズが合計28例と小さいことが問題である[8]。
　コラーゲンは、その構造内に難消化性のペプチド結合を有している。そのため、消化酵素の作用を受けてもプロリン（Pro）-ヒドロキシプロリン（Hyp）、Hyp-グリシン（Gly）といったジペプチドが消化を受けずに残る。それらのジペプチドは、血中へ移行することが明らかになっている[9]。また、in vitroとin vivoの双方で、コラーゲン由来のジペプチドが線維芽細胞におけるヒアルロン酸の合成や創の治癒、血管新生などを促すことが判明している[10][11]。コラーゲンペプチドを豊富に含む栄養補助食品が市販されており、褥瘡治療におけるその有用性の検証が待たれる。

Point
①体重が穏やかに増加する程度の栄養投与量が適している
②栄養投与量の基本は、総エネルギー38kcal/kg/日、蛋白質1.6g/kg/日

in vitro
試験管や培養器などのなかで、ヒトや動物の組織を用いて、体内と同様の環境を人工的につくり、薬物などの反応を検出する試験

in vivo
マウスなどの実験動物を用い、生体内に直接被験物質を投与し、生体内や細胞内での薬物などの反応を検出する試験

胃瘻が造設され仙骨部に褥瘡を形成した パーキンソン病患者

患者：78歳、男性
既往歴：パーキンソン病、慢性閉塞性肺疾患
現病歴：パーキンソン病で胃瘻が造設され、胃瘻栄養が開始された。自宅で1,000kcal/日の栄養剤を投与されていたが、半年ほどで明らかに体が細くなった。仙骨部に褥瘡を形成し、加療目的で入院となった。
栄養歴：胃瘻が造設されてからは、体重の変化をみて1,000〜1,200kcal/日の高濃度流動食が投与されていた。しかし、6か月前に1,200kcal/日から1,000kcal/日に変更されて以来、体重が測定されていなかった。
入院時現症：体重40kg、身長は測定不能。皮下脂肪の減少が著明であり、慢性の低栄養状態と考えられた。また、仙骨部の褥瘡はDESIGN-Rで合計36点であった。
入院時血液検査所見：WBC 6,100/μL、RBC 297×10⁴/μL、Hb 10.8g/dL、Htc 32%、Plt 31.8×10^4/μL、TP 6.2g/dL、Alb 2.9g/dL、ASL 36U/L、ALT 18U/L、BUN 17.4mg/dL、Cr 0.4mg/dL、Na 139mEq/L、K 4.9mEq/L、Cl 104mEq/L、CRP 2.35mg/dL

入院後の経過

　入院後の栄養管理計画は、褥瘡を可及的早期に治癒に導き、再び自宅で療養することをゴールとした。

　自宅で投与されていた高濃度流動食250mL 4缶（1,000kcal）には、蛋白質35.2g、脂肪35.2g、炭水化物137.2gが含まれていた。また、総エネルギー投与量は25kcal/kg/日、蛋白質投与量は0.9g/kg/日であった。

　褥瘡の早期治癒を企図し、蛋白質をやや強化した高濃度流動食200mL 7パック（2パック—3パック—2パック、合計1,400kcal）の投与を目標とした。これには蛋白質70g、脂肪30.8g、炭水化物239gが含まれている。総エネルギー投与量は35kcal/kg/日、蛋白質投与量は1.75g/kg/日となり、褥瘡の治癒促進を期待できる栄養投与量にほぼ合致する。

　上記の高濃度流動食の投与が問題なく行われ、褥瘡は治癒に向かった。

引用・参考文献
1) 大浦武彦：本邦における褥瘡の現状と問題点．日本褥瘡学会誌，1：201～214，1999．
2) 大村健二：褥瘡と栄養障害．栄養管理でみるみる治る褥瘡治療のコツ（大村健二編），p.30～32，南江堂，2012．
3) 飯坂真司ほか：褥瘡の予防とケア．栄養管理でみるみる治る褥瘡治療のコツ（大村健二編），p.67～79，南江堂，2012．
4) 佐藤達夫．褥瘡ができやすい部位（仙骨部）の肉眼解剖．栄養管理でみるみる治る褥瘡治療のコツ（大村健二編），p.6～12，南江堂，2012．
5) Cereda E, et al : Disease-specific, versus standard, nutritional support for the treatment of pressure ulcers in institutionalized older adults ; a randomized controlled trial. J Am Geriatr Soc, 57 : 1395-1402, 2009.
6) Ohura T, et al : Evaluation of effects of nutrition intervention on healing of pressure ulcers and nutritional states (randomized controlled trial). Wound Repair Regen, 19 : 330-336, 2011.
7) 厚生労働科学研究成果データベース．
http://mhlw-grants.niph.go.jp/niph/search/NIDD02.do?resrchNum=200921010A
8) Cereda E, et al : Disease-specific, versus standard, nutritional support for the treatment of pressure ulcers in institutionalized older adults ; a randomized controlled trial. J Am Geriatr Soc, 57 : 1395-1402, 2009.
9) Ishikawa S, et al : Hydroxyproline-containing dipeptide and tripeptides quantified at high concentration in human blood after oral administration of gelatin hydrolysate. Int J Food Sci Nutr, 61 : 52-60, 2010.
10) Ohara H, et al : Collagen-derived dipeptide, proline-hydroxyproline, stimulates cell proliferation and hyaluronic acid synthesis in cultured human dermal fibroblasts. J Dermatol, 37 : 330-338, 2010.
11) Zhang Z, et al : Oral administration of marine collagen peptides from Chum Salmon skin enhances cutaneous wound healing and angiogenesis in rats. J Sci Food Agric, 91 : 2173-2179, 2011.

part 3 病態別 経腸栄養管理プラン

悪性腫瘍

荒金 英樹

　悪性腫瘍による栄養障害は、①消化管の通過障害や化学療法による副作用、抑うつなどによる食欲不振から起きる栄養摂取の不足による"飢餓"と、②悪性腫瘍によって引き起こされる複合的な代謝障害である"カヘキシア"（Cachexia、悪液質）という2つの要因で引き起こされる。

　本稿では、悪性腫瘍により引き起こされるカヘキシアを概説し、栄養素、経腸栄養のルートについて考察する。

悪性腫瘍による栄養障害——カヘキシア

❶カヘキシアの定義

　カヘキシアは悪性腫瘍だけではなく種々の慢性消耗性疾患により引き起こされる栄養代謝障害であり、ギリシア語でkako's（悪い）とhe'xis（コンディション）を語源とし、その病態は古くから知られている。

　2006年にワシントンで開催されたコンセンサスミーティングで、カヘキシアを「背景疾患により引き起こされる複合的な代謝症候群であり、筋肉の減少を主体とし、脂肪の減少の有無は問わないことを特徴とする」と定義し、飢餓とは異なる病態とされた[1]。2011年には、EPACとESPENが共同で主催するEPCRCにより悪性腫瘍によるカヘキシアについて、前述の定義に「通常の栄養サポートでは改善は困難、進行性に機能的悪化をきたし、食事摂取の低下と代謝異常による負のエネルギー、蛋白バランスを引き起こす病態」と付記された[2]。

　わが国では一般的に、カヘキシアをあらゆる疾患の終末期の病態としてとらえているのに対し、欧米の定義は背景疾患により早期から引き起こされる栄養代謝障害とし、終末期像としてはとらえていない点が注目される。

❷カヘキシアの臨床病期

　欧米では、カヘキシアをがんの罹患時より発生する栄養代謝障害ととらえ、原疾患の治療のためにもカヘキシアに対する早期からの介入が強く推奨されている[2]。カヘキシアが栄養摂取不足による飢餓と異なり、なかでも骨格筋を障害する病態であることから、原疾患の治療に加え、栄養療

EPAC
European Association for Palliative Care
欧州緩和ケア学会

ESPEN
European Society for Clinical Nutrition and Metabolism
欧州静脈経腸栄養学会

EPCRC
European Palliative Care Research Collaborative
欧州緩和ケア共同研究

前カヘキシア Pre-cachxia	カヘキシア Cachexia	不応性カヘキシア Refractory cachexia
・体重減少≦5% ・食欲不振 ・代謝変化の発生	・体重減少≧5%またはBMI<20 　かつ体重減少＞2% ・サルコペニアに体重減少＞2% ・食事摂取量の低下に全身性の炎症反応	・カヘキシア診断基準を満たす異化亢進状態 ・抗がん治療に抵抗 ・Performance statusの低下 ・予後予測3か月未満 ・人工栄養が適さない

図1　カヘキシアの病期分類
文献2)より改変

法、リハビリテーションの併用など多面的な介入が必要とされている。また、先述のEPCRCはカヘキシアを、①Pre-cachexia（前カヘキシア）、②Cachexia（カヘキシア）、③Refractory cachexia（不応性カヘキシア）の3期に分類している（図1）。

ここでは各病期での病態、栄養療法の考え方を紹介する。

①Pre-cachexia：前カヘキシア

カヘキシアの前段階の病期であり、食欲不振が発生した時点で体重の減少の有無は問わない時期とし、早期介入の理念をいっそう明確にしている。こうした代謝異常が軽度な段階から栄養状態への配慮を提唱しているが、骨格筋は減少しているにもかかわらず、脂肪量の増加により体重が維持される「サルコペニア型肥満」に注意する必要があり、体組成への注意とリハビリテーションなどの多面的な介入が必要とされ[3]、こうした介入はカヘキシアへの進行を遅らせ、原疾患の治療効果を上げることが期待されている[4]。

②Cachexia：カヘキシア

この時期では体重の減少に加え、異化亢進が進み、血液生化学検査上の異常、身体症状も出現してくる。原疾患の治療が困難な場合、カヘキシアに対する介入は栄養療法、薬物療法単独での効果はいっそう難しく、リハビリテーションをはじめ、心理療法、社会的なサポートなどの多職種による多面的な介入が求められる。なかでも根治が困難な進行がんのような病態では、続くRefractory cachexia（不応性カヘキシア）に注意した慎重なモニタリングが必要である。

③Refractory cachexia：不応性カヘキシア

がんカヘキシアの終末期像に相当し、「治療抵抗性で高度に進行または急速に増大するがんにより、体重減少の回復が不可能と思われる病態」と定義され[2]、いわゆる「ギアチェンジ」の時期に相当する。その診断基準には議論が多いが、日常診療には非常に重要な概念である。とくに経管栄養や

原疾患の治療に加え、栄養療法、リハビリテーションの併用など多面的な介入が必要とされている

前カヘキシアへの介入
①「サルコペニア型肥満」に注意する
②体組成への注意とリハビリテーションなど多面的に介入する

カヘキシアへの介入
①リハビリテーション、心理療法、社会的サポートなど、多職種によって多面的に介入する
②根治が困難な病態では、不応性カヘキシアに注意し慎重にモニタリングする

不応性カヘキシアへの介入
①身体症状（過栄養、過水分による胸水、腹水、全身の浮腫）の出現に十分に注意する
②症状コントロールにより、患者・家族のQOLに配慮してサポートする

経静脈栄養を利用した人工栄養の選択には過栄養、過水分による胸水、腹水、全身の浮腫といった身体症状の出現に十分に注意をする必要があり[5]、積極的な栄養療法から症状のコントロールへと介入の目的をシフトさせ、患者、その家族のQOLを十分に配慮したサポートが必要とされる。

悪性腫瘍と栄養

腫瘍細胞の増殖は正常細胞に比べて著しく速いため、in vitroの検討では人工栄養により腫瘍細胞の増殖が促進するとの報告もあり[6]、積極的な栄養投与は患者の予後を悪化させるのではという懸念がある。しかし、がん患者の栄養障害の原因は多様で、抑うつや薬物の副作用、口内炎や味覚障害による食欲低下などカヘキシア以外の要因による栄養障害も多く[7]、こうした患者への介入は、治療の維持、継続を支え、QOLを改善することが数多く報告されている[8)9)10]。

このように、がん細胞の増殖の可能性だけでがん患者の栄養療法の是非を論ずることは適切ではないが、こうした栄養療法もその効果と限界、危険性を十分に理解し、介入の目的を明確にしたうえで、功罪のバランスを熟慮して決定していく必要がある[7]。

in vitro
試験管や培養器などのなかで、ヒトや動物の組織を用いて、体内と同様の環境を人工的につくり、薬物の反応を検出する試験

Point
栄養療法の効果と限界、危険性を考慮し、介入目的を明確にしたうえで、功罪のバランスを熟慮して決定する

❶エネルギー投与量

悪性腫瘍患者でのエネルギー代謝は膵がんや肺がんでは亢進しているとの報告がある一方、大腸がんでは変化が少なかったなど、悪性腫瘍の種類により多様である[11)12]。また、多くの場合、病状の進行に伴って代謝が亢進する傾向と報告されているが[13]、臨床の現場で患者の安静時エネルギー消費量(REE)を測定することは難しく、欧州静脈経腸栄養学会(ESPEN)でのガイドラインでは総エネルギー消費量(TEE)を歩行可能患者では30〜35kcal/kg/日、寝たきり患者では20〜25kcal/kg/日と設定し、その後の栄養状態に応じて適宜、増減させるとしている[14]。

❷アミノ酸投与量

カヘキシアの病態では骨格筋の異化亢進がみられるが、1.5g/kg/日を超えた高用量の蛋白質、アミノ酸投与を行っても、この骨格筋の減少を抑制することはなく[15]、腎機能に応じた健人と同じ投与量が推奨されている[16]。しかし、前カヘキシアの患者、カヘキシア以外の二次的な要因での栄養障害を起こしている患者では、筋肉量、筋力の維持のために十分なカロリー投与に加え、高用量のアミノ酸投与、リハビリテーションを含めた多面な介入は検討されるべきである。

REE
resting energy expenditure
安静時エネルギー消費量

ESPEN
The European Society for Clinical Nutrition and Metabolism
欧州静脈経腸栄養学会

TEE
total energy expenditure
総エネルギー消費量

❸各種栄養素について

悪性腫瘍への効果が期待されている代表的な栄養素として、エイコサ

ペンタエン酸（EPA）があげられる。カヘキシアによる骨格筋の異化亢進、体重減少をEPAが抑制させるとして、プロシュア®（アボット）などの栄養剤の有効性が報告されている[17]。しかし、多くのメタ解析でEPAの栄養改善に関する単独の効果は証明されず[18]、がんカヘキシアの症状緩和を目的とした検討でも、その有意差はみとめられなかった[19]。現時点ではレヴュー、ガイドラインの多くで悪性腫瘍に対するEPAの効果は不明とされている[16)20)]が、この背景には、これまでの検討が前カヘキシアから不応性カヘキシアまで多様な病期の患者を対象にしていたため、EPAの効果を不明瞭にしている可能性がある。今後は対象患者を疾患別に病期を絞り、栄養カウンセリングやリハビリテーションとの併用[21]などによりEPAの効果は再評価される必要がある。

EPA
eicosapentaenoic acid
エイコサペンタエン酸

前カヘキシア、カヘキシアにおける経腸栄養

❶周術期での経腸栄養

①術前

頭頸部がん、上部消化管のがんでは、経口摂取が制限されることにより飢餓に近い栄養障害が発生しやすい。また、他のがん腫でも栄養障害を有する患者では、栄養状態が良好な患者に比べ術後合併症の発生率および死亡率が上昇することが知られ[22]、可能であれば術前に2週間程度、経腸栄養を実施することは比較的高いエビデンスレベルで推奨されている[23]。

アルギニン、グルタミン、n3系脂肪酸、核酸などを含む免疫賦活経腸栄養剤（IED）が感染症を含めた術後の合併症を軽減、入院期間の短縮などの効果がメタ解析の結果から報告されている[24)25)]。しかし、欧米の報告では対照群の合併症発生率がわが国と比べて著しく高率であり、胃がん、大腸がんの手術など合併症の少ないわが国の現状で、同様の効果が得られるか疑問があるとの指摘もある[26]。

②術後

頭頸部がん、食道がん、膵頭部がんなどの中～高度侵襲の手術後、十分な経口栄養が一定期間難しい症例では胃瘻または腸瘻などを留置することが多い。こうした経腸栄養の開始時期については、術後24時間以内に開始される早期経腸栄養の有用性の報告が多く[27]、各種ガイドラインでも推奨されている[28]。

術前に積極的に推奨されているIEDは、重症患者なかでも敗血症ではその効果は否定的であり[29]、これはアルギニンの炎症促進作用によるものと推察されている。そこでn3系脂肪酸に抗酸化作用を期待したポリフェノール、ビタミンC、E、亜鉛やセレンなどの微量元素に食物繊維などの免疫栄養素（immunonutrients）を含有した新たなIED（アノム®、大塚製薬工場）がわが国で上梓され、周術期の抗酸化ストレスの軽減が期待されている[30]。

Point
可能であれば術前に2週間程度、経腸栄養を実施する

IED
immune enhanced nutrition
免疫賦活経腸栄養剤

Point
術後24時間以内に開始される早期経腸栄養の有用性の報告が多く、各種ガイドラインでも推奨されている

周術期の腸瘻の場合、成分栄養剤を推奨する報告もあるが[31)32)]、エビデンスレベルの高い研究は乏しく、現時点では通常の半消化態の栄養剤が推奨される[16)]。投与量については、早期から過量の栄養剤の投与は下痢や腹痛などから実施は難しく、炎症反応の低下、臨床経過をみながら徐々に増量させるのが現実的な投与方法と考える。

❷化学療法、放射線治療中の患者での経腸栄養

化学療法、放射線治療中の患者はカヘキシアによる栄養障害に加え、治療に伴う副作用から栄養摂取不足による栄養障害も発症することが多い。栄養障害を有する患者では治療関連の合併症も多く、治療効果も低下すると報告されている[33)]。化学療法や放射線治療中の患者への管理栄養士による介入の効果は高く評価されており、体重だけではなくQOLも維持され、その効果は長く続くとされている[34)]。こうした結果は栄養剤の処方だけではなく、患者および家族への教育効果の重要性を示唆していると考えられる。しかし、こうした患者への栄養投与は経口摂取が一般的に推奨され、経腸栄養を選択することは経口摂取が制限される頭頸部がんや食道がんなどに限られる。

①栄養素

化学療法、放射線治療中の患者では、口内炎を発症しやすくグルタミンがその発生を低下させることが報告されている[35)]。しかし、有効性が示された投与量は20～30g/日と高用量であり、わが国で上梓されているグルタミン高含有の代表的な栄養剤でも、グルタミンの含有量はエレンタール®(味の素製薬)1.9g/300kcal/袋、GFO®(大塚製薬工場)3.0g/36kcal/袋、アバンド®(アボット)7g/79kcal/袋であり、グルタミンの粘膜障害抑制効果を期待した実際の投与には注意が必要である。

一方、がん予防の点から注目されているビタミンCやEなどに代表される抗酸化物質は、抗酸化物質がもつ酸化物質からの細胞障害の防御作用が放射線や抗がん薬の作用を減弱する可能性が指摘されている[36)]。一方ではこうした抗酸化物質が放射線や抗がん薬による正常細胞の損傷を最小限にし、副作用を軽減する可能性も指摘されるなど[37)]、抗酸化物質が患者にとって全体として有益であるかは不明であり、2008年のアメリカがん協会のガイドラインでは放射線、化学療法中の患者への抗酸化物質の使用は推奨されていない[38)]。同ガイドラインではそのほかにも多くの栄養素について言及しているが、がん予防効果が期待されている栄養素もがん治療中の患者へ効果は不明であり、患者への説明でも特別なサプリメントは避けるよう記している[39)]。

②注意すべき合併症

化学療法、放射線療法実施時には、治療に伴う合併症に配慮した経腸栄養の実施が求められる。化学療法実施時には下痢や悪心・嘔吐などの消化器症状を引き起こしやすく、経腸栄養はそうした副作用を増強する可能性

注意点
化学療法、放射線治療中の患者への経腸栄養は、経口摂取が制限される頭頸部がんや食道がんなどに限られる

Point
がん予防効果が期待される栄養素の効果は、がん治療中の患者では不明である

があり、そうした消化器症状が著明なときには経腸栄養に固執することなく、静脈輸液も検討する必要がある[40]。また、発熱性好中球減少症（FN）の場合では経静脈栄養でのカテーテル関連血流敗血症（CRBSI）のリスクは高く、経腸栄養が好ましいとされるが、経腸栄養による感染性腸炎、偽膜性腸炎などのリスクを考慮し、経腸栄養でも感染に対する十分な配慮が必要である。

FN
febrile neutropenia
発熱性好中球減少症

CRBSI
catheter related blood stream infection
カテーテル関連血流敗血症

事例　腫瘍の浸潤により挙上空腸での通過障害を発症した胃がん患者

患者：74歳、男性
現病歴：胃がんにより胃全摘術施行。5年後、腹腔内再発から抗がん薬治療が開始されるが、化学療法実施2年後、腫瘍の浸潤により挙上空腸での通過障害を発症する。通過障害は挙上空腸の1か所であることから、狭窄部に金属消化管ステント（EMS）を留置した。

EMS
expandable metallic stent
金属消化管ステント

EMS留置後の経過

　EMS留置3か月後、腫瘍の増大によるEMSの屈曲・閉塞から再び通過障害をきたした。減圧目的に経食道的胃管挿入術（PTEG）実施、食道内にイレウス管を留置した。
　後日、食道瘻経由で経鼻内視鏡補助下でガイドワイヤーのEMS屈曲部の通過に成功し（図2）、16Fr W-EDチューブ®（コヴィディエン）に入れ替えた。W-EDチューブは1本のチューブで2つの管腔を持っている。一方の管腔の先端は狭窄部を越え栄養剤の投与を行い、もう一方は先端から70cm手前のドレナージ用の側孔に通じ、狭窄部口側に貯留した内容物をドレナージ、限定的ながら経口からの水分摂取は可能となった（図3）。

PTEG
percutaneous trans-esophageal gastro-tubing
経食道的胃管挿入術

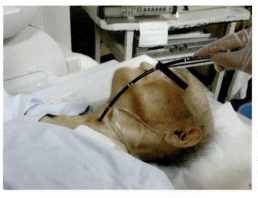

経鼻内視鏡を利用したPTEGチューブの挿入。造設した食道瘻より経鼻内視鏡を挿入、狭窄部を通過させ、ガイドワイヤーを挿入した

図2　経食道的胃管挿入術（PTEG）

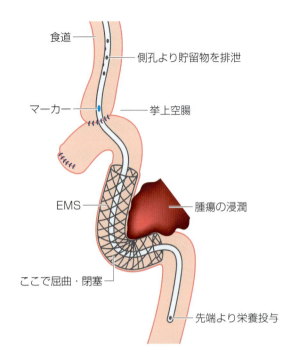

図3 W-EDチューブの留置

W-EDチューブ留置のシェーマ。挙上空腸に浸潤した腫瘍がEMS内に浸潤、屈曲により通過障害を起こす。W-EDチューブ先端は狭窄部を越え、経腸栄養を施行。狭窄部手前にドレナージ用の側孔がくるように調整し、通過障害による症状をコントロールしながら、経腸栄養を行った

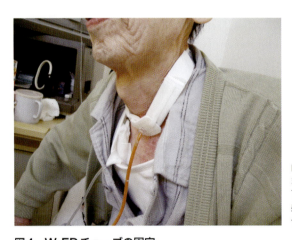

図4 W-EDチューブの固定

PTEGでは病態に応じてさまざまなチューブの利用が可能。当院では頸部の違和感を最小限にするため、自作の固定具を作成している

　PTEGにより在宅経管栄養（HEN）が開始され、栄養剤は半消化態栄養剤を1,200kcal/日で投与、少量ながら経口でお酒を味わい、経腸栄養ルートからもお酒を投与され、ほろ酔いも楽しまれていた。W-EDチューブの固定も当院独自で工夫し、頸部の違和感を減少させ、外出等もしやすいようにした（図4）。
　病状の進行とともに全身の浮腫が出現してきたため、徐々に経腸栄養の量を減少させながら、7か月間の在宅療養をご家族とともに楽しまれた。

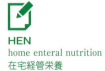

HEN
home enteral nutrition
在宅経管栄養

緩和ケアにおける経腸栄養

　がん終末期患者の栄養投与の中心は経口摂取であるが、補助的な人工栄養の役割は限定的ながらも症例に応じて経静脈栄養、経腸栄養も検討されるべきである。病態に応じた経腸栄養は患者のQOLを支える有用な手段となる。

　提示した症例のように、栄養サポートにより終末期の患者でもQOLが著しく向上する症例もあり、NSTはさまざまな技術を患者のニーズ、QOLを十分に考慮検討し選択することが求められる。しかし、栄養療法もがん患者の終末期では限界があることも十分に認識し、漫然と実施することで浮腫や腹痛などで患者のQOLが下がることは厳に戒めるべきである。

> **注意点**
> 栄養療法を漫然と実施し、浮腫や腹痛などによって患者のQOLを下げてはならない

引用・参考文献

1） Evans WJ, et al：Cachexia；a new definition. Clin Nutr, 27：793-799, 2008.
2） Fearon K, et al：Definition and classification of cancer cachexia；an international consensus. Lancet Oncol, 12：489-495, 2011.
3） Prado CM, et al：Prevalence and clinical implications of sarcopenic obesity in patients with solid tumours of the respiratory and gastrointestinal tracts；a population-based study. Lancet Oncol, 9：629-635, 2008.
4） Fearon KC：The 2011 ESPEN Arvid Wretlind lecture；cancer cachexia；the potential impact of translational research on patient-focused outcomes. Clinical nutrition, 31：577-582, 2012.
5） 日本緩和医療学会：終末期がん患者の輸液療法に関するガイドライン．2013．
6） Bozzetti F, et al：Nutritional support and tumour growth in humans；a narrative review of the literature. Clin Nutr, 28：226-230, 2009.
7） 荒金英樹ほか：悪液質とサルコペニア——リハビリテーション栄養アプローチ．医歯薬出版，2014．
8） Bosaeus I：Nutritional support in multimodal therapy for cancer cachexia. Support Care Cancer, 16：447-451, 2008.
9） Mantovani G, et al：Cancer cachexia；medical management. Support Care Cancer, 18：1-9, 2010.
10） Santarpia L, at al：Nutritional screening and early treatment of malnutrition in cancer patients. J Cachex Sarcopenia Muscle, 2：27-35, 2011.
11） Knox LS, et al：Energy expenditure in malnourished cancer patients. Ann Surg, 197：152-162, 1983.
12） Dempsey DT, et al：Energy expenditure in malnourished gastrointestinal cancer patients. Cancer, 53：1265-1273, 1984.
13） Cao DX, et al：Resting energy expenditure and body composition in patients with newly detected cancer. Clin Nutr, 29：72-77, 2010.
14） Arends J, et al：ESPEN Guidelines on Enteral Nutrition；Non-surgical oncology. Clinical nutrition, 25：245-259, 2006.
15） Holm E, et al：Substrate balances across colonic carcinomas in humans. Cancer Res, 55：1373-1378, 1995.
16） 日本静脈経腸栄養学会：静脈経腸栄養ガイドライン．第3版，照林社，2013．
17） Fearon KC, et al：Effect of a protein and energy dense N-3 fatty acid enriched oral supplement on loss of weight and lean tissue in cancer cachexia；a randomised double blind trial. Gut, 52：1479-1486, 2003.
18） Murphy RA, et al：Influence of eicosapentaenoic acid supplementation on lean body mass in cancer cachexia. Br J Cancer, 105：1469-1473, 2011.
19） Dewey A, et al：Eicosapentaenoic acid (EPA, an omega-3 fatty acid from fish oils) for the treatment of cancer cachexia. Cochrane Database Syst Rev, 24 (1)：CD004597, 2007.

20) EPCRC : Clinical practice guidelines on cancer cachexia in advanced cancer patients with a focus on refractory cachexia 2011 ; Available from : file:///C:/Users/Hideki/Downloads/epcrc_cachexia_guideline_web.pdf.
21) Penna F, et al : Combined approach to counteract experimental cancer cachexia ; eicosapentaenoic acid and training exercise. J Cachex Sarcopenia Muscle, 2 : 95-104, 2011.
22) Bozzetti F, et al : Postoperative complications in gastrointestinal cancer patients ; the joint role of the nutritional status and the nutritional support. Clin Nutr, 26 : 698-709, 2007.
23) Ashley C, et al : Evidence base for specialized nutrition support. Nutr Rev, 58 : 282-289, 2000.
24) Gianotti L, et al : A randomized controlled trial of preoperative oral supplementation with a specialized diet in patients with gastrointestinal cancer. Gastroenterology, 122 : 1763-1770, 2002.
25) Heyland DK, et al : Should immunonutrition become routine in critically ill patients? A systematic review of the evidence. Jama, 286 : 944-953, 2001.
26) 鍋谷圭宏：侵襲期栄養管理のトピックス——Immunonutritionの実際．静脈経腸栄養，22：289-296，2007．
27) Lewis SJ, et al : Early enteral nutrition within 24 h of intestinal surgery versus later commencement of feeding: a systematic review and meta-analysis. J Gastrointest Surg, 13 : 569-575, 2009.
28) Braga M, et al : ESPEN Guidelines on Parenteral Nutrition ; surgery. Clin Nutr, 28 : 378-386, 2009.
29) Heyland DK, et al : Canadian clinical practice guidelines for nutrition support in mechanically ventilated, critically ill adult patients. JPEN J Parenter Enteral Nutr, 27 : 355-373, 2003.
30) 藤瀬暢ほか：抗酸化栄養素を強化した流動食における抗手術侵襲ならびに抗酸化作用の検討．機能性食品と薬理栄養，3：53-63，2005．
31) 佐藤弘：がん治療患者に対する栄養療法-治療完遂をめざした新しい栄養支持療法——切除可能胸部食道癌に対する手術療法を中心とした集学的治療における成分栄養剤を使用した栄養管理．外科と代謝・栄養，46：135-139，2012．
32) 海道利ほか：肝・胆・膵外科における感染症に対する治療戦略——生体肝移植術後sepsis発症における周術期栄養管理の重要性．日本外科感染症学会雑誌，8：27-33，2011．
33) Andreyev HJ, et al : Why do patients with weight loss have a worse outcome when undergoing chemotherapy for gastrointestinal malignancies? Eur J Cancer, 34 : 503-509, 1998.
34) Isenring EA, et al : Nutrition intervention is beneficial in oncology outpatients receiving radiotherapy to the gastrointestinal or head and neck area. Br J Cancer, 91 : 447-452, 2004.
35) Savarese DM, et al : Prevention of chemotherapy and radiation toxicity with glutamine. Cancer Treat Rev, 29 : 501-513, 2003.
36) Lawenda BD, et al : Should supplemental antioxidant administration be avoided during chemotherapy and radiation therapy? J Natl Cancer Inst, 100 : 773-783, 2008.
37) Block KI, et al : Impact of antioxidant supplementation on chemotherapeutic toxicity ; a systematic review of the evidence from randomized controlled trials. Int J Cancer, 123 : 1227-1239, 2008.
38) Rock CL, et al : Nutrition and physical activity guidelines for cancer survivors. CA Cancer J Clin, 62 : 243-274, 2012.
39) Nutrition and physical activity guidelines for cancer survivors. CA Cancer J Clin, 62 : 275-276, 2012.
40) Bozzetti F, et al : ESPEN Guidelines on Parenteral Nutrition ; non-surgical oncology. Clin Nutr, 28 : 445-454, 2009.

part 3 病態別 経腸栄養管理プラン

水分制限が必要な疾患
心不全 / 腎不全 / SIADH

下田 靜

体液バランスと体内水分の適正補給

　栄養管理の効果が十分に発揮されるためには、体液バランスが維持されている必要がある。臨床現場では、全身管理の基本はすべての病態において体液バランスを正常化することであり、体液バランスが正常化することで、栄養療法、手術、薬物療法、放射線療法の威力が発揮されるといわれている[1]。

　今回改定される日本人の食事摂取基準（2015版）において、各種栄養素の摂取基準に加え、はじめて「水」に関する記載が〈参考〉として掲載されている。その冒頭には、「水は全ての生命にとって不可欠の物質であり、かつ、単独の物質としてはヒトの身体で最大の構成要素である」と記されており、水が栄養素の1つとして明記されている[2]。

　水分と電解質の分泌・吸収について図1に示す。ヒトは水分を口から摂取すると腸で体内に吸収し、体内に入った水分は血液の一部となり、血液（水分）は血管を通って腸から心臓に運ばれる。心臓から全身に向けて送り出された血液の4分の1は腎臓を通り、腎臓では血液から尿をつくるが、身体にとって必要でない余分な水分を尿として体外へ排出するといった代謝の過程を経ている。

　体内水分の適正補給は重要であり、体内水分の10％を喪失すると機能障害が出現し、20％が失われると生命維持が不可能となる[3]。したがって、水分の管理は非常に重要であり、とくに経口摂取を困難とする経腸栄養管理下の症例においては、エネルギーの確保と水分摂取量のバランスをどうプランニングするかが、患者の予後を左右する大きな要因となってくる。

　心不全、腎不全、抗利尿ホルモン不適合分泌症候群（SIADH）など、経腸栄養管理下において水分制限を必要とする症例は少なくない。病態を理解したうえで適切に対応することが、治療において不可欠である。

経腸栄養を行う場合、エネルギーの確保と水分摂取量のプランニングが患者の予後を左右する

ADH
antidiuretic hormone
抗利尿ホルモン

SIADH
syndrome of inappropriate secretion of ADH
ADH不適合分泌症候群

水分必要量の算出について

　水分の出納について表1に示す。

●水分の分泌
通常、食事中に含まれる水分量は1.5〜2.0L/日である。それに唾液や消化液、腸液などが加わって小腸に流れ込む水分量は8L/日に及ぶ。小腸では通常6L/日の水分が電解質とともに再吸収される。小腸の水分再吸収能は10L/日以上におよぶと考えられており、回腸末端にまで到達する水分量は1.5〜2.0L/日程度である。

●水分の吸収
大腸で吸収される水分量は1.9L/日程度と考えられており、最終的に便として排出される水分量は0.1〜0.2L/日である。大腸の水分吸収能は最大で4〜5L/日と考えられているが、それ以上の水分が回腸末端から流れてくると、水分を再吸収しきれずに下痢が起きる。

●電解質の分泌・吸収
電解質は、小腸ではナトリウム、クロール、カリウムが吸収されて、炭酸が分泌される。また、大腸でもナトリウム、クロールが吸収されて、カリウムと炭酸が分泌される。生体のカリウムバランスに応じて分泌・吸収が調整されている。

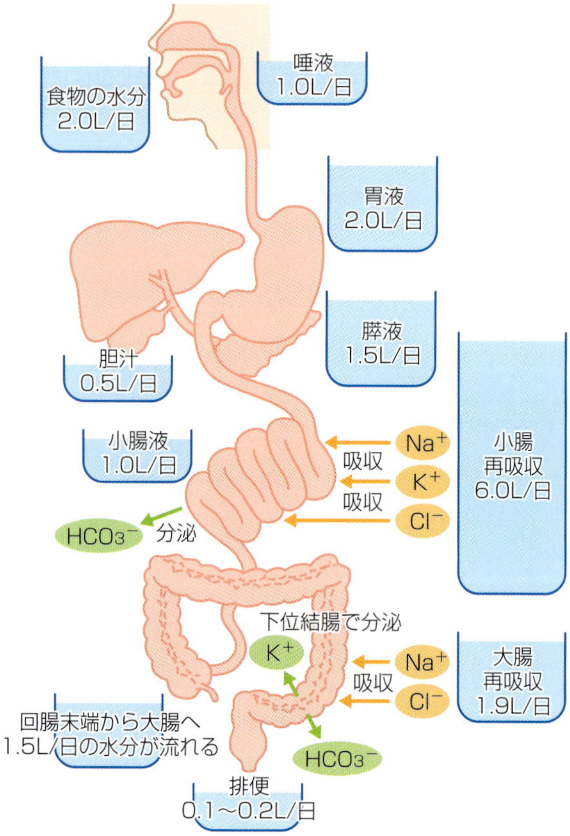

図1 水分と電解質の分泌・吸収
文献12)より引用

表1 水分の出納

摂取量		排泄量	
食事*1		尿*2	
代謝水*3		不感蒸泄	15mL/体重(kg)*4
・糖質	0.55mL/g		
・蛋白質	0.41mL/g		
・脂質	1.07mL/g	排液*5	
飲水*2		便	100mL/日

＊1：実測量。通常食では800mL程度の水を含む
＊2：実測量
＊3：代謝水の簡易算定式5mL×体重(kg)
＊4：体温36.5℃以上では200mL×(体温−36.5℃)をプラスする
＊5：嘔吐，下痢，出血，ドレーンからの実測量

文献3)より引用

　通常、水分の必要量は排泄量と同量と考えられる。排泄される水分としては尿と便が大部分であり、それに不感蒸泄が加わる。腎機能が正常であれば尿量は水分量に応じて調整され、水分投与量は一般的に体重あたり30〜40mL/日(平均32mL)と算出され推奨されている[4]。
　このほかに、必要エネルギー量を求めて1mL×エネルギー(kcal/日)として水分必要量を算出する方法や、1,500mL×体表面積(m^2)として算出する方法もある。病態に応じて加減することが重要であり、必要エネルギー

量から算出する際には、投与エネルギー量が少なければ水分量の不足をまねくことになるので注意が必要である。

　経腸栄養剤の場合、輸液と異なり、100mL中に100mLの水分が含まれているわけではない。通常全体の70〜85％程度の水分が含有されており、経腸栄養剤の濃度が高くなるに従って水分含有量は減少する[4]。水分投与量を算出する際には、まず水分必要量を計算し、使用する栄養剤の投与エネルギー量に対する含有水分量を引き、不足分を付加水分として添加する必要がある。必要水分量の決定は、体重や病態によって異なることを認識し、厳重なモニタリングを行って調整することが重要である。

> **経腸栄養剤の場合の水分投与量**
> ①水分必要量を計算する
> ②経腸栄養剤の投与エネルギー量に対する含有水分量を引く
> ③不足分を付加水分として添加する

心不全

❶病態と水分制限

　心臓は規則的に収縮と拡張を繰り返し、全身の臓器や組織に血液を送る重要な機能を担っている。さまざまな原因により心臓のポンプとしての機能が低下し、臓器や組織への血液循環が障害され、この状態で水分を過剰摂取すると、必然的に体内の血液量が増える。全身の血液量が増えると心臓が全身に送り出す血液量も増えるために、ポンプ機能の低下した心臓の場合、さばくことのできなくなった血液（水分）が全身に溜まる。その結果として、基礎心疾患の種類にかかわらず、呼吸困難や浮腫といった病態を呈する。

　このような心拍出量低下に伴うさまざまな臨床所見を含む症候群を、うっ血性心不全と呼ぶ[5]。うっ血性心不全においては、脱水に気をつけながら、水分の摂取を制限することが必要となる。経口摂取の場合は食塩摂取の制限が優先され、症状が中等症程度であれば厳しい水分制限は不要とされているが、経腸栄養管理下においても重症例で希釈製の低ナトリウム血症がある場合には、1日1,000〜1,200mL程度までに制限する必要がある。

> **うっ血性心不全患者の水分制限**
> ①経口摂取の場合：食塩摂取の制限が優先される。症状が中等症程度であれば厳しい水分制限は不要
> ②経腸栄養の場合：重症例で希釈製の低ナトリウム血症がある場合には、1日500〜100mLの制限が必要

❷具体的な経腸栄養管理方法

　栄養剤を選択するうえでは、水分制限をしながら必要なエネルギーを確保することが必要である。慢性心不全患者の約1割が低栄養状態に陥っていると考えられ、患者の病態と重症度を考慮した栄養管理を早期から施行することが重要である[6)7]。心不全を改善させるためには十分なエネルギー量が必要であり、エネルギー量の不足は心不全をさらに悪化させる。これをカルディアック・カヘキシア（心臓悪液質）という。

　図2にカルディアック・カヘキシアにおける低栄養の発症機序を示す。この状態を防ぐためには、第一選択として経腸栄養を実施し、高濃度の栄養剤（1.5〜2.0kcal/mL）を使用することが、全身状態を管理するうえでポイントとなる。発熱や呼吸状態の悪化などの症状がみとめられるときは、代

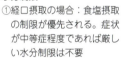

注意点
慢性心不全患者のエネルギー不足は、心不全をさらに悪化させる（心臓カヘキシー）

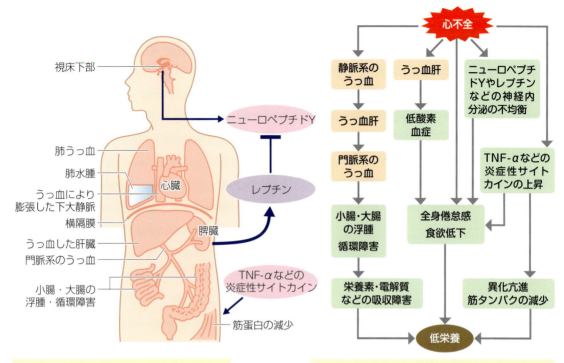

図2　カルディアック・カヘキシア（心臓悪液質）における低栄養の発症機序

von Haehling S, et al : Nutrition, metabolism, and the complex pathophysiology of cachexia in chronic heart failure. Cardiovasc Res, 73(2) : 298-309, 2007.
文献6)より引用

謝ストレスが増加していると考えられ、随時必要エネルギー量や蛋白質量を検討する必要がある。現在、高濃度栄養剤には液状タイプと半固形化タイプがあり、栄養剤の投与経路や、水分制限の程度によって検討する。

各メーカーより発売されている高濃度タイプの栄養剤の多くは脂肪含有量を高く設定しているが、重症心不全の病態においては、病態そのものが腸管血流量を減少させ、脂肪の吸収障害などの腸管機能低下を引き起こすことが示されている[7]。成分や組成に関して推奨するエビデンスはないが、消化管機能が低下している場合は、成分栄養剤や消化態栄養剤を選択することも有効である。また、腸管機能や循環動態不安定な症例では、静脈栄養を中心とした栄養療法を行うことも必要である。

① 消化管機能が低下している場合は、成分栄養剤や消化態栄養剤を選択する
② 腸管機能や循環動態不安定な場合は、静脈栄養の検討も必要である

腎不全

❶病態と水分制限

心臓から大動脈には1分間に約5Lの血液が送り出され、体重の200分の1以下の重さである腎臓には約1L（体内の血液の約5分の1）もの血液が流れており、腎臓は血液量の最も多い臓器である。腎臓は全身の臓器の活動で生じた老廃物を尿に捨て、きれいになった血液を心臓に戻すといった役割を担っている臓器であり、体内の水分量や電解質を調整し身体全体のバランスを調整するほか、ホルモンを出す内分泌器官としてはたらいている。

そのため、腎不全と診断されている場合には尿量が減少し、摂取した水分は排泄が不十分となるため体内溜まって浮腫の原因となり、肺や心臓に溜まると呼吸苦などが現れるため、水分の摂取を制限することが必要となる[8]。

しかし、過剰に水分を制限してしまうと脱水の状態となり、腎臓の血流量が低下してしまい、かえって腎不全の増悪因子にもなる。水分の摂取量に関しては、心臓の機能や血液の希釈の程度、浮腫の程度によって検討をする必要がある。

> **注意点**
> 腎不全患者の過剰な水分制限は、腎不全の増悪因子にもなる

❷具体的な経腸栄養管理方法

重症病態を伴う急性腎不全においても、栄養投与ルートの選択は、可能なかぎり腸管を経由した経腸栄養を行うことが基本である[9]。

栄養剤を選択するうえでは、水分制限の程度を考慮しながら、必要なエネルギーを確保することが必要である。また、対象症例によって、病態別経腸栄養剤と標準型経腸栄養剤を使い分けることも必要であり、栄養障害を伴う慢性腎不全患者に対しては、残存腎機能を考慮して、蛋白質やカリウム、リン等の電解質を制限した腎不全用経腸栄養剤を使用する（図3）。

現在、半消化態栄養剤で腎不全用として発売されているものは高濃度の栄養剤（1.2～1.6kcal/mL）であり、水分制限に対しても対応が可能である。

> **Point**
> ①水分制限の程度を考慮しながら、必要なエネルギーを確保する
> ②症例によっては、病態別経腸栄養剤と標準型経腸栄養剤を使い分ける
> ③栄養障害を伴う場合は、電解質を制限した腎不全用経腸栄養剤を使用する

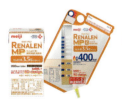 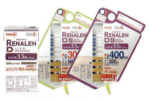 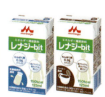

明治リーナレンMP（明治）　明治リーナレンD（明治）　レナウエルA（テルモ）　レナジー（クリニコ）　レナプラス（三和化学研究所）

図3　腎不全用の栄養剤

抗利尿ホルモン不適合分泌症候群（SIADH）

❶病態と水分制限

　SIADHは、クモ膜下出血や脳腫瘍などの中枢神経系疾患や気管支喘息などの肺疾患、膵がんなどの異所性バソプレシン産生腫瘍および薬剤を原因として発症する。主症状として、倦怠感、食欲低下、意識障害などの低ナトリウム血症の症状を呈するが、脱水の所見を認めないといった特徴がある[10]。

　抗利尿ホルモン（ADH）は下垂体後葉から分泌されるホルモンで、腎臓での水の再吸収を促進することにより利尿を抑制し、水分を体内に維持する作用をもっている。そのため、脱水などによる血漿浸透圧の上昇がないにもかかわらず、ADHが不適切に分泌されてしまうことによって水分の貯留をきたし、希釈性の低ナトリウム血症を発症する。

　低ナトリウム血症とは、血清ナトリウムが135mEq/L未満の状態で、軽症の場合はほとんど無症状であるが、血漿浸透圧が280mOsm/L未満の場合は治療が必要とされている。しかし、最近の栄養剤には1,000kcalあたり食塩で2～5g相当のナトリウムを含有しているものがほとんどであり、食塩で1日2g相当のナトリウムを摂取していれば、摂取不足による低ナトリウム血症を発症するリスクは比較的低いと考えられる。

　イギリスの病院で低ナトリウム血症の原因について調べたデータによると、最も多かったのはSIADHであり、次いで利尿薬の使用であった（図4）[11]。

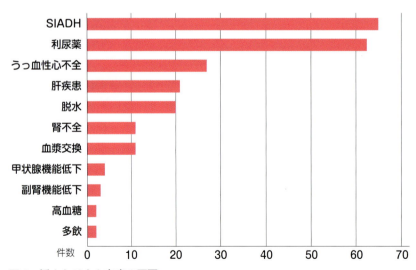

図4　低ナトリウム血症の原因

Clayton JA, et al : Severe hyponatraemia in medical in-patients: aetiology, assessment and outcome. QJM, 99(8) : 505-511.2006.
Slower decline of glomerular filtration rate in the Japanese general population ; a longitudinal 10-year folloe-up studeyより改変

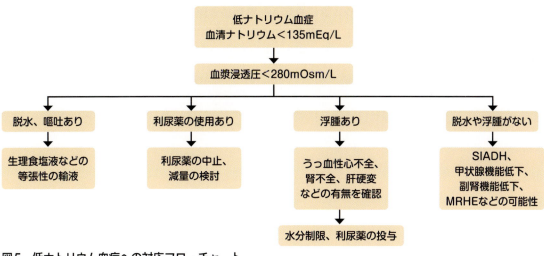

図5 低ナトリウム血症への対応フローチャート
文献5) p.80より引用

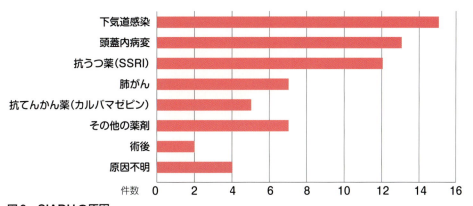

図6 SIADHの原因
Clayton JA, et al : Severe hyponatraemia in medical in-patients: aetiology, assessment and outcome. QJM, 99(8) : 505-511.2006. より
文献6)より引用

　低ナトリウム血症への対応フローチャートを図5に示す。治療に際しては原疾患の治療を行うことのほか、水分制限も有効であり、SIADHの場合は、総水分量を800〜1,000mL/日（体重1kgあたり15〜20mL/日）に制限し、血清ナトリウム濃度の変化を観察することが必要である。

❷具体的な経腸栄養管理方法

　栄養剤を選択するうえでは、水分制限をしながら必要なエネルギーを確保することが必要であり、高濃度の栄養剤（1.5〜2.0kcal/mL）を使用することが、全身状態を管理するうえでもポイントとなる。これと並行して、水分制限を実施しても改善がみられない場合には、デメチルクロルテトラサイクリンやモザバプタンなどの薬物を投与する。
　また、SIADHについての調査報告では、原因の第1位として下気道感染

1日の総水分量を800〜1,000mL（体重1kgあたり15〜20mL）に制限し、血清ナトリウム濃度の変化を観察する

があげられており（図6）、低ナトリウム血症を伴う経腸栄養管理を行う症例では誤嚥性肺炎の可能性も考慮することが重要であると考えられ[11]）、病態に応じて半固形栄養剤の使用を検討することも必要である。

誤嚥性肺炎の可能性がある場合は、半固形栄養剤や粘土可変型栄養剤の使用を検討する

引用・参考文献
1）谷口英喜：ここが知りたい脱水症の病態と対策――巻頭言．臨床栄養，125（3）：258〜259，2014．
2）菱田明，佐々木敏監：日本人の食事摂取基準［2015年版］．p.343，第一出版，2014．
3）栄養必要量の算出――水分．病態栄養専門師のための病態栄養ガイドブック（日本病態栄養学会編），第4版，p.54〜55，メディカルレビュー社，2013．
4）栄養投与量の決定――水分投与量．静脈経腸栄養ガイドライン（日本静脈経腸栄養学会編），第3版，p.143，照林社，2013．
5）循環器疾患――うっ血性心不全．病態栄養専門師のための病態栄養ガイドブック（日本病態栄養学会編），第4版，p.210〜214，メディカルレビュー社，2013．
6）吉田貞夫：経腸栄養のトラブルシューティングと合併症対策．見てわかる静脈栄養・PEGから経口摂取へ（吉田貞夫編），NursingMook65，p.66〜81，学研メディカル秀潤社，2011．
7）成人の病態別栄養管理――心不全．静脈経腸栄養ガイドライン（日本静脈経腸栄養学会編），第3版，p.268〜273，照林社，2013．
8）腎疾患――急性腎不全，慢性腎不全．病態栄養専門師のための病態栄養ガイドブック（日本病態栄養学会編），第4版，p.228〜237，メディカルレビュー社，2013．
9）成人の病態別栄養管理――腎不全．静脈経腸栄養ガイドライン（日本静脈経腸栄養学会編），第3版，p.258〜267，照林社，2013．
10）SIADHの診断と治療の手引き（平成22年度改訂）．
　　http://www.nanbyou.or.jp/entry/211 より2014年10月20日検索
11）吉田貞夫：気をつけたい経腸栄養時の低ナトリウム血症．臨床栄養，121（2）：180〜181，2012．
12）近藤匡：見てわかる消化・吸収．見てわかる静脈栄養・PEGから経口摂取へ（吉田貞夫編），NursingMook65，p.15〜19，学研メディカル秀潤社，2011．

part 4

症状・状況別 経腸栄養管理プラン

part 4 症状・状況別 経腸栄養管理プラン

胃食道逆流・嘔吐と誤嚥性肺炎

今里 真

胃食道逆流と嘔吐

❶原因・機序[1)]

①観察の視点

まず、頑固な便秘や腫瘍などによる通過障害はないだろうか。食物の通過が妨げられる状況であれば、当然、最終的に胃から食道へ逆流が生じる。次に、胆石の有無である。胃瘻を造設する患者はとくに一定の臥床や絶食期間の経緯があり、胆石を有していることがまれではなく、栄養開始とともに嘔吐をきたすことがある。胃腸炎などの原因疾患や「バルンによる十二指腸閉鎖（ボールバルブ症候群）」(p.058)がないことの確認も必要である。

以上に問題がない場合は、栄養剤投与前の減圧を試みると多量の空気が引けることがある（呑気症）。その際は、乳児への授乳後のゲップ同様に減圧した後に栄養投与をすると解決する。また減圧した際に多量の栄養剤が引けた場合は「投与量が多すぎるか、投与間隔が短かすぎる」ケースが多く、量や時間の調整が有用である。

ベッドの上半身挙上（ヘッドアップ）も、骨盤部がズレ下がり腹部が屈曲した姿勢で栄養投与されると、胃の圧迫で逆流・嘔吐が起こる。左右では、左下側臥位気味にしたほうが解剖学的にも嘔吐は少ない（褥瘡に注意が必要である）。

高齢者や神経筋疾患を有する症例は、下部食道括約筋（LES）機能が低下している、食道裂孔ヘルニアを併発するなど、胃食道逆流が起こりやすい。

②誤嚥性肺炎の予防と逆流の確認

いずれにせよ、逆流からの誤嚥性肺炎を予防するため、口腔ケアは胃瘻造設前と同様に重要な課題である。嘔吐物には胃酸や膵液（アルカリ）、胆汁などの刺激物が含まれ化学性肺炎を生じうるが、口腔内細菌が多いとさらに細菌性肺炎をも併発するからである。

また、逆流の確認に消化管X線造影検査を行うこともあるが、通常、消化管検査に用いられるガストログラフィンはバリウムと異なり肺胞毒性が強く低濃度にする必要がある。

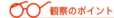 **観察のポイント**
①通過障害の有無
②胆石の有無
③胃腸炎などの原因疾患
④ボールバルブ症候群

LES
lower esophageal sphincter
下部食道括約筋

根拠
口腔内細菌が多いと細菌性肺炎を併発するため、口腔ケアが重要である

❷ 予防・対応

典型的な嘔吐に気づかない医療者はまれである。

嘔吐対策としては、前述した通過障害や胆石のチェック、胃腸炎やボールバルブ症候群の否定をしておきたい。栄養投与前の減圧で多量の空気が引けた場合は、症例ごとに栄養前の減圧指示を出すべきである。

① 多量に栄養剤が引けた場合

多量に栄養剤が引けた場合は計算式上の必要量よりも栄養過剰である場合があり、その際は投与量を減らす必要もある。また、投与間隔を長くする、経腸栄養ポンプを用いるほど投与速度を遅くする必要がある症例もある。私たちも「ステーキを受けつけずお茶漬けを食べたい」ときがあるが、経管栄養患者の胃腸も日ごとに調子が変わるため、筆者は「一時的に多量の栄養が引け、それが胃腸カタル（夏場の胃もたれなど）の状態」と判断した際は、1食をミネラル飲料やグルタミン配合飲料（GFOなど）のみ投与とすることがある。結果として、翌日には機能改善している症例がほとんどである。

ベッドの上半身挙上は30°を目安にやや左下側臥位にすると嘔吐予防となるが、転子部を屈曲の部位として意識しないと胃部の屈曲圧迫により嘔吐を誘発する。

② 胃食道逆流が判明している場合

胃食道逆流が判明している場合は、栄養剤の固形化や半固形化というわが国の誇る逆流対策法が有効である。半固形化の場合、逆流予防に望ましい粘度は高粘度（B型粘度計の回転数にもよるが約20,000mPa・s）とされ、寒天による固形化（ゲル化）は安価で少人数に対してはとくに適している。吉田らによると、半固形栄養は逆流に伴う肺炎を改善させるのみならず、水様性下痢や胃瘻からの胃液漏れにも効果があるとされている[2]。

各種の消化管機能改善薬も考慮すべきであるが、筆者の経験では減圧時に得られる患者からの情報発信やチーム医療としての情報交換（NSTカンファレンス）に救われているのが実情である。

これらで逆流が防ぎづらい場合は、胃瘻からチューブを小腸にまで誘導する手法（PEGJ）も検討されるべきである。また、消化器外科領域では食道裂孔ヘルニアを腹腔鏡手術で修復し良好な逆流改善の成績を出している施設もあり、全身状態が許せば考慮する価値がある。

なお、高齢者で内視鏡的にも胃の萎縮が著明でありながら胃酸を抑える内服薬（H_2RAやPPI）が漫然と投与されている症例は、ヘリコバクター・ピロリ以外の多彩な菌を胃に生息させ、口腔ケアを十分に行っても嘔吐後の細菌性肺炎が重篤になる危険性が増すことには注意したい。また、心疾患や脳血管障害のためアスピリン製剤を服用している症例の嘔吐では、内視鏡にて胃粘膜障害の否定をしておきたい。自身での寝返りが困難な症例では、まれならずみられるからである。

GFO
glutamine, fiber, oligosaccharide
腸管の萎縮を防止する目的で、腸管の栄養であるグルタミン、食物線維、オリゴ糖を補給すること（GFOという単語は国際的に通用する言葉ではない）

半固形栄養の効果
①逆流に伴う肺炎の改善
②水様性下痢の予防
③胃瘻からの胃液漏れの予防

PEGJ
percutaneous endoscopic gastrostomy jejunal tubing
経胃瘻的小腸挿管

唾液誤嚥による肺炎

❶原因・機序

　まず、「胃内容物の逆流誤嚥であるのか否か」を調べる必要がある。口腔ケアが日常的になされており、経口摂取していない症例の口腔内拭い液を検尿用のテストテープで調べ、その糖分が強陽性なら栄養剤が口腔まで逆流していると推察できる。

　もちろん、「栄養剤が口腔内から吸引される、栄養剤の匂いが口腔内からする」場合は論外である。このような場合は前述の嘔吐対策が必要である。

　糖分が陰性の場合は、（季節性の感染等を除けば）唾液誤嚥が強く疑われる。しかし、口腔ケアがしっかりなされている場合の菌量なら、胃腸を使い腸管免疫も高まっている症例には、発熱喪失分の補液を行うことで胃瘻栄養を中止しなくとも1〜2日で解熱するケースが多くみられる。安易に抗菌薬を使用すると耐性菌を生じるため注意が必要である。

　また、人工呼吸管理ではない気管切開症例にカフ付きカニューレを装着している場合は、開いている気管軟骨の後方から食道が圧迫され、唾液は食道を通過できず気管に流入しやすくなる。エア漏れのない範囲で最小量にするためカフ圧計を有効利用し、状況によってはカフなしカニューレへの変更も考慮する必要がある。

　吉田によると、誤嚥性肺炎のうち唾液の不顕性誤嚥は35％であったとの報告がある[3]。

Point
口腔内拭い液の糖分が陰性の場合は唾液誤嚥が疑われる

❷予防・対処法、特殊性[1]

　経管栄養患者が嘔吐なく突然発熱した場合には不顕性誤嚥が疑われ、多くの施設で絶食と静脈栄養、抗菌薬投与がなされるようである。とくに、主治医がいない休日や当直帯などでは珍しくない対処である。

　可能であれば尿の混濁や悪臭、皮膚の褥瘡や蜂窩織炎の所見がないかという情報収集も貴重であり、気道感染ではないのに誤って絶食と静脈栄養にすると腸管由来の免疫力が低下し不利になる。

　逆に栄養を増やし胆嚢の活動を促すことで胆石胆嚢炎となり発熱する症例もみられ、高齢者は痛みを訴えないため医療者が疑う必要がある。この場合は絶食（および手術を含めた処置の検討）が必要である。経口摂取のない症例では最低、口腔内拭い液を検尿用のテストテープで糖分の定性判断が行われるべきである。

　とくに口腔ケアは、腸管免疫とならび大変重要である。純粋な唾液誤嚥のみの肺炎における最大の問題点は、抗菌薬を繰り返し投与することによる多剤耐性菌の増加と、それが起炎菌となる続発性肺炎という最悪の事態である。口腔ケアが十分になされた症例における純粋な唾液誤嚥のみの肺

唾液誤嚥による肺炎の問題点
①抗菌薬の投与による多剤耐性菌の増加
②多剤耐性菌が起炎菌となる続発性肺炎

炎は、ウイルス性の肺炎のように菌量は少ない。問題となるのは、脱水と増加する必要エネルギー、そして免疫力の必要性である。成人では体温1℃上昇あたり1日150mL程度の不感蒸泄が増加する。一過性に38℃台の発熱症例で静脈内投与の水分が1日に500mL程度であることはあっても、抗菌薬投与や絶食は安易に選択されるべきではない。

では、敗血症などで40℃近い体温の場合はどうだろうか。敗血症に伴うショック状態に病状が移行すると、生命維持のため身体は十分な循環血液を心臓や脳に残すための防御状態となり、末梢血流を少なくする。四肢の血管と同様に、腸管の血管は末梢血流であり、ショック状態が迫るほどその血流は乏しくなり腸管からの栄養の吸収は低下する。このような場合は中心静脈栄養の適応であり、腸管には腸管免疫を高めるために、まずグルタミン配合療法（GFO療法）を望むしだいである。

❸唾液誤嚥は終末期なのか？

前述のように脱水対策を行い、腸管免疫を高め、口腔ケアで細菌数を減らし、気管カニューレのカフを過信しないことだけでも唾液誤嚥による肺炎は減少する。たとえ発症しても、多剤耐性菌が増える症例は少なくなる。

すでに国内で実践されており意外と知られていないのが、耳鼻咽喉科領域での嚥下改善手術や誤嚥防止手術の存在である。この手術を行う医師は少ないため、日本でこの分野に携わる耳鼻咽喉科医師は国内のみならず、海外へ出張し手術を行っている。術後の機能改善には多くの患者から喜ばれていると聞いている。

さらに現在、治験レベルではあるがスコポラミン軟膏の下顎部塗布、唾液腺の神経ブロックやボツリヌス菌毒素を用いた注射にて唾液分泌を抑える試みがなされており、困難をもつ患者を癒す緩和ケアへの挑戦は続いている。私たちが目指すべきは、このような絶え間なく諦めない挑戦である。

PEGを経口摂取できない症例のゴール、施設入所の目的とすると患者は思わぬトラブルに巻き込まれ、「胃瘻で酷い目にあった」という事態をまねく頻度が高くなる。胃瘻カテーテルは緩和ケアの装具であり、正しい使用法、合併症の予防や早急な対処は日本の医師にとって他人任せではすまされない時代になっている。

注意点
純粋な唾液誤嚥のみの肺炎の場合、抗菌薬投与や絶食は安易に選択しない

適応
40℃近い体温の場合は中心静脈栄養の適応であり、腸管にはGFO療法を実施する

トレンド
最新の治療法
①嚥下改善手術
②誤嚥防止手術
治験レベルの治療法
①スコポラミン軟膏の下顎部塗布
②唾液腺の神経ブロック
③ボツリヌス菌毒素を用いた注射

事例4) GFO療法、口腔ケア、排痰により肺炎が終息したパーキンソン病患者

患者：80歳代、男性
パーキンソン病の進行にて内視鏡的胃瘻造設術を受け、胃瘻からの経腸栄養が行われ、寝たきり全介助の状態。気管切開もされているが、人工呼吸管理ではない。

胃瘻造設後の経過は良好で、目標カロリー（1,200kcal）にて療養していた。経口摂取は行われず、口腔ケアは十分に行われていたが、時折、夜間に38℃台の熱発があり、そのたびに当直医の判断で胃瘻からの経腸栄養の中止と、末梢静脈栄養（PPN）と抗菌薬投与追加の変更がなされていた。具体的には末梢点滴から水分2,200mL、エネルギー840kcal、総遊離アミノ酸60g、糖質150g。喀痰培養では抗菌薬への多剤耐性菌が多く検出されてきた。口腔内拭い液を検尿用の定性テープで確認したところ、糖分は陰性であった。

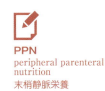

PPN
peripheral parenteral nutrition
末梢静脈栄養

経過

　腸管免疫を高め、脱水を防止し、口腔ケアと排痰を徹底することが根治的である症例と判断した。従来の胃瘻による経腸栄養に加えグルタミン配合療法（GFO療法）、口腔ケアと排痰を徹底した。末梢点滴を含む静脈栄養は行っていない。

　具体的には従来の胃瘻からの経腸栄養（水分2,000mL、エネルギー1,200kcal、蛋白質48g、脂質31g、炭水化物182g）に加え、GFO療法としてグルタミン9g、食物繊維15g、オリゴ糖7.5g（水分300mL、エネルギー118kcal）を食間に3回に分けて投与したものを1日量とした。1日の不感蒸泄が体温1℃上昇につき通常の成人で約150mLであることから、水分の追加は体温2℃上昇にて（嘔吐、下痢もないので）300mLでよいと判断した。年齢的にHarris-Benedictの式は本症例に不相応であり、したがって付随する活動係数や傷害係数を重視せず、エネルギーについては体重（kg）×25の10％割増しとして考慮した。

結果

　変更前の栄養療法と対処で解熱まで4～5日を要していた肺炎（図1）は、

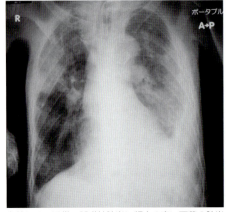

右肺には、通常の誤嚥性肺炎に頻度の高い下葉の肺炎ではなく上葉の肺炎像をみとめる。左胸腔には補液に伴う胸水をみとめる

図1　栄養療法変更前

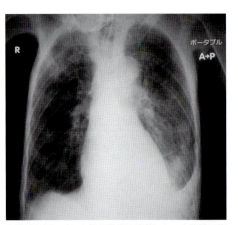

抗菌薬を用いずに右肺の肺炎は改善した。左胸腔の胸水も補液を行わずに腸管への水分補給にて改善した

図2　栄養療法変更後

変更後2日程度で終息した(**図2**)。喀痰培養では、変更前に多数を占めていた多剤耐性緑膿菌(**表1**)は少数化し、広いスペクトルでの抗菌薬感受性を有する細菌叢へと菌交代現象がみられた(**表2**)。なお、抗MRSA剤を投与していたため、本症例ではMRSAは消失している。

表1 抗菌薬投与中の喀痰培養の結果
感受性(S:感受性、I:中間、R:耐性)

起炎菌	Pseudomonas aeruginosa
MPIPC	R
PIPC	R
CFIX	R
CFTMPI	R
CFPM・PI	R
CEZ	R
CTM	R
CMZ	R
CTX	R
CTRX	R
CZOP	R
FMOX	R
DRPM	R
FRPM	R
SBTPC	R
SBT/CPZ	R
ISP	R
EM	R
CAM	R
MINO	R
CLDM	R
FOM	R
LVFX	R
NFLX	R
CPFX	R
PZFX	R
VCM	R
PB	S

表2 経腸栄養と腸管免疫増強時の喀痰培養の結果
感受性(S:感受性、I:中間、R:耐性)

起炎菌	Pseudomonas aeruginosa	Streptococcus agalactiae(B群)
MPIPC	R	R
PIPC	S	R
CFIX	R	R
CFTMPI	R	S
CFPM・PI	R	S
CEZ	R	S
CTM	R	S
CMZ	R	S
CTX	R	S
CTRX	R	S
CZOP	S	S
FMOX	R	S
DRPM	S	R
FRPM	R	S
SBTPC	R	S
SBT/CPZ	S	S
ISP	S	R
EM	R	R
CAM	R	R
MINO	R	R
CLDM	R	R
FOM	S	R
LVFX	R	R
NFLX	R	R
CPFX	R	R
PZFX	S	R
VCM	R	S
PB	S	

引用・参考文献
1) 今里真:PEGケア実践スキルアップ. 消化器外科NURSING, 17(8):90〜107, 2012.
2) 吉田貞夫ほか:療養病床入院中の高齢者における半固形栄養を用いた経管栄養管理. 静脈経腸栄養, 23(1):43〜49, 2008.
3) 吉田貞夫:経腸栄養のトラブルシューティングと合併症対策. 静脈栄養・PEGから経口摂取へ(吉田貞夫編), Nursing Mook 65, p.66〜81, 学研メディカル秀潤社, 2011.
4) 今里真:胃瘻(経腸)栄養患者が熱発した際に点滴(静脈)栄養に変更すべきか. 栄養力UP NST症例集2(雨海照祥編), p.52〜55, 医歯薬出版, 2009.

part 4 症状・状況別 経腸栄養管理プラン

下痢

布施 順子

経腸栄養において高頻度でみられる合併症

『静脈経腸栄養ガイドライン』には、「腸が機能している場合は、経腸栄養を選択することを基本とする」との項目は推奨度Aにランクされている[1]。経腸栄養は、静脈栄養に比べて生理的であり、小腸粘膜の萎縮を予防し、機械的さらには免疫学的なバリア機構を維持することによりbacterial translocationを予防することが可能である[2]。

経腸栄養の合併症は機械的合併症、消化器系合併症、代謝性合併症があり、消化器系合併症としては、腹痛、下痢、腹部膨満感、悪心・嘔吐、便秘などがある。そのなかでも、下痢が最も高頻度でみとめられ、経腸栄養患者の2.3～68％に下痢が発生するといわれている[3]。

下痢とは、「糞便中の含水量が1日200mL以上、含水率が70～80％を超えた、1日3回以上の非有形便が排出される状態である」と定義される[4]。そして発生機序により、①浸透圧性下痢、②滲出性下痢、③分泌性下痢、④腸蠕動運動亢進による下痢、⑤先天性障害による下痢、⑥病態生理不明の6タイプに分類される[5]（表1）。

Point
経腸栄養の合併症には、機械的合併症、消化器系合併症、代謝性合併症がある。消化器系合併症では、下痢が最も高頻度でみとめられる

下痢への対応

経腸栄養管理中の下痢の原因としては、経腸栄養剤によるもの以外の場

表1 下痢の分類と発生機序

種類	発生機序
浸透圧性下痢	消化管内に入った物質が吸収されにくく、管内の浸透圧が高くなり、体液浸出で腸内溶液が増加する場合
滲出性下痢	消化管の炎症などで腸粘膜の透過性が高まり浸出液が多量に管内に流れ込む場合
分泌性下痢	ホルモン、脂肪酸やある種のトキシンの作用により分泌液が盛んに出る場合
腸蠕動運動亢進による下痢	消化管運動の亢進で急速な腸管内容物の通過が起こり、その結果、水分吸収量が低下し糞便水分量が増加する場合
先天性障害による下痢	まれに、先天性の電解質と水吸収の障害がみられた場合
病態生理不明	その他の病態生理不明な原因の場合

合も少なくない。一般に下痢が続く場合、まず細菌汚染の有無の検討を行う。抗菌薬を長期または多剤併用した症例や高齢者などでは、C.difficile（クロストリジウム・ディフィシル）による偽膜性腸炎やMRSAによる腸炎がみられる場合がある。それらを鑑別したうえで、経腸栄養剤の構成成分、注入速度、浸透圧、温度などを見直す[6]。場合によっては、薬剤の併用、重症症例ではいったん経腸栄養法を中止することもある[7]。

> **下痢の原因**
> ① 細菌汚染：C.difficileによる偽膜性腸炎やMRSAによる腸炎など
> ② 経腸栄養剤：構成成分、注入速度、浸透圧、温度など

❶投与速度の検討

腸管の状態により吸収可能な栄養剤の量は限られ、100mL/時を超えると下痢を起こしやすいといわれている[8]。とくに注入開始時は、消化・吸収機能の低下がみられる場合があり、胃で200mL/時以下、空腸で100mL/時以下を目安に[7]徐々に注入速度を上げていく。

> **注意点**
> 経腸栄養剤の投与速度が100mL/時を超えると下痢を起こしやすくなる

経腸栄養管理中に下痢が発生したら経腸栄養ポンプの使用を考慮し、いったん注入速度を下痢の起こらないところ（場合によっては20mL/時程度）まで下げ、腹部症状をみながら再度注入速度を上げていく。ASPEN（米国静脈経腸栄養学会）の経腸栄養ガイドラインでは、小腸栄養や重症患者では経腸栄養ポンプが必要であり、10〜40mL/時で開始し、10〜20mL/時ずつ8〜12時間ごとに増量していくことが推奨されている。

> **ASPEN**
> American Society for Parenteral and Enteral Nutrition
> 米国静脈経腸栄養学会

表2　経腸栄養剤の浸透圧

(mOsm/L)	成分経腸栄養剤/消化態経腸栄養剤	半消化態経腸栄養剤 1kcal/mL	半消化態経腸栄養剤 1kcal以上/mL
750	エレンタール(755)		リーナレンMP(730) リーナレンLP(720)
700 600		YHフローレ(700) メイン(600)	メイバランスEZ1.5(570) エンシュアH(540)
500	ペプタメンスタンダード(520) ツインライン(470〜510) ペプチーノ(470) ペプタメンAF(440)	インスロー(500)	グルコパル(500) アイソカル2K(480)
400	エンテミール(400) ハイネイーゲル(360)	ハイネ(400) メイバランス(380) メディエフ(380) エンシュア・リキッド(360) ラコール(330〜360)	インパクト(390) プルモケア(384) オキシーパ(355) エネーボ(350)
300		E-7(340) CZ-HI(300) サンエットSA(292) MA8(280)	グルセルナ(319)

❷浸透圧の影響

血液(血漿)の浸透圧は280〜300mOsm/Lで、浸透圧が高い栄養剤が腸管内に入ると、細胞内液および細胞外液が引き込まれ、腸内の溶液が多くなり腹痛や腸の蠕動運動が亢進し下痢を起こしやすくなる。急激に腸内の浸透圧を上げないようにするには、注入速度を調整する必要がある。また、栄養剤を水で希釈すれば浸透圧を下げることができるが、注入量が増加してしまう。

いずれにしても、浸透圧の高い栄養剤を使用することで下痢が誘発されるようであれば、注入速度を下げて様子をみるか浸透圧の低い栄養剤への変更も検討する(表2)。

❸経腸栄養剤の組成

①食物繊維の効果

排便コントロールに、食物繊維は重要な要素となる。食物繊維には、不溶性食物繊維(セルロース、リグニン、キチンなど)と水溶性食物繊維(ペクチン、難消化性デキストリン、グアーガム分解物、アルギン酸ナトリウムなど)がある。

水溶性食物繊維は、水分を吸収しゲル状になり消化酵素の影響を受けずに大腸に達する。水溶性食物繊維のなかでも、ペクチンや難消化性デキストリン、グアーガムは腸内細菌により発酵分解され、酢酸、プロピオン酸、酪酸などの短鎖脂肪酸を産生する。腸内を弱酸性で腸内細菌が住みやすい環境に整えることで、アルカリ性環境を好む悪玉菌の増殖を抑制し有害物質の生成も抑え、いわゆるプレバイオティクスとしての役割を担うと考えられる。

短鎖脂肪酸には、大腸上皮細胞のエネルギー源となり細胞を活性化し、腸の運動を高め、ナトリウムやマグネシウム、カルシウムなどのミネラルの吸収を促進し、便の水分調整などを行う働きがある。なかでも酪酸は、大腸上皮細胞の最も重要なエネルギー源であり、グアーガム分解物(PHGG)は、発酵性が高く酪酸をより多く産生する特徴がある。ESPEN(欧州臨床栄養代謝学会議)のガイドラインでは、グアーガム分解物を配合した経腸栄養剤は、経腸栄養が引き起こす下痢の防止において推奨度Aと評価されている[9]。なお、私たちは、長期に経腸栄養を施行する慢性疾患においてPHGGの有用性を確認している[10](図1)。さらに、水溶性食物繊維の働きとして他には、胃のなかでゲル化することで停滞時間が長くなり、糖質の吸収を抑制したり、コレステロールの排出を促す働きがある。下痢につながる高血糖予防にも効果が期待できると考えられる。

不溶性食物繊維は胃や小腸で消化・吸収されず通過し、大腸内で便の基質として便の嵩(かさ)を増やし[11]、腸壁を刺激して腸の蠕動運動を高めスムーズな排便を促すのに効果がある。そのなかでもとくに結晶セルロースは、一

PHGG
partially hydrolyzed guar gum
グアーガム分解物

ESPEN
European Society of Clinical Nutrition and Metabolism
欧州静脈経腸栄養学会

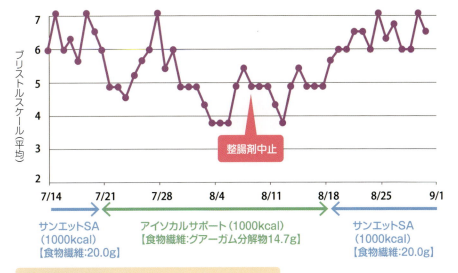

患者：89歳、女性
主病名：脳梗塞（中大動脈領域）
身体所見：身長140cm、体重42.8kg、BMI21.6kg/m²
内服薬：ビオフェルミン（3錠/日）
栄養管理：サンエットSA（1000kcal）

図1　グアーガム分解物により下痢が改善した症例

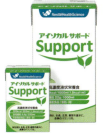

アイソカルサポート（ネスレ日本）
1.5kcal/mL
食物繊維1.5g/100kcal
食物繊維は水溶性食物繊維（グアーガム分解物）のみ。脂質41％のうち中鎖脂肪酸を37％配合

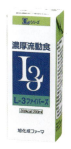

L-3ファイバーズ（旭化成ファーマ）
1.0kcal/mL
食物繊維1.8g/100kcal
不溶性食物繊維（結晶セルロース）と水溶性食物繊維（難消化性デキストリン）を2：1の割合で配合。オリゴ糖配合

図2　水溶性食物繊維のバランスを考慮した濃厚流動食

過性の高浸透圧性下痢の抑制と正常排便の促進作用が報告されている[12]。ただし、不溶性食物繊維だけでなく水溶性食物繊維とのバランスを考慮した濃厚流動食が勧められる（**図2**）。

下痢の改善や予防には、腸管の状態を十分把握したうえで、より自然な排便コントロールにつなげるために、食物繊維をうまく使いこなすことが必要である。

② 半固形状流動食

半固形状流動食での下痢の改善が多く報告されている[13) 14)]。半固形状流動食は胃内圧を上昇させることなく胃を十分に伸展させ、神経反射を介して正常な消化管ホルモンの分泌や胃の蠕動運動を惹起する[15]といわれている。また、増粘剤やペクチンなどの食物繊維が比較的多く含まれていることにより、粘稠度が増し、胃から腸へと緩徐に排出されるため、下痢が起

	アイソカル セミソリッドサポート （ネスレ日本）	PGソフトEJ （テルモ）	PGソフトエース （テルモ）	カームソリッド （ニュートリー）	明治メイグッド （明治）
粘度(mPa·s) 20℃、6rpm	20,000	20,000	20,000	20,000	12,000
食物繊維(g)	1.9	1.4	1.4	1.3	1.5
食物繊維 の種類	グアーガム分解物、寒天、ペクチン	寒天、ペクチン	グアーガム分解物、寒天、ペクチン	グアーガム分解物	難消化性デキストリン、寒天

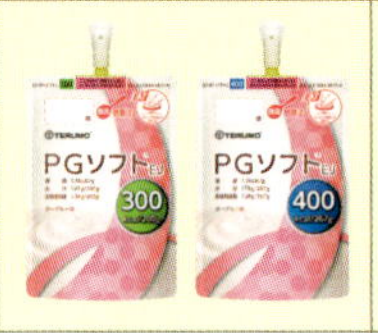

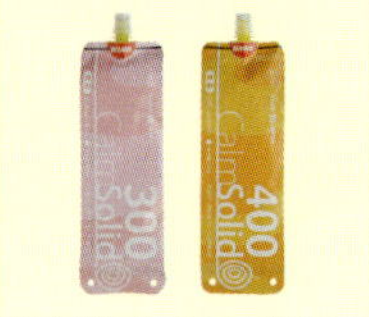

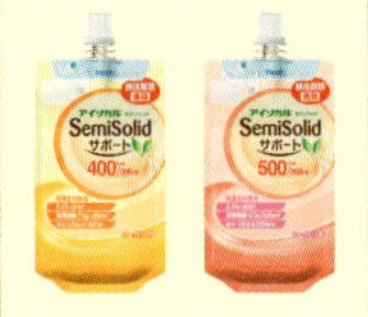

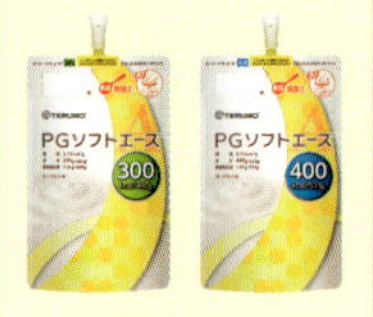

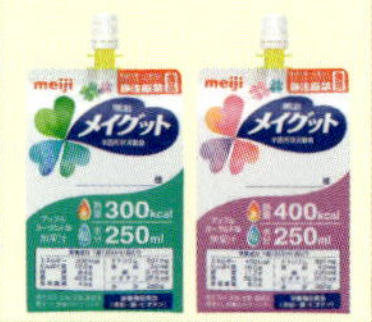

	ハイネゼリー （大塚製薬工場）	ハイネゼリーアクア （大塚製薬工場）	アキュアVF-5 （旭化成ファーマ）	リカバリー ニュートリート （三和化学研究所）	F2ショットEJ （テルモ）
粘度(mPa·s) 20℃、6rpm	(12,000)	(12,000)	10,000	10,000	4,000
食物繊維(g)	1.2	1.2	2.3	1.5	1.5
食物繊維 の種類	グアーガム分解物、寒天	グアーガム分解物、寒天	結晶セルロース、難消化性デキストリン	難消化性デキストリン、寒天	大豆食物繊維、寒天、ペクチン

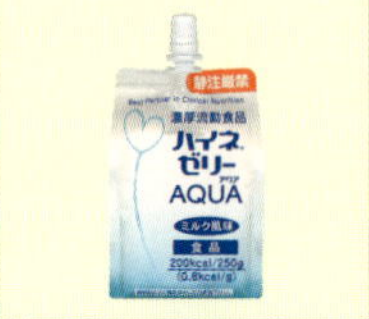

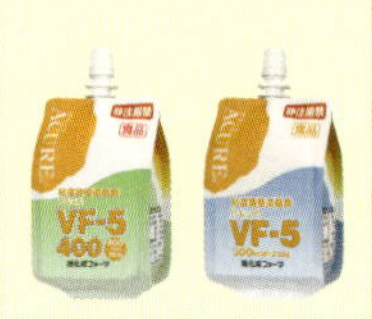

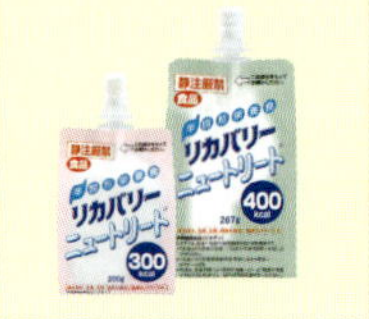

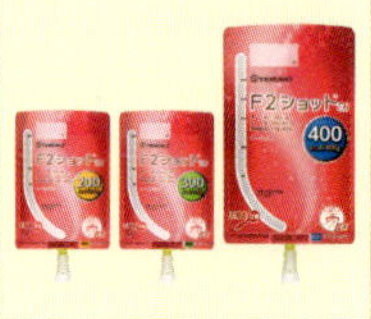

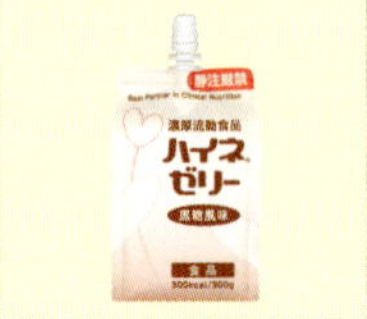

	F2ライト （テルモ）	アキュアVF-1 （旭化成ファーマ）	メディエフ® プッシュケア®2.5 （味の素）	クリミール エコフロー （クリニコ）
粘度(mPa·s) 20℃、6rpm	4,000	2,000	2,000	1,800
食物繊維(g)	1.6	2.3	1.2	2.0
食物繊維 の種類	大豆食物繊維、寒天、ペクチン	結晶セルロース、難消化性デキストリン	難消化性デキストリン、ガラクトマンナン	難消化性デキストリン、寒天、セルロース

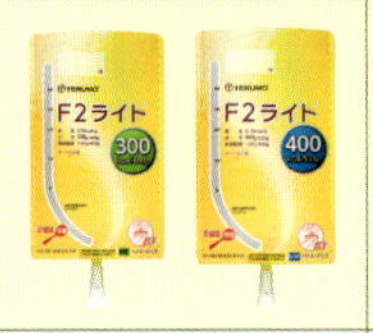

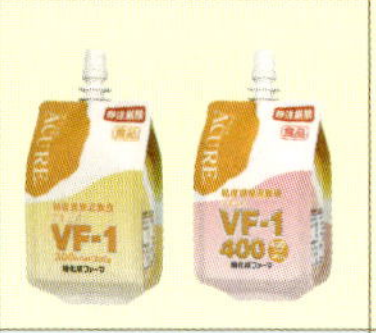

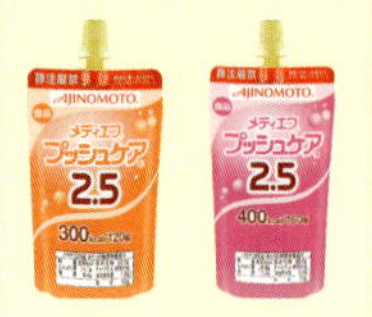

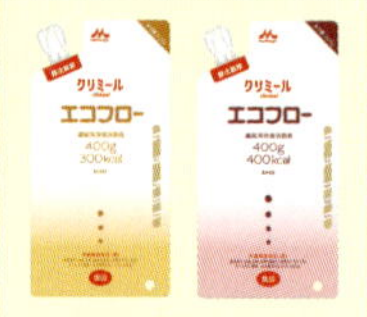

図3　半固形状流動食の粘度と食物繊維（100kcalあたり）

こりにくくなる。下痢だけでなく、胃食道逆流による誤嚥性肺炎は、半固形化によって改善されることが報告されているが、これには粘度の影響が大きくかかわっており、半固形状流動食が有用な選択肢の1つである（図3）。最近では、医薬品の半固形剤も発売されている（図4）。

③新規経腸栄養剤

投与時は液体でありながら、胃内で胃酸の影響を受け、pHの低下により胃内で半固形状へ変化する経腸栄養剤が開発され（図5）、経鼻経管栄養

半固形状流動食の特徴
①胃内圧を上昇させずに胃を十分に伸展させ、神経反射を介して正常な消化管ホルモンの分泌や胃の蠕動運動を惹起する
②食物繊維が多く含まれて粘稠度が増し、胃から腸へと緩徐に排出される

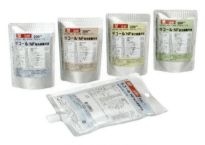

図4 半消化態経腸栄養剤（医薬品）

ラコール NF 配合経腸用半固形剤
（大塚製薬工場）
粘度13,000～25,000mPa・s
食物繊維0.25 g /100kcal
食物繊維の種類：寒天

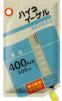

図5 新規経腸栄養剤

マーメッド（テルモ）
1.0kcal/mL
食物繊維1.1g/100kcal
増粘剤としてアルギン酸ナトリウムを使用。
不溶性食物繊維（セルロース）と水溶性食物繊維（ポリデキストロースとアルギン酸）を配合

ハイネイーゲル
（大塚製薬工場）
0.8kcal/mL
食物繊維1.38g/100kcal
大豆ペプチドとコラーゲンペプチドを使用（ペクチンは0.9g/kcal含有）。脂質20%のうち中鎖脂肪酸を34%配合

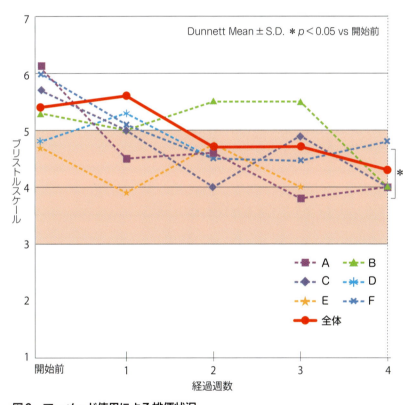

図6 マーメッド使用による排便状況

対象：経鼻栄養5症例と胃瘻栄養法1症例（合計6症例：男性2名、女性4名）
年齢：80±12歳

患者において下痢の改善効果を認めている（図6）。
　増粘剤として使用されている水溶性食物繊維のアルギン酸ナトリウムは、中性ではカルボキシル基がイオン型で液状として存在し、酸性では酸型に変化し半固形になる。マーメッドは、その性質を利用した経腸栄養剤である。また、アルギン酸ナトリウムは、摂取によりビフィズス菌などのビフィドバクテリウム属の増加、クロストリジウム属と腸内細菌科の菌群の減少効果による腸内細菌叢への影響、また糞便中の短鎖脂肪酸の産生が

Point

投与時は液体で、胃内で胃酸の影響を受けて半固形状になる新規経腸栄養剤が開発された。経鼻経管栄養患者の下痢改善効果が認められており、胃瘻造設が困難な患者の選択肢となりえる

亢進されることが確認されている[16]。

一方、ハイネイーゲルは、経腸栄養剤に含有されるリン酸カルシウムが酸性でイオン化し、食物繊維のペクチンと反応することで、液体からゲル状に変化する性質を利用した経腸栄養剤である。

従来、半固形状流動食は粘度が高いため、ほとんどが胃瘻患者に使用されていた。しかし、患者・家族の胃瘻造設拒否や解剖学的に胃瘻造設が困難な場合も少なくない。やむなく経鼻経管栄養を選択せざるえない場合の、下痢対応の一選択肢になりえると考えられる。

④プレバイオティクスとプロバイオティクス

腸内細菌叢のバランスの変化が感染症や下痢症などの原因になりえることが明らかになり、腸内細菌叢を改善する目的で使われるのが、プレバイオティクス（腸内の善玉菌の増殖を促す食品成分）とプロバイオティクス（腸内環境によい影響をもたらす生きた微生物）である。

プレバイオティクスは大腸内で発酵されて短鎖脂肪酸を産生する。また、ビフィドバクテリウム属の成長を促し、病原性細菌の増殖を抑制して腸内環境を改善する効果も有している。さらに、免疫機能を刺激し大腸粘膜の代謝を変化させる[17]といわれている。

プロバイオティクスは大腸内で作用し、病原性細菌の増殖を抑え、免疫能を刺激し、大腸粘膜の代謝を改善することで、下痢の頻度を減少させるといわれている[17]。

とくに、長期に抗菌薬等を投与され、腸内細菌叢のバランスを崩している場合には、プレバイオティクスとプロバイオティクスを合わせたシンバイオティクスが有用である。

⑤乳糖不耐症

下痢の原因として、乳糖不耐症に起因する場合がある。乳糖分解酵素は小腸粘膜の刷子縁で摂取された乳糖をグルコースとガラクトースに加水分解する。しかし、乳糖分解酵素欠乏時には乳糖は消化吸収されず大腸に達する。大腸では腸内細菌が乳糖を発酵し、乳酸などの有機酸とガスになり、腹部膨満、腹痛、蠕動運動の亢進、水・電解質吸収障害および下痢を生ずる。最近では、乳糖を含まない経腸栄養剤が増えているが、下痢の治療に使用される乳酸菌製剤には乳糖が含まれる物が存在するので注意が必要である[18]。

> **注意点**
> 乳糖不耐症が下痢の原因になることがある。下痢治療に使用される乳酸菌製剤のなかには乳糖が含まれているものもあるので注意する

❹消化吸収機能

経腸栄養剤は、窒素源の違いにより、アミノ酸と低分子ペプチドからなる消化態経腸栄養剤と蛋白質である半消化態経腸栄養剤に分類される。

消化管の重度吸収障害があるような手術後や短腸症候群、炎症性腸疾患などの場合は消化態経腸栄養剤の適応となる（図7）。消化態経腸栄養剤のなかでも、成分経腸栄養剤の窒素源は結晶アミノ酸のみで構成され、腸管からの吸収が容易であり、クローン病の寛解導入療法、寛解維持療法として有用であることが確認されている[19][20]。

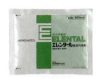
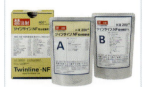
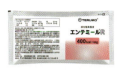
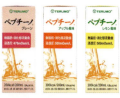

エレンタール(味の素製薬)
粉末　300kcal/80g
アミノ酸
脂質0.17g/100kcal
食物繊維0g
※医療用医薬品のため、医師の指導のもとで使用する

ツインラインNF
(大塚製薬工場)
1.0kcal/mL
乳蛋白分解物
脂質2.78g/100kcal
食物繊維0g
MCT配合
※医療用医薬品のため、医師の指導のもとで使用する

エンテミールR(テルモ)
粉末　400kcal/100g
卵白ペプチド
脂質1.5g/100kcal
食物繊維0g

ペプチーノ(テルモ)
1.0kcal/mL
低分子ホエイペプチド
脂質0g
食物繊維0g

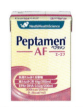
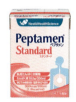
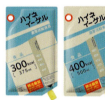

ペプタメンAF(ネスレ日本)
1.5kcal/mL
乳清ペプチド
食物繊維0g
EPA・DHA配合

ペプタメンスタンダード
(ネスレ日本)
1.5kcal/mL
乳清ペプチド
食物繊維0g
MCT高配合

ハイネイーゲル(大塚製薬工場)
0.8kcal/mL
大豆ペプチドとコラーゲンペプチドを使用
脂質20%のうちMCTを34%配合
食物繊維1.38g/100kcal(ペクチンは0.9g/kcal含有)

図7　消化態経腸栄養剤

　蛋白質は消化酵素によって、アミノ酸と低分子ペプチドに分解されるが、小腸にはアミノ酸輸送系と低分子ペプチド輸送系があり、それぞれの輸送系を介して小腸上皮に取り込まれていく。なかでも低分子ペプチドの吸収を担うプロトン共輸送型トランスポーター(PEPT1)は、アミノ酸トランスポーターに比較して、広範な基質認識性があり、あらゆるジペプチド・トリペプチドを輸送し、吸収速度も早くなるといわれている[17]。そのため、アミノ酸だけからなる成分経腸栄養剤に比較し、低分子ペプチドを含む消化態経腸栄養剤は窒素源がより早く容易に吸収され、浸透圧が低いこともあり、消化吸収障害のある重症患者の下痢や腹部膨満の発生抑制が期待される。

　消化態経腸栄養剤の一部と半消化態経腸栄養剤には脂質が含まれるが、消化管の重度吸収障害がある場合は、脂肪の有無も考慮した経腸栄養剤の選択が必要となる。脂質を構成するLCT(長鎖脂肪酸トリグリセリド)のなかでも、ω3系脂肪酸は炎症性サイトカイン産生の抑制作用を有し、ω3系脂肪酸高含有経腸栄養剤はω6系脂肪酸高含経腸栄養剤に比べ、腸管

の炎症を抑え下痢の発生が少ないことが期待されている。

　また、腸管の炎症や浮腫による吸収障害には、なるべく腸管のストレスを軽減するために、食物繊維を含まない栄養剤が有効なこともある。

下痢の予防と改善における視点

　下痢発生時は安易な経腸栄養中止は避け、原因の究明と早期の対応が望まれる。また、経腸栄養を開始する際には、腸管の状態を十分把握したうえで、下痢発生の予防に向けた経腸栄養管理に取り組まなければならない。下痢の改善から長期経腸栄養管理に至っては、より自然な排便コントロールにつなげられるように、消化管機能の維持と腸内環境を整えていくことが重要となる。

引用・参考文献
1) 日本静脈経腸栄養学会編：静脈経腸栄養ガイドライン．第3版，p.115〜117，照林社，2013．
2) 佐々木雅也：経腸栄養の適応——内科領域．臨床栄養別冊 JCNセレクト1 ワンステップアップ経腸栄養，p.1〜5，医歯薬出版，2010．
3) Benya R, et al：Diarrhea associated with tube feeding；The importance of using objective criteria. J Clin Gastroenterol, 13 (2)：167-172, 1991.
4) 北野厚生：腸の病気にならないために——気になる下痢・便秘・腹痛．第一出版，2008．
5) 武藤泰敏編：消化・吸収——基礎と臨床．p.156〜158，第一出版，2002．
6) 宮澤靖：経腸栄養法における下痢．臨床栄養，117 (1)：18〜24，2010．
7) 井上善文ほか：経腸栄養剤の種類と選択——どのような時、どのような栄養剤を選択するべきか．フジメディカル出版，2007．
8) 日本静脈経腸栄養学会編：日本静脈経腸栄養学会 静脈経腸栄養ハンドブック．南江堂，2011．
9) Meier R, et al：Consensus recommendation on the effects and benefits of fibre in clinical practice. Clinical Nutrition Supplements, 1：73-80, 2004.
10) 布施順子ほか：排便コントロールにおけるグアーガム分解物（PHGG）の有用性．栄養．評価と治療，31 (1)：20〜23，2014．
11) Nakaji S, et al：Endoscopic evaluation of the preventive effect of wheat bran against 1,2-dimethylhydrazine induced large bowel carcinogesis in rats. Nutr Res, 16：1521, 1996.
12) 奥恒行ほか：結晶セルロース製品の高浸透圧性下痢に対する抑制効果の評価．Progress in Medicine, 30 (4)：199〜205，2010．
13) 吉田貞夫ほか：療養病床入院中の高齢者における半固形栄養を用いた経腸栄養管理．静脈経腸栄養，23：43〜49，2008．
14) 吉田貞夫ほか：いま注目されている半固形栄養法とは——半固形栄養法の管理と実際の手技．月刊ナーシング，27 (9)：20〜41，2007．
15) 合田文則：胃瘻からの半固形栄養剤をめぐる問題点とその解決法．静脈経腸栄養，23 (2)：37〜43，2008．
16) Terada A, et al：Effect of Dietary Alginate on the Faecal Microbiota and Faecal Metabolic Activity in Humans. Mycrobial Ecology in Health and Disease, 8：259-266, 1995.
17) 丸山道生：経腸栄養法における下痢——なぜ起こる？どう止める？腸内細菌叢．臨床栄養，117 (1)：39〜45，2010．
18) 吉田貞夫編：見てわかる静脈栄養・PEGから経口摂取へ．NursingMook65，学研メディカル秀潤社，2011．
19) Zachos M, et al：Enteral nutrition therapy for induction of remission in Crohn's disease. The Cochrane Library, 2008.
20) Takagi S, et al：Effectiveness of an 'half elemental diet' as maintenance therapy for Crohn's disease. Aliment Pharmacol Ther, 24(9)：1333-1340, 2006.

part 4 症状・状況別 経腸栄養管理プラン

便秘

奥田 由美　吉田 貞夫

経腸栄養を行う症例における消化器関連合併症の1つとして便秘があり、対応に難渋することが多い。とくに高齢者では、消化管機能の低下からその頻度が高い。

本稿では、便秘の原因やその分類、対応法について解説する。

便秘の定義

便秘の定義にはいくつかよく知られたものがあるが、機能性消化管障害に関する国際的な委員会によって提唱されたRome Ⅲが現在広く普及している。Rome Ⅲの定義では、**右記**の6項目のうち、2項目以上に該当する場合を便秘としている。これは、後述する機能性便秘についての定義だが、器質性の便秘についても、おおむねこれに準じて判断することが可能である。

しかし、排便周期は各人によって異なる。とくに、高齢者では、4日以上排便がないことも時折見受けられ、排便周期がやや長めであっても、排便に苦痛を伴わず、気持ちよく排便できていれば、便秘として治療する対象にならない可能性もある。

Rome Ⅲによる便秘の定義
①怒責しないと排便できないが排便時の25％以上
②硬便が排便時の25％以上
③用指的排便が25％以上
④残便感が排便時の25％以上
⑤閉塞感が排便時の25％以上
⑥排便回数が週3回未満
上記の6目のうち、2項目以上に該当する場合

注意点
高齢者の場合は、排便周期が長めであっても便秘の治療対象にならない可能性もある

便性とブリストルスケール

便秘なのかどうか、あるいは、治療が必要なのかどうかを判断するためには、便性の観察が必須である。

便性を表現する1つの方法として、ブリストル便形状スケール（**図1**）が知られている。このスケールは英国のブリストル大学で1997年に開発された便性の基準で、現在、国際的に広く使用されている。便性をタイプ1〜7まで分類し、タイプ1〜2が硬便、タイプ3〜5が正常、タイプ6〜7が軟便と分類される。ブリストルスケールで3〜5の便（正常）に含まれる水分は80％程度、2の便（固まった硬い便）に含まれる水分は70％程度、1の便（硬くコロコロの便）に含まれる水分は60％以下になるといわれている。

便の性状の観察では、硬さのほか、色調や臭気も非常に重要である。健康な便は、褐色から黄色で、強い臭気はない。便が黒い場合は、下血の可能性が考えられ、悪性腫瘍や炎症性腸疾患などによる器質性の便秘を疑う。

ブリストルスケールによる便性の観察に加え、色調や臭気も観察する

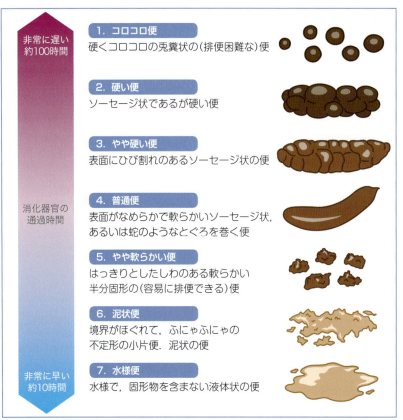

図1　ブリストルスケール

また、悪臭が強いようであれば、腸内細菌叢のバランスの乱れ、*C.difficile*などの感染症も疑う。

便秘の分類と原因

　便秘は、便がつくられる過程や排便機能の障害によって起こる機能性便秘と、腸管の狭窄や閉塞といった病変によって起こる器質性便秘の大きく2つに分類される。

　さらに、機能性便秘は、腸の動きが悪い弛緩性便秘、ストレスや薬剤の影響で腸管が過度に収縮する緊張性（または痙攣性）便秘、便が直腸まで下りてきても排便刺激が起こらない直腸性便秘に分類される（表1）。直腸性便秘は、便意をがまんする習慣を続けた結果、便意を感じなくなったり、排便に必要な姿勢や腹圧をかけることができない場合に起こるといわれている。

　便秘の原因としては、基礎疾患や使用している薬剤（表2）による腸蠕動運動の低下のように病態や治療に起因するもののほかに、看護や介護、療養に起因する水分不足、食物繊維不足、運動不足などがあげられる。

便秘の原因
①薬剤による腸蠕動運動の低下
②水分不足
③食物繊維不足
④運動不足

表1　機能性便秘の分類

タイプ	特徴	ケアの目的	解消方法
❶結腸性便秘 〈弛緩性〉	・腸の蠕動運動が悪いために起こる ・高齢者に多くみられる	・腸の蠕動運動を促進させる	①排便を促す食品の摂取 ②規則正しい排便習慣 ③緩下剤 ④腸刺激性下剤
〈緊張性〉	・ストレスや下剤の乱用などで腸の蠕動運動が亢進したために起こる ・中年の男性などに多い ・下痢と便秘を繰り返すこともある	・腸の蠕動を安定させ、便性をやわらかめにコントロールする	①水溶性食物繊維の摂取 ②整腸剤・緩下剤 ③ストレス対策 ④カウンセリング
❷直腸性便秘	・直腸から便を排出できない ・習慣性便秘ともよばれる	・直腸内の便の排出	①排便のタイミングをはずさない ②正しい排便姿勢 ③肛門刺激（水圧による） ④摘便・坐薬・浣腸

文献3）p.88より一部改変

表2　便秘の原因となる薬剤

便秘を引き起こす薬	理由	薬品一般名（例）
止痢薬	・腸の運動と分泌を抑制する	・ロペラミドなど
抗うつ薬・抗精神病薬	・抗コリン作用で交感神経を優位にし、腸管の動きを抑制する	・アミトリプチリン、ハロペリドール、リスペリドンなど
鎮咳薬		・コデインなど
気管支拡張薬		・クレンブテロールなど
筋弛緩剤	・筋の緊張を落とし、動きが落ちる	・エペリゾンなど
麻薬、オピオイド	・抗コリン作用で交感神経を優位にし、腸管の動きを抑制する	・モルヒネ、オキシコドンなど
パーキンソン病治療薬		・レボドパなど
降圧薬（Ca拮抗薬）		・ベラパミルなど
過活動膀胱治療薬		・プロピベリン塩酸塩など

文献4）p.219より一部改変

便秘の対策

　適切な排便管理のためには、排便状況の確認と適正な薬剤の使用が大切である。排便日誌を有効に活用して排便状況をチェックし、薬剤だけではなく食事内容に食物繊維を含む食品を取り入れ、腹部アセスメントなどを行うことがポイントとなる。

❶薬剤使用の基本

　排便を促す薬剤には、さまざまな種類と用途がある（**表3**）。薬剤の選択には、効果発現のメカニズムや有害反応（副作用）を十分理解したうえで行うことが重要である。
　ビフィズス菌、乳酸菌、酪酸菌などの整腸剤（プロバイオティクス）は、下痢の際に処方されることが多いが、便秘にも有効といわれている。

> **排便を促す薬剤選択のポイント**
> ①効果発現のメカニズム
> ②有害反応（副作用）

表3 排便を促す薬剤

分類		作用の仕組み	一般名	商品名	備考
整腸剤		・腸のはたらきを助ける菌を増加させ腸内環境を整える	・乳酸菌 ・ビフィズス菌 ・酪酸菌	・ビオフェルミン ・ラックビー ・ミヤBM	・下痢にも便秘にも有効
緩下剤	塩類下剤	・腸内水分の吸収を妨げ、内容物を軟らかくし排便を促す	・酸化マグネシウム ・水酸化マグネシウム ・硫酸マグネシウム ・クエン酸マグネシウム	・酸化マグネシウム ・マグラックス ・ミルマグ ・硫酸マグネシウム ・乾燥硫酸マグネシウム ・マグコロール	・腸刺激性下剤を使用する前に使用 ・ときに高Mg血症（血圧低下、熱感、中枢神経抑制、まれに死亡）
	腸液分泌促進剤	・腸管粘膜細胞のクロライドチャンネルを刺激し、腸液の分泌を促進し、便を軟らかくする	・ルビプロストン	・アミティーザ	・最近発売された ・腸管粘膜のバリア機能や組織修復作用を改善させてともいわれている
	潤滑性下剤	・腸内容の表面張力を低下させ便を軟化させる	・ビオクチル ・ソジウムスルホサクシート	・バルコゾル ・ビーマスS	・尿が黄褐色に変化する
	糖類下剤	・腸管内の水分を増大し排便を誘発する	・ソルビトール	・D-ソルビトール	・腹痛、下痢、腹部膨満、腸穿孔などの副作用に注意
腸刺激性下剤	小腸刺激性下剤	・小腸粘膜を刺激して排便を促す	・ひまし油	・ひまし油	・急性虫垂炎には禁忌
	大腸刺激性下剤	・腸粘膜や神経叢を刺激して蠕動運動を促す	・ビスコルファートナトリウム ・センナエキス ・センノシド	・ラキソベロン ・ピコダルム ・チャルドール ・ピコペン ・スナイリン ・アジャストA ・アローゼン ・プルセニド ・センノサイド	・弛緩性便秘に適応 ・長期に使用すると習慣性となる ・腹痛、嘔吐、悪心、めまいなどの副作用
過敏性腸症候群治療剤		・便の水分量を調節し、排便を促す	・ポリカルボフィルカルシウム	・ポリフル ・コロネル	・便の水分量を適正化するので、下痢のときにも便秘のときにも使用することができる
漢方		・消化管運動促進、腸内の水分を調整、便の潤滑性を改善するなど	・大建中湯 ・大黄甘草湯 ・潤腸湯 ・麻子仁丸		・体質や体調（証）に応じて使い分ける
坐薬		・直接、直腸を刺激するもの	・ビサコジル	・テレミンソフト	・速効性
		・腸内において二酸化炭素ガスを発生させるもの	・炭酸水素ナトリウム、リン酸二水素ナトリウム	・新レシカルボン	・腹部膨満、腹痛などに注意
浣腸		・直腸に注入し直腸を刺激すると同時に、便を柔らかくする	・グリセリン	・グリセリン浣腸	・速効性

文献4）p.257より一部改変

続いて使用されるのは、緩下剤である。とくに、塩類下剤（マグネシウム製剤）は広く使用されている。薬剤としての歴史が長く、低コストであることもその理由の1つだと思われるが、ときに高マグネシウム血症を引き起こすことがあるので、注意が必要である。高マグネシウム血症では、嘔吐、血圧低下、徐脈、熱感、筋力低下、中枢神経抑制、傾眠などの症状がみとめられる。ときに死亡することもあるといわれており、わが国でも数例の死亡例が報告されている。

近年、腸管粘膜細胞のクロライドチャンネルを刺激し、腸液の分泌を促進し、便を軟らかくする腸液分泌促進剤、ルビプロストン（アミティーザ®）が発売され、徐々に使用されるようになっている。腸管粘膜のバリア機能や組織修復作用を改善させるともいわれ、注目されている。酸化マグネシウムなどを使用し、高マグネシウム血症を発症した症例では、ルビプロストンへの変更を検討するのも1つの方法である。

腸粘膜や神経叢を刺激して蠕動運動を促す大腸刺激性下剤も、広く使用されている下剤の1つである。長期に使用すると習慣性となることがあるので、便秘が持続する際などに、一時的に使用するようにするべきである。センナエキス、センノシドには、長期に使用すると、腸粘膜にメラニン様色素が沈着する大腸メラノーシスという現象が知られている。

過敏性腸症候群の治療のために開発されたポリカルボフィルカルシウムは、便の水分量を適正化し、排便しやすくするはたらきがあるので、下痢のときにも便秘のときにも使用することができる。

漢方のなかには、消化管運動促進、腸管血流増加作用、消化管ホルモン分泌作用などにより排便を促進する大建中湯や、便の潤滑性を改善する潤腸湯や麻子仁丸のような処方があり、排便コントロールに使用されている。

排便コントロールに使用する坐薬には、大きく2つのカテゴリーがある。きちんと区別し、使い分けることが大切である。1つは、ビサコジルで、薬剤中の成分と、肛門から挿入する刺激によって直接直腸を刺激するため、速効性があるのが大きな特徴である。もう1つは、腸内において二酸化炭素ガスを発生させるもので、高齢者では、腹痛、腹部膨満などを訴えることが多い。

グリセリン浣腸は、肛門から容器を挿入する刺激、薬剤を注入する刺激によって直接直腸を刺激するとともに、便の潤滑性を改善し排便を促すため、速効性がある。

排便が毎日ないと、本人・家族のみならず、看護・介護などのケア担当者もついつい不安を感じ、下剤を投与してしまうことが少なくないが、常に下剤の有害反応（副作用）に配慮することが重要である。

❷食物繊維の使用

便秘の改善に最も重要なのは食事の成分である。通常、胃に入った食物は、まず胃酸による消化を受け、さらに十二指腸で消化酵素によって消化

トレンド
腸液分泌促進剤であるルビプロストンは、腸管粘膜細胞を刺激し腸液の分泌を促進する

Point
①酸化マグネシウムなど→高マグネシウム血症に注意
②大腸刺激性下剤→習慣性になりやすい
③坐薬には、腸内で二酸化炭素を発生させ、腹痛、腹部膨満などを生じるものもある

され、小腸に流れていく。小腸ではこの液体に含まれるブドウ糖やアミノ酸などの栄養素の吸収が行われ、吸収されなかったものが大腸へ運ばれていく。食物繊維などの消化・吸収しきれなかったものが便のもとになっている。したがって、食物繊維などを摂取し、便の量を維持することは、便秘防止にきわめて重要である。

食物繊維は、水溶性のものと不溶性のものに分類される。ともに便秘の改善に有効で、各種の栄養剤に配合されているが（図1）、緊張性便秘の際に不溶性食物繊維を多量に摂取すると、症状を悪化させてしまうことがあるので、注意が必要である。

近年、食物繊維が、腸管の機能に重要な役割を果たしていることもわかった。食物繊維が腸内細菌によって発酵・分解されることで、短鎖脂肪酸（SCFA）が産生される。なかでも、酪酸は、腸管内のpHを酸性に維持し、ビフィズス菌、乳酸菌などの腸内細菌の増殖を助けるほか、大腸粘膜のエネルギー源ともなっている。

このように、腸内細菌によって発酵・分解されやすい食物繊維を、発酵性食物繊維と呼ぶ。とくに、グアーガム分解物（PHGG）は、発酵により酪酸をつくり出す効率が高いといわれており、いくつかの栄養剤に配合されている（図1）。また、イヌリンは、発酵・分解により酢酸を作り出し、腸管の運動を刺激し、排便を促進するといわれている。PHGGやイヌリンを用いたサプリメントも市販されており（図2）、経腸栄養を行う症例でも使用することができる。

Point
食物繊維などの摂取により便の量を維持する

酪酸などの短鎖脂肪酸
→大腸粘膜のエネルギー源

SCFA
short-chain fatty acid
短鎖脂肪酸

PHGG
partially hydrolyzed guar gum
グアーガム分解物

●不溶性食物繊維を配合した栄養剤

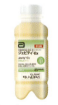
ジェビティ-Ex
（アボットジャパン）

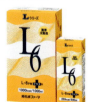
L-6PMプラス
（旭化成ファーマ）

●PHGGを配合した栄養剤

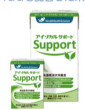
アイソカルサポート
（ネスレ日本）

図1　食物繊維を配合した栄養剤の例

●PHGGを配合したサプリメント

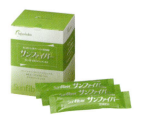
サンファイバー
（太陽化学）

●PHGGとイヌリンを配合したサプリメント

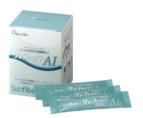
サンファイバーAI
（太陽化学）

図2　PHGG、イヌリンなどの食物繊維を配合したサプリメント

事例 PHGG含有の栄養剤により排便コントロールを実施した11症例

　排便コントロールが必要な経腸栄養患者11名に対し、PHGGを含有しているアイソカルサポート（図1）を使用し、排便コントロールを実施した。

排便コントロールによる変化

　7割以上の症例が、大腸刺激性下剤と浣腸の使用でブリストルスケール7の排便をみとめていたが、8か月後には2/3以上の患者が腸刺激性下剤の使用量が変化した。また、便の性状もブリストルスケールタイプ3〜5へと変化した患者が73%、変化がなかった患者が27%、悪化0%であった（図3）。

　アイソカルサポートのみで下剤投与量が減量または中止になった患者もいたが、結腸性便秘の患者には整腸剤やオリゴ糖、ビフィズス菌の追加投与を行い8か月で7割以上の患者に下剤や浣腸など排便を促す薬剤の使用量が減少し、ブリストルスケールタイプ3〜5の至適範囲内へと改善された。

	コントロール前	コントロール後
症例1	7	4
症例2	7	4
症例3	7	4
症例4	7	4
症例5	7	5
症例6	7	5
症例7	4	4
症例8	4	4
症例9	2	2
症例10	7	6
症例11	7	3

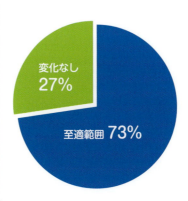

図3　症例におけるブリストルスケールの変化

引用・参考文献
1) 穴澤貞夫：排泄リハビリテーション——理論と臨床．中山書店，2013．
2) 日本静脈経腸栄養学会：静脈経腸栄養ハンドブック．南江堂，2014．
3) 西村かおる：コンチネンスに強くなる 排泄ケアブック．学習研究社，2009．
4) 西村かおる：排泄ケアワークブック．中央法規出版，2013．
5) 前田耕太郎：徹底ガイド 排便ケアQ&A．総合医学社，2006．
6) 高野正博：高齢者の排便障害Q&A．医歯薬出版，2006．
7) 吉田貞夫：チームでかかわる予防的スキンケア③——栄養管理の視点から．臨牀看護，39(6)：841〜845，2013．

part 4 症状・状況別 経腸栄養管理プラン

高血糖・低血糖・後期ダンピング症候群

吉田 貞夫

高血糖

❶高血糖を発症するメカニズム

血糖値は、ブドウ糖の吸収やインスリンの働きによって調節されている。血糖値が通常より高値（200mg/dL以上など）となるには、いくつかの原因が知られている（表1）。

まず、第一には、加齢や糖尿病の影響、膵臓の手術後、急性や慢性の膵炎などでインスリンの分泌量が不足した場合である。この場合には、インスリン製剤の投与が第一選択となる。

続いて、感染症や炎症などによってインスリン抵抗性が亢進した場合で、インスリン分泌はむしろ増加し、血中インスリン濃度も上昇していることが多い。血糖値をコントロールするためには、感染症や炎症など、インスリン抵抗性の原因となる疾患を治療する必要がある。

3つ目には、高血糖が慢性的に持続した際などにみられる、糖毒性というメカニズムである（図1）。これは、高血糖が持続することによって、膵のβ細胞内に酸化ストレスが蓄積し、インスリンの合成、分泌が低下するもので[1]、適切な対応を行わないと、悪循環に至る可能性がある。糖毒性を発症する場合、全身状態も重症であることが多い。エネルギー投与量の減量がやむをえないことも少なくない。それと同時に、インスリン製剤の投与を行う必要性がある。

実際には、2型糖尿病の症例などで、インスリン抵抗性が主なメカニズムながら、インスリン分泌の低下も関与しているなど、同一の事例において、複数の原因が関与していることも少なくない。

❷高血糖への対応

経腸栄養を行う症例が高血糖をきたした場合は、糖質の量や、内容を調整し、投与法を検討しつつ、必要に応じてインスリン製剤などを投与する。

糖質の量は、その症例で必要な最小限のエネルギー量を考慮し、減量する。この際、必要なエネルギー量に比較し、極端に投与量を減量すると、

高血糖の原因
①インスリン分泌量の不足
②インスリン抵抗性の亢進
③糖毒性による悪循環

注意点
糖質の投与量を極端に減量すると低栄養をまねく

表1 高血糖のメカニズム

インスリン分泌低下	血中インスリン濃度 低下	高齢者、1型糖尿病など
インスリン抵抗性	血中インスリン濃度 上昇	高齢者、2型糖尿病、感染症、術後症例など
糖毒性	血中インスリン濃度 低下	慢性の高血糖、重症患者など

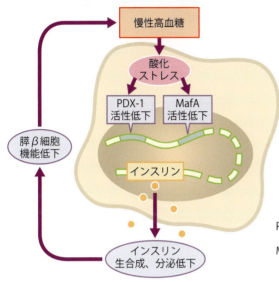

高血糖が持続することによって、膵β細胞内に酸化ストレスが蓄積。その影響で、PDX-1やMafAといった転写因子の活性が低下し、インスリンの合成・分泌が低下する。これによりさらに血糖値が上昇し、悪循環を形成する

PDX-1：膵発生、β細胞分化、成熟β細胞機能維持（インスリン遺伝子転写など）に関わる転写因子
MafA：（最近新規に分離固定された）インスリン遺伝子の強力な転写因子

図1 糖毒性のメカニズム
文献1）より引用・改変

低栄養をまねく結果となる。インスリン製剤などを併用すべきである。また、脂質を強化することにより、摂取するエネルギー量を維持したまま、糖質を減量することも可能である（p.096「糖尿病」の項参照）。

近年、糖質として、消化・吸収が穏やかなパラチノースなどを配合した、低GI（グリセミック・インデックス）組成の栄養剤もいくつか販売されている（「糖尿病」の項参照）。

また、注入速度を落として、時間をかけて注入することで、高血糖を防止できる可能性がある。経腸栄養ポンプの使用も考慮すべきである。

インスリン製剤では、症例のインスリン分泌量、栄養摂取の状況、療養環境などに応じて、超速効型、速効型のほか、混合型、持効型溶解など、さまざまタイプの製剤が使用される。血糖値の変動が著しい場合は、毎食前に空腹時の血糖値を測定し、その値に応じて超速効型、または、速効型インスリン製剤を追加するスライディング・スケールが用いられることもある（図2）。

近年、食物繊維が糖質の吸収を穏やかにすることが知られている。水溶性、あるいは、不溶性食物繊維を多く配合した栄養剤が、各社より販売されている（図3）。栄養剤の半固形化を行うことによって、高血糖が改善する可能性が示唆されているが[2]、いまだ検討の余地がある。

Point
水溶性食物繊維や不溶性食物繊維を多く配合した栄養剤により、糖質の吸収を穏やかにすることができる

```
血糖測定　1日3回
血糖140～200    超速効型インスリン    2単位皮下注
血糖201～250    超速効型インスリン    4単位皮下注
血糖251～300    超速効型インスリン    6単位皮下注
血糖301～350    超速効型インスリン    8単位皮下注
血糖351以上     超速効型インスリン    10単位皮下注
血糖70未満      ブドウ糖10g内服   30分後再検
```

図2　スライディング・スケールの1例

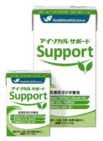

アイソカルサポート
（ネスレ日本）
水溶性食物線維（PHGG）を多く含む

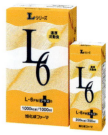

L-6PMプラス
（旭化成ファーマ）
不溶性食物線維を多く含む

図3　食物線維を多く含む栄養剤の例

低血糖

　糖尿病の症例で、インスリン製剤や血糖降下剤などの用量を調整する際などに、低血糖（70mg/dL未満など）を発症することがある。前述の高血糖よりも低血糖のほうが脳などに損傷を与える危険性が高いといわれており、注意が必要である。

　低血糖が認められた場合は、ただちにブドウ糖10gを内服するか、50％ブドウ糖液20mLを注射するなどして、血糖値を回復させる必要がある。いったん血糖値が回復しても、再度低血糖となることもあるので、その後、定期的にモニタリングを続ける必要がある。原因となったインスリン製剤、内服薬は、減量または中止を検討する。

　著者らの研究で、経腸栄養を行っている高齢者で24時間持続血糖測定（CGM）を行ってみると、夜間から早朝に血糖値70mg/dL未満の低血糖を発症している症例が少なくないことがわかった[3)4)]。この時間帯は血糖測定などを行うことも稀で、低血糖が見逃されていた可能性も示唆される。今後の検討が必要である。

CGM
continuous glucose monitoring
持続血糖測定

低血糖の発症時間
経腸栄養を行っている高齢者は、夜間から早朝に低血糖を発症している症例が少なくない

後期ダンピング症候群

❶後期ダンピング症候群の発症機序（図4）

　症例によっては、食事摂取2～3時間後に低血糖を発症し、頭痛、倦怠感、脱力感、めまい、空腹感、冷汗、動悸などの症状を呈することがある。これを後期ダンピング症候群と呼ぶ。とくに胃切除後の症例などに多いといわれ、わが国では胃切除後の症例の5～10％にみられるといわれている。そのほか、緩和ケアや肥満治療などの目的で、消化管のバイパス術を施行された症例でもしばしば見受けられる。

後期ダンピング症候群を発症しやすい症例
①胃切除後の患者
②消化管バイパス術後の患者

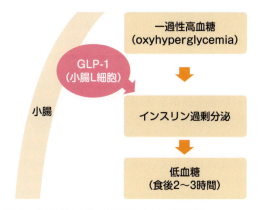

図4 後期ダンピング症候群の発症機序
文献5)より引用

　食事摂取2〜3時間後は、通常では血糖値が上昇している時間帯であるが、後期ダンピング症候群の症例では、一過性の急激な血糖値の上昇に伴い、小腸L細胞から消化管ホルモンのひとつであるGLP-1が多量に分泌される。GLP-1は近年、2型糖尿病の治療薬としても注目されていることからもわかるとおり、膵β細胞からのインスリン分泌を促進する作用がある。これによって、インスリンの過分泌が起こり、食後2〜3時間後に低血糖症状を生じると考えられている[5]。

　後期ダンピング症候群を発症し、食後に倦怠感、脱力感、めまい、空腹感、冷汗などの症状があっても、自分から症状を訴えない症例も多い。経腸栄養開始直後の症例や、胃切除後の症例などでは、上記の症状がないか、スタッフ側から積極的な聞き取りを行う必要がある。

❷後期ダンピング症候群への対応

　後期ダンピング症候群の治療の基本は、食事内容の調整である。一過性の高血糖がきっかけとなるので、前述の吸収が穏やかな糖質を使用した栄養剤や、脂質を強化した栄養剤に変更する。

　経腸栄養ポンプを用いた持続注入も効果が期待される。ポンプを用いない場合は、1回の注入量を減らし、注入回数を1日5〜6回に増やす「分食」を検討する。食事を注入後、横になって安静にしてもらうと、吸収速度が遅くなり、症状を改善できる可能性がある。

　これらの対策でも改善しない場合は、ボグリボースなどのαグルコシダーゼ阻害薬を使用することもある。

　後期ダンピング症候群を治療しないまま放置すると、低血糖により脳などに障害を与える可能性があるほか、インスリンの過分泌がランゲルハンス島のβ細胞を疲弊させ、ゆくゆくは糖尿病発症に結びつく可能性も指摘されている。

Point
ダンピング症候群の症状を訴えない症例も多いため、経腸栄養開始直後などは積極的に聞き取りを行う

後期ダンピング症候群の治療
①吸収が穏やかな糖質を使用した栄養剤
②脂質を強化した栄養剤
③経腸栄養ポンプを用いた持続注入または分食
④αグルコシダーゼ阻害薬

| 事例 | 低GI組成の経腸栄養剤の併用により
後期ダンピング症候群を改善できた患者 |

　通常の食事に、低GI組成の経腸栄養剤を併用することによって、後期ダンピング症候群を改善できた症例を紹介する。本症例は経口摂取を行っていた症例ではあるが、低GI組成の経腸栄養剤は経腸栄養を行う症例にも応用が可能と考えられるので、紹介させていただくこととした。

患者：98歳、男性
主訴：けいれん発作、低血糖
既往歴：胃切除術（50歳頃）、大腿近位部骨折（95歳）
現病歴：自宅で、3分ほど持続するけいれん発作を認めて、救急搬送された。入院時に血糖を測定したところ、49mg/dLと著明な低血糖を認めた。食後の低血糖、高インスリン血症と、胃切除後の病歴から、後期ダンピング症候群と診断された。

血糖コントロールの実際

　介入前の食事形態は、軟飯・軟菜食（食塩6g）1,500kcalであった。その後、1日6回の分割食、玄米食、芋ペースト、食間にゼリータイプの補助食品提供など、さまざまなアプローチを試みたが、いずれも血糖コントロールに難渋した。そこで、昼食、夕食に、低GI組成の経腸栄養剤（グルコパル、図5上）を1パックずつ追加したところ、良好な血糖コントロールが得られた。
　低GIの経腸栄養剤使用の前後で空腹時血糖値を比較すると、平均値では有意差はなかった。しかし、空腹時血糖値の分布を調べたところ、使用前では低血糖が頻回に認められる一方で、140〜159mg/dLの高血糖を示すことも多く、それらの中間の良好な血糖値は空白となるM型の分布となった。これは血糖値の激しい乱高下を反映している。低GIの経腸栄養剤を使用後、空腹時血糖値の分布は、良好な血糖コントロールを表す中心部分に集中し山型の分布となり、血糖変動が改善していることが示された（図5下）。
　パラチノースや、食物繊維などは、摂取時に糖質の吸収を緩徐にするのみでなく、次の食事においても糖質の吸収を抑制し、血糖値の上昇を抑制することが知られている。これをセカンド・ミール効果（second meal effect）と呼んでいる。このような効果も、併用により後期ダンピング症候群を改善するのに役立ったと考えられる。

セカンド・ミール効果
摂取時の糖質の吸収を緩徐にするのみならず、次の食事においても糖質の吸収を抑制し、血糖値の上昇を抑制する効果

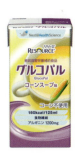

グルコパル（ネスレ日本）
本症例で使用した低GI組成の
経腸栄養剤の例

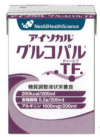

グルコパルTF（ネスレ日本）

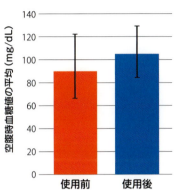

低GIの経腸栄養剤使用の前後で、空腹時血糖値の平均は、使用後のほうが高い傾向はあったものの有意差はなかった

空腹時血糖の分布を調べてみると、使用前は、60mg/dL未満から80〜99mg/dLの範囲に1つのピークがあり、100〜119mg/dLの範囲は空白となり、120〜159mg/dLの範囲に2つ目のピークが認められる。こうしたM型の分布は健常人では認められることはなく、血糖値の激しい乱高下を反映しているものと考えられる。一方、低GIの経腸栄養剤を使用後は、血糖値の分布は80〜139mg/dLの範囲を中心にした、より正常に近い山型の分布となった。60mg/dL未満の低血糖は認められなくなった。140〜159mg/dLの高血糖の頻度も減少した

図5　後期ダンピング症候群への対応

引用・参考文献

1) 金藤秀明:膵β細胞ブドウ糖毒性. 新時代の糖尿病学1──病因・診断・治療研究の進歩, p.413〜419, 日本臨牀社, 2008.
2) 合田文則:胃瘻からの半固形短時間摂取法ガイドブック. p.29〜31, 医歯薬出版, 2006.
3) 吉田貞夫ほか:持続血糖モニターで判明した経腸栄養を行う高齢者における低血糖のリスクと栄養剤の影響. 静脈経腸栄養, 27(1):529, 2012.
4) 吉田貞夫:半固形化栄養の血糖管理. ヒューマンニュートリション, 14, 2010.
5) 吉田貞夫:見てわかる静脈栄養・PEGから経口摂取へ. 学研メディカル秀潤社, 2011.

part 4 症状・状況別 経腸栄養管理プラン

低栄養の栄養アセスメントと栄養療法開始前のリスク

岡本 康子

低栄養のリスクの判定

栄養アセスメントは、病歴、栄養歴、理学的所見、身体計測値、臨床検査データなどを用いて栄養状態を総合的に判断する手法である。栄養アセスメントのための栄養スクリーニングには、体重減少および食欲に関する簡単なスクリーニングツールであるNRS 2002（図1）やMUST（図2）、65歳以上を対象にした簡易栄養状態評価表（MNA、図3）があり、これらを使用することで栄養障害の有無を診断することができる。

NRS
nutritional risk screening

MUST
malnutrition universal screening tool

Intial screening
1. BMI＜20.5
2. 最近3か月以内に体重減少がある
3. 最近1週間以内に食事摂取量の減少を認める
4. 重篤な疾患を有している

↓ 上記ひとつでも該当すれば、次の詳細なスクリーニングを実施する

Final screening

1. 栄養障害スコア

なし	Score 0	栄養状態正常
軽度	Score 1	体重減少＞5%/3か月、または1週間の食事摂取量が必要量の50～75％以下
中等度	Score 2	体重減少＞5%/2か月またはBMI18.5～20.5または全身状態の障害および食事摂取量が必要量の25～50%
高度	Score3	体重減少＞5%/1か月（15%/3か月）またはBMI＜18.5または全身状態の障害および食事摂取量が必要量の0～25%

2. 侵襲スコア（栄養必要量増加と相関）

なし	Score 0	栄養状態正常
軽度	Score 1	骨盤骨折（hip fracture）、慢性疾患、とくにその急性合併症、肝硬変、慢性閉塞性肺疾患（COPD）、慢性透析患者、糖尿病、悪性腫瘍
中等度	Score 2	腹部手術（大）、脳梗塞・脳出血、重症肺炎、血液悪性腫瘍
高度	Score 3	頭部外傷、骨髄移植患者、ICU収容患者（APACHE＞10）

※栄養障害スコア＋侵襲スコア＝合計スコア（70歳以上は＋1）

Kondrup J, et al : Nutritional risk screening (NRS 2002) ; a new method based on an analysis of controlled clinical trials. Clin Nutr, (3) : 321-336, 2003.

図1　NRS 2002

文献1）p.110より一部改変

Step 1 BMIスコア		Step 2 体重減少率		Step 3 最近の栄養摂取状態	
BMI(kg/m²)	スコア	過去3〜6か月間の意図しない体重減少率		5日間以上の栄養摂取を障害する可能性のある急性期疾患の存在	
>20(>30肥満)	=0	%	スコア		スコア
18.5〜20	=1	<5	=0	無	=0
<18.5	=2	5〜10	=1	有	=2
		>10	=2		

Step 1 + Step 2 + Step 3

Step 4 栄養障害の危険度の診断

Step 1〜3のスコアを合計し、栄養障害の危険度を診断する
スコア0＝危険度低、スコア1＝危険度中等度、スコア2以上＝危険度高

Step 5 栄養管理法の選択基準

スコア0（危険度低）	特別な管理を要しない	標準的な栄養管理を行う。スクリーニングは入院中週1回程度でよい
スコア1（危険度中等度）	経過観察	厳重な観察が必要。食事摂取の状況に改善がみられなければ介入を要することもある
スコア2以上（危険度高）	栄養療法を施行	栄養士あるいはNSTによる積極的な介入を要する

Malnutrition, Advisory Group, A Standing Committee of BAPEN : The 'MUST', Explanatory Booklet. A Guide to the 'Malnutrition Universal Screening Tool' ('MUST') for Adults. BAPEN, 2003.

図2　MUSTによる栄養障害の診断　　　　　　　　　　　　　　　　　　文献2)より引用

　また、病歴や身体検査からなる主観的包括的アセスメント（SGA）、アルブミンやヘモグロビン、窒素バランスなどからなる客観的栄養評価（ODA）がある。栄養アセスメントは、栄養障害の程度の診断および栄養療法の適応、処方の決定、効果の判定等についての評価が重要であるため、SGAとODAによって、どの栄養素が不足しているか、どの程度の栄養不良かをより深く判断することが重要である。

SGA
subjective global assessment
主観的包括的アセスメント

ODA
objective data assessment
客観的栄養評価

リフィーディング症候群とは

　低栄養は、①飢餓に関連した低栄養状態、②慢性疾患に関連した低栄養状態、③急性疾患に関連した低栄養状態に分類される。飢餓に関連した低栄養状態には、蛋白質の欠乏によって起こるクワシオコルと、不十分な栄養摂取や不適切な栄養法に起因するマラスムスがある。
　リフィーディング症候群は、クワシオコルやマラスムスなどのような慢性的な半飢餓状態の患者に、経口栄養、経腸栄養、静脈栄養の投与経路に

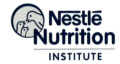

簡易栄養状態評価表
Mini Nutritional Assessment-Short Form
MNA®

氏名：_____

性別：_____ 年齢：_____ 体重：_____ kg 身長：_____ cm 調査日：_____

下の□欄に適切な数値を記入し、それらを加算してスクリーニング値を算出する。

スクリーニング

A 過去3ヶ月間で食欲不振、消化器系の問題、そしゃく・嚥下困難などで食事量が減少しましたか？
- 0 = 著しい食事量の減少
- 1 = 中等度の食事量の減少
- 2 = 食事量の減少なし

B 過去3ヶ月間で体重の減少がありましたか？
- 0 = 3 kg 以上の減少
- 1 = わからない
- 2 = 1〜3 kg の減少
- 3 = 体重減少なし

C 自力で歩けますか？
- 0 = 寝たきりまたは車椅子を常時使用
- 1 = ベッドや車椅子を離れられるが、歩いて外出はできない
- 2 = 自由に歩いて外出できる

D 過去3ヶ月間で精神的ストレスや急性疾患を経験しましたか？
- 0 = はい　　2 = いいえ

E 神経・精神的問題の有無
- 0 = 強度認知症またはうつ状態
- 1 = 中程度の認知症
- 2 = 精神的問題なし

F1 BMI (kg/m²)：体重(kg)÷身長(m)²
- 0 = BMI が 19 未満
- 1 = BMI が 19 以上、21 未満
- 2 = BMI が 21 以上、23 未満
- 3 = BMI が 23 以上

BMI が測定できない方は、F1 の代わりに F2 に回答してください。
BMI が測定できる方は、F1 のみに回答し、F2 には記入しないでください。

F2 ふくらはぎの周囲長(cm)：CC
- 0 = 31cm未満
- 3 = 31cm以上

スクリーニング値
(最大：14ポイント)

12-14 ポイント： 栄養状態良好
8-11 ポイント： 低栄養のおそれあり (At risk)
0-7 ポイント： 低栄養

より詳細なアセスメントをご希望の方は、www.mna-elderly.com にあります MNA フルバージョンをご利用ください。

Ref. Vellas B, Villars H, Abellan G, et al. *Overview of the MNA® - Its History and Challenges*. J Nutr Health Aging 2006;10:456-465.
Rubenstein LZ, Harker JO, Salva A, Guigoz Y, Vellas B. *Screening for Undernutrition in Geriatric Practice: Developing the Short-Form Mini Nutritional Assessment (MNA-SF)*. J. Geront 2001;56A: M366-377.
Guigoz Y. *The Mini-Nutritional Assessment (MNA®) Review of the Literature - What does it tell us?* J Nutr Health Aging 2006; 10:466-487.
® Société des Produits Nestlé, S.A., Vevey, Switzerland, Trademark Owners
© Nestlé, 1994, Revision 2009. N67200 12/99 10M
さらに詳しい情報をお知りになりたい方は、www.mna-elderly.com にアクセスしてください。

図3　簡易栄養状態評価表（MNA®）　　　　　　　　　　　　　　　　　　　　文献3)より引用

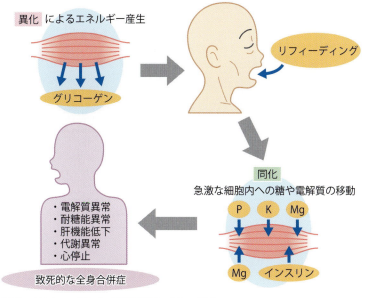

図4 リフィーディング症候群のメカニズム

文献5)より引用

かかわらず、急速・過剰に栄養療法を行った場合に早期に発生する代謝性合併症である。

リフィーディング症候群のメカニズムを図4に示す。

飢餓に陥ると、インスリン分泌が減少し、糖を主体とした代謝から、貯蔵された脂肪や蛋白を利用する代謝に変わり(体脂肪を分解して遊離脂肪酸とケトン体がエネルギー源として使われる)、全体の代謝率も20～25%低下する[4)5)]。

この状態では、細胞内電解質が細胞内から血清に動員され、とくにリンが枯渇する。尿排泄が低下することから血清濃度はある程度一定に保たれるが、全体では枯渇しているといわれる。

この状況でリフィーディング(再栄養)が行われると、インスリン分泌が亢進し、エネルギー源が脂肪や蛋白から糖質へ急速に転換されると同時に、リンやマグネシウムなどのミネラルが大量に細胞内に動員される。この結果、リンやマグネシウムなどの血清濃度が低下する。

重症度にもっとも影響を与える因子は、リン濃度の低下である。重篤な低リン血症によって、心筋収縮障害、うっ血性心不全、横隔膜疲弊による呼吸不全、血球機能不全、骨格筋障害、痙攣を引き起こす。同時にカリウム、マグネシウムの血清濃度も低下するため、心筋の易興奮性、不整脈を引き起こす。

リフィーディング症候群の高リスク患者の全死亡率は6～20%といわれている[5)]。高リスク患者の判断基準を表1に示す。

> **飢餓状態患者の再栄養のリスク**
> ①インスリン分泌が亢進する
> ②エネルギー源が脂肪や蛋白から糖質へ急速に転換される
> ③リンやマグネシウムなどの血清濃度が低下する

Point

リン濃度の低下は、心筋収縮障害、うっ血性心不全、呼吸不全、血球機能不全、骨格筋障害、痙攣を引き起こす

表1　リフィーディング症候群の高リスク患者の判断基準

1. 以下の1項目以上を有する	2. 以下の2項目以上を有する
①BMI＜16	①BMI＜18.5
②過去3〜6か月間の意図しない15％以上の体重減少	②過去3〜6か月間の意図しない10％以上の体重減少
③10日以上の経口摂取量減少あるいは絶食	③5日以上の経口摂取量減少あるいは絶食
④栄養療法開始前の血清カリウム、リン、マグネシウム低値	④アルコールの濫用あるいはインスリン、化学療法、制酸薬、利尿薬を含む薬剤の使用歴

Nutrition support in adults : oral nutrition support, enteral tube feeding and parenteral nutrition, Clinical Guideline CG32; National Institute for Health and Clinical Excellence, UK, 2006.

文献6) p.371より引用

栄養療法開始時の留意点

①心不全

体重減少に伴い、心容積、心筋量が減少し、心拍出量が低下することが報告されている。この状態で急速・過剰に栄養を投与すると、栄養投与量によって循環血液量に対応できず心不全が発症する。

経過中に急激な体重増加や心拍数の増加がみられれば、心不全の前兆の可能性があるので、毎日の体重測定と頻回なバイタルサインの確認が必要である。

BNP（脳性ナトリウム利尿ペプチド）は主として心室から血液中に分泌されるホルモンであり、心不全の指標となる。強力な水・ナトリウム利尿作用、血管拡張作用を有しており、心室に負荷がかかると分泌され、交感神経系およびレニン・アンギオテンシン系を抑制して、それらのホルモンと拮抗的にはたらいて心不全などの病態を改善させる。

②肝障害：肝酵素の上昇

栄養療法開始後数週間以内に出現し、経腸栄養や静脈栄養などの強制的な栄養療法施行時に多いが、多くは自然経過で徐々に改善する。原因は過剰な糖質投与、糖質と窒素量のアンバランスなどのことが多く、検査値が正常範囲上限の3倍以上になる場合は、糖質を減量する。

③ビタミンB_1欠乏

急速な糖質投与による需要亢進が原因であり、重症例ではうっ血性心不全や可逆的なウエルニッケ脳症を引き起こすことが報告されている[7]。そのため、予防には栄養療法開始前にチアミンを200〜300mg/日投与し、以後、少なくとも10日以上は十分量のビタミンB製剤（たとえば3〜6錠/分[3]）を補充することが推奨されている[8]。

④低血糖

糖質負荷に伴い、膵臓から大量のインスリンが分泌され細胞内に糖が取り込まれるが、一方で萎縮した肝のグリコーゲン貯蔵量は減少する。そのため、空腹時の血糖値の低下を補うことができず低血糖を引き起こす可能性がある。重度の神経性食思不振症では約半数で低血糖が発生すると報告

心不全の前兆
①急激な体重増加
②急激な心拍数の増加

BNP
brain natriuretic peptide
脳性ナトリウム利尿ペプチド

AST/ALTの値が正常範囲上限の3倍以上になれば、糖質を減量する

神経性食思不振症
身体認知障害を伴うやせ願望を主張とする精神疾患で、極端な食事制限と高度のるい痩を特徴としている。栄養療法開始時には重篤な合併症（リフィーディング症候群）の発症リスクが高いため、栄養状態と病態の把握、個々の症例に応じた治療計画が必要となる

されており、高リスク症例に対しては、安定するまで10％ブドウ糖液などの持続的投与（20〜40mL/時）を考慮する。

⑤下痢

長期の半絶食状態に伴う消化管粘膜萎縮と消化管運動障害、膵外分泌機能障害のため、栄養療法開始後、早期に重症の下痢を引き起こすことがあるので注意する。

リフィーディング症候群の予防

①栄養投与量

栄養投与量は少量から開始して慎重に増量し、頻回の身体観察、バイタルサインのチェック、血液・生化学検査のモニタリングを行う。

②電解質の補充

栄養療法開始時より、リン、カリウム、マグネシウム、ビタミンB_1を補充して血中濃度を正常範囲内に維持する。カリウム（2〜4mEq/kg/日）、リン（9〜18mg/kg/日）、マグネシウム（0.4mEq/kg/日 静注、あるいは9.2mg/kg/日 経口）等、電解質の補充が推奨されている。

「リフーデイング症候群高リスク」と判定された神経性食思不振症患者

患者：23歳、女性

病名：神経性食思不振症

入院時現症：身長155cm、体重34kg（着衣含む）、BMI14.4

血圧94/72mmHg、脈拍57/分・整、体温36.7℃、貧血（−）、黄疸（−）、浮腫（−）、チアノーゼ（−）、胸部聴打診上異常なし、腹部異常所見なし前額部に皮下出血あり、るいそう著明

意識レベルJCS 300（痛み刺激に対し全く反応しない）、血糖20mg/dL以下、50％ブドウ糖静注で意識回復。四肢麻痺はなし

現病歴：15歳のころ、エビを食べ発疹が出現し、それを機に拒食になり、体重減少が始まった。A病院、当病院、B病院にて入院治療を経て、B病院外来通院治療を行い、半年前に体重が40kg（BMI16.6）まで改善し、外来通院が終了していた。今回、低血糖による意識障害で当院搬送され、本人、家族の希望で入院となった。

検査データ：表2に示す。

表2　神経性食思不振症患者の検査データ

	入院時	1病日	当院の基準値
白血球数(/μL)	$5.66×10^3$	$3.48×10^3$	
赤血球数(/μL)	$3.19×10^6$	$3.53×10^6$	
Hb(g/dL)	11.2	12.1g/dL	
TP(g/dL)	6.3	5.6	6.2〜8.2
ALb(g/dL)	4.3	3.7	3.9〜4.9
総ビリルビン(mg/dL)	1.29	1.17	0.4〜0.8
AST(U/L)	1915	629	8〜40
ALT(U/L)	975	613	5〜35
ALP(U/L)	340	303	104〜338
LDH(U/L)	1201	747	106〜211
CPK(U/L)	688	1780	43〜165
BUN(mg/dL)	21.8	16.9	8〜20
Cr(mg/dL)	0.5	0.46	0.4〜0.89
Na(mEq)	124	123.8	135〜147
K(mEq)	3.2	4.2	3.5〜5.5
CL(mEq)	89	93	98〜108
Ca(mg/dL)	7.6	7.3	8.8〜10.2
IP(mg/dL)	4.6	2.8	3.0〜4.5
Mg(mg/dL)		2.1	1.8〜2.4
血糖(mg/dL)	70	153	70〜110
血清アミラーゼ(U/l)	276	749	37〜125
CRP(mg/dL)	0.01	0.14	0.27以下

栄養アセスメント

スクリーニングSGAで、食欲不振、低体重、半年間で6kg（15％）と明らかな体重減少がみられ、中等度栄養障害と評価。また、MUSTでスクリーニングすると、合計Score6、栄養障害の危険度は「High Risk」で、栄養管理法は栄養士あるいはNSTによる積極的な介入を要すると判定した。

さらに、リフィーディング症候群の高リスク患者の判断基準から、BMI＜16、過去3〜6か月間の意図しない15％以上の体重減少、10日以上の経口摂取量減少、栄養療法開始前の血清カリウム、リン、マグネシウム低値で2項目以上を有し、リフーデイング症候群高リスクと判定できた。

栄養療法の選択

神経性食思不振症患者への基本的な栄養投与経路は、一般的な栄養管理と同様、侵襲が少ない経口投与である。しかし、体重が増加しない、精神状態が増悪する、生命にかかわるほどの体重減少がある場合は経腸栄養や静脈栄養の適応となる。

この症例においては、脱水傾向であり、まずは補正のための輸液と経口を併用していくこととした。

栄養補給計画

基礎エネルギー消費量(BEE)は「日本人の簡易式」により、

10.8 × 26.4 + 620 = 905kcal

であった。一方、Harrse-Benedict式で求めたBEEは、1,082kcalであった。

神経性食思不振症患者の場合、長期飢餓に対応してBEEは20〜25%減少すると推測されている[9)10)11)]ため、これを加味するとBEEは811〜865kcalと推測される。

目標栄養量は1,300〜1,600kcalだが、開始時は1,000〜1,100kcalとした。

経口からの提供量は、エネルギー800kcal、蛋白質40g、Na108mEq、K58mEq前後。輸液(ビーフリード500、ラクテックD500、ビタメジン、10%塩化ナトリウム20mL)は310kcal、アミノ酸15g、Na116.5mEq、K12mEq、水分1000mLで開始した。

> **日本人のための簡易式**
> 男性：BEE=14.1×体重(kg)+620
> 女性：BEE=10.8×体重(kg)+620

栄養療法開始後の経過

食事は噛む力が弱く本人の希望もあり、流動食から開始し、徐々に固形物へ移行していくことにした。しかし、2週間経過をみていたが、経口が700kcal平均と増量が思うよう進まず、そのうえ血管が細く点滴ラインがとりにくくなっていたので、経管栄養を併用することで本人を説得した。

19病日より経管栄養は300kcalより開始し、経過をみながら600kcal、900kcalへと増量していった。

ちなみに中等度の栄養障害では、10kcal/kg/日から開始して4〜7日間かけて目標まで増量し、重度栄養障害患者(BMI14以下、あるいは半飢餓状態が2週間以上続いた場合)5kcal/kg/日で開始し、1〜2週間かけて目標まで増量することが推奨されている[6)]。しかし、この症例の場合、すでに経口が開始されていたので検査データや経口量を観察しながら経管栄養のステップアップを行った。

栄養療法開始から2〜3週間後に、重篤な代謝性合併症の発生リスクは低下するといわれる。目標体重に応じた必要エネルギー量を設定・投与し、以後は体重増加量に応じて調整する。蛋白質量は1.0〜1.5g/kgとし、以後は血清蛋白質、体重増加量に応じて調整する、最終的な目標体重は理想体重±10%あるいは健常時体重とすること、体重増加速度は0.5〜1.0kg/週を目安とすることが強く推奨される[6)]。

この症例の理想体重は51.5kg、よって計算上の目標体重は46〜56.6kgとなるが、半年前に外来治療が終了した際の体重40kgを精神科医と主治医との判断で最終目標とした。適切な体重増加速度を達成するための必要エネルギー量は男性4,000kcal/日、女性3,500kcal/日と報告されているが、実際には難しいのが現状である。この症例での栄養投与量は1,800kcal前後(経管900kcal＋経口900kcal)で、蛋白質量は93g(IBW×1.8)である。

臨床経過は図4のとおりである。体重は30kgあたりで安定したままであり、今後は専門病院への転院を検討することとなる。

考察

　経口摂取はもっとも生理的ではあるが、神経性食思不振症の患者では経口摂取は思うように進まない。また、開始時は噛む力も弱く、流動より開始し徐々に食形態をアップするが、摂取量を早く見極め、経管栄養を併用して確実に投与する栄養療法に切り替えるタイミングをはかる必要がある。

　また、回復に伴い、経口食は食べたようにみせかけて捨ててしまう場合もある。この症例においては、経口食だけでなく、途中で経管栄養剤を破棄している疑いがあり、経管栄養ポンプでの管理を続ける必要が生じた。

　本来、経管栄養の導入は一時的導入で食事の摂取量により経管栄養減量予定であったが、摂取量がのびず、経管栄養の離脱が思うようにできなかった。さらに、栄養を投与してもインスリンの過剰分泌による低血糖発作をきたすこともある。この症例では、低血糖になっても本人に自覚がない(あくび、冷や汗などの低血糖症状は現れない)ため、医療者側でモニタリングをして注意をはらうことが必要である。

　くわえて、精神科による心のケアや、リハビリテーション科による筋力低下予防など、主治医、栄養サポートチーム等での連携が重要である。

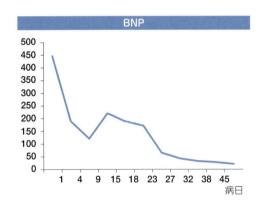
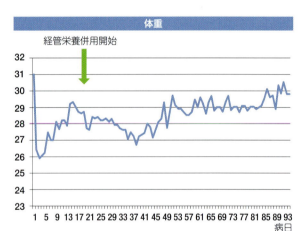
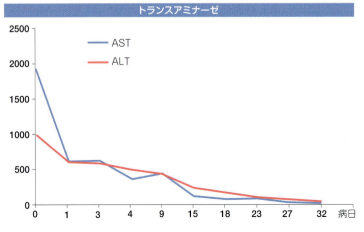
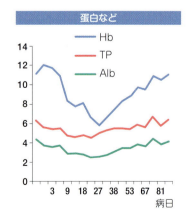

図4　臨床経過

引用・参考文献
1) 日本静脈経腸栄養学会編：日本静脈経腸栄養学会 静脈経腸栄養ハンドブック．南江堂，2011．
2) 岩佐正人：栄養スクリーニング．キーワードでわかる臨床栄養，改訂版（大熊利忠ほか編），羊土社，2011．
3) 雨海照祥監：高齢者の栄養スクリーニングツール MNA ガイドブック．医歯薬出版，2011．
4) Mehanna HM, et al : Refeeding syndrome ; what it is, and how to prevent and treat it. BMJ, 336 : 1495-1498, 2008.
5) 東京医科大学八王子医療センター救命救急センター：リフィーディング症候群．http://qq8oji.tokyo-med.ac.jp/category/pg-report/nutrition より 2014年11月10日検索
6) 日本静脈経腸栄養学会編：静脈経腸栄養ガイドライン．第3版，p.369〜375，照林社，2013．
7) Stanga Z, et al : Nutrition in clinical practice-the reffeeding syndrome ; illustrative cases and guidelines for prevention and treatment. Eur J Clin Nutr, 62 : 687-694, 2008.
8) Nutrition support in adults : oral nutrition support, enteral tube feeding and parental nutrition. Clinical Guideline CG32 ; National institute for Health and Clinical Excellence, London, UK, 2006.
9) Melchior JC, et al : Energy expenditure economy induced by decrease in learn body mass in anorexia nervosa. Eur J Clin Nutr, 43 : 793-799, 1989.
10) Casper RC, et al : Total daily energy expenditure and activity level in anorexia nervosa. Am J Clin Nutr, 53 : 1143-1150, 1991.
11) Bossu C, et al : Energy expenditure adjusted for body composition differentiates constitutional thinness from both normal subjectis and anorexia nervosa. Am J Physiol Endocrinol Metab, 292 : 132-137, 2007.

part 4 症状・状況別 経腸栄養管理プラン

サルコペニア・サルコペニア肥満・カヘキシア

吉村 由梨

サルコペニア

❶概要

　サルコペニアとは、広義（一次性サルコペニア）では加齢に伴う筋肉量・質の減少を意味しており、発症要因はさまざまある。狭義（二次性サルコペニア）では、活動性低下や低栄養、原疾患や侵襲に伴う生体内ホルモン濃度や炎症性サイトカインバランスの変化など、すべての要因によるものを意味する（表1）。これらは進行性であり、身体機能障害、QOLの低下、死のリスクを伴うことがある[1]。

　小林は、「健康な若年者では、食事の摂取後には血中アミノ酸濃度の増加やインスリン濃度の増加が生じ、それらにより筋タンパク質の同化反応（筋タンパク質合成の増加と筋タンパク質分解のわずかな減少）が起こるが、高齢者ではこの反応が若年者に比べて低下しており、これがサルコペニアを引き起こす原因となる」[2]と述べている。

　サルコペニアの患者は活動性の低下や食思不振がきっかけとなり、食事摂取量不足による低栄養から発病や転倒などの有害事象をまねくことがある。このように、複数の発症要因をあわせもつと負のスパイラルに陥ってしまうため、早期発見・介入が望まれる。

　また、高齢者はサルコペニアとともに転倒・骨折、入院、死亡などのリスクも増加する[3]。これはフレイルティと呼ばれ、今後さらなる超高齢社会を迎える日本にとって理解を深めておくべき概念の1つである（表2）。

Point
サルコペニアの患者は、さまざまな有害事象をまねくことがあるため、早期発見・介入しなければならない。また、フレイルティにも注意する

表1　サルコペニアの原因

分類		原因
一次性サルコペニア		加齢の影響のみで、活動・栄養・疾患の影響はなし
二次性サルコペニア	活動	廃用性筋萎縮、無重力、不活動
	栄養	飢餓、エネルギー摂取量不足
	疾患	侵襲：急性疾患、炎症 カヘキシア：慢性疾患・炎症 原疾患：筋萎縮性側索硬化症、多発性筋炎、甲状腺機能亢進症

表2　フレイルティの定義

以下5項目のうち、3項目以上に該当する				
①体重	1年で4.5g以上減少			
②疲労感	自己評価			
③活動量	1週間の生活活動量を評価			
④歩行速度の低下	15フィート(4.57m)を歩く時間で評価	男性：身長≦173cm　7秒以上、身長＞173cm　6秒以上 女性：身長≦159cm　7秒以上、身長＞159cm　6秒以上		
⑤筋力低下	握力	男性：BMI	≦24.0 24.1〜26.0 26.1〜28.0 ＞28.0	29.0kg以下 30.0kg以下 30.0kg以下 32.0kg以下
		女性：BMI	≦23.0 23.1〜26.0 26.1〜29.0 ＞29.0	17.0kg以下 17.3kg以下 18.0kg以下 21.0kg以下

表3　サルコペニアの診断基準

①握力	または	②歩行速度	＋	③筋肉量	
男性26kg以下 女性18kg以下		0.8m/s以下		【DXA】 男性　7.0kg/m² 女性　5.4kg/m²	【BIA】 7.0kg/m² 5.7kg/m²

※①②どちらか、または両方該当し、③にも該当すればサルコペニアと診断する。

文献4)より引用

❷サルコペニアの診断基準

2014年、アジア人向けの診断基準が発表された(**表3**)。また、欧州のワーキンググループであるEWGSOPによると、筋肉量減少、筋力低下、身体機能低下の有無でサルコペニアの進行度は3段階に分類される[1]。

EWGSOP
European Working Group on Sarcopenia in Older People

●サルコペニアの分類
①前サルコペニア：筋肉量低下のみ
②サルコペニア：筋肉量低下＋筋力低下または身体機能低下
③重症サルコペニア：筋肉量低下＋筋力低下＋身体機能低下

❸サルコペニアと経腸栄養

経腸栄養におけるサルコペニア発症要因は、二次性のものが多い。とくに、経腸栄養施行中に長時間臥床を要する場合は、活動性低下によるサルコペニア進行のリスクが高い。活動時間の確保のため、可能な範囲での離床、またはヘッドアップを行うことが望ましい。

自力活動ができない場合、他動でも機会刺激を加えることで筋萎縮を軽減することができるため[5]、リハビリテーション介入によりサルコペニア進行予防が期待される。

長時間臥床時の注意点
①活動性低下を防ぐため、離床やヘッドアップを可能な範囲で行う
②自力活動ができない場合は、リハビリ介入により機会刺激を加える

●経腸栄養プラン：必要栄養量の投与＋ビタミンD、ロイシンの強化

①必要栄養量
個々の体格や病態に合わせて必要栄養量を算出する。その後、モニタリ

ング、アセスメント、プランニングを繰り返す（図1）。

②栄養素の算出方法[6]
①エネルギー：体重×25〜30kcal（ストレスや活動量を加味して調整する）
②蛋白質：体重×0.8〜1.0g（病態やストレスの程度に応じて調整する）
③水分量：体重×30〜40mL（発熱、下痢、脱水など病態に応じて増減する）
④脂質：総エネルギー投与量の20〜40％（病態に応じて増減する）
⑤炭水化物：総エネルギー投与量の50〜60％（病態に応じて増減する）

③ビタミンD（図2）
　ビタミンDが欠乏していると、Ⅱ型筋線維を欠損することから障害転倒をまねきやすい。また、上下肢筋肉量・筋力が低下するおそれがある[7]。ビタミンD欠乏時には、不足分を補うことでサルコペニアの予防や治療が有用である。

④ロイシン（図2）
　ロイシンは必須アミノ酸であり、分岐鎖アミノ酸（BCAA）の1つである。運動とともにロイシンを強化した必須アミノ酸混合物を3g1日2回、3か月にわたって摂取すると、下肢筋肉量の増加、膝伸展能力、歩行速度が改善したという報告がある[8]。

Point
①ビタミンDの不足分を補うことで障害転倒などを予防する
②必須アミノ酸であるロイシンを摂取することでサルコペニアを予防する

モニタリング
- 体重変化率
- 血糖値
- 水分バランス
- 電解質異常
- 酸塩基平衡異常
- 腎機能障害
- 肝機能障害、肝胆道系合併症
- 処方薬の変化
- 活動量、ストレスの変化
- 尿量、排尿回数
- 便形状、排便回数
- 皮膚状態
- 栄養素欠乏および過剰
- 動脈血酸素飽和度
- 肺炎
- 口腔内環境

アセスメント
改善・不変・悪化
プラン変更の必要性の有無

プランニング
必要栄養量
栄養剤の内容
投与方法

図1　経腸栄養管理サイクル

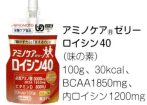
アミノケア®ゼリーロイシン40
（味の素）
100g、30kcal、BCAA1850mg、内ロイシン1200mg

リソースペムパルアクティブ
（ネスレ日本）
125mL、200kcal、BCAA2500mg

ヘパス
（クリニコ）
125mL、150kcal、BCAA3200mg

図2　ビタミンD、ロイシンを含むBCAAの強化された補助食品

サルコペニア肥満

　サルコペニア肥満の診断基準はないが、現在の日本肥満学会ではBMI 25kg/m² 以上を肥満とするため、経腸栄養患者もこの基準でサルコペニア肥満と判定する方法がある。

　また、BMI 25kg/m² 以下であっても、意図しない体重増加や体重減少、または不変で腹囲のみ増加することがある。この場合、骨格筋の減少だけではなく内臓脂肪の増加が予想される。こうしたサルコペニア肥満において、筋肉量を維持しながら体重減少を目指すためには、栄養管理・運動療法の併用が望ましい[9]。

　しかし、高齢者において通常体重がBMI 25kg/m² 以上であり代謝異常をみとめない患者には、無理に体重減少を目指すより現体重維持を目標としたほうがよい場合もある。入院時には本人、家族、前医情報を確認し、通常体重を把握することが必要である。

Point
① 栄養管理と運動療法を併用し、筋肉量を維持しながら体重減少をはかる
② 高齢者の場合は、体重維持を目標としたほうがよい場合もある

●経腸栄養プラン：栄養管理と運動療法

①エネルギー制限：体重×15〜20kcal、または必要栄養量の70%

　当院では、体重×20kcalからスタートし、週に1回の体重モニタリングにて適宜提供エネルギー調整する。大幅な体重減少による体調不良を避けるため、1週間に1〜2%の体重減少率を目標とする。

②蛋白質：NPC/N150前後（非蛋白エネルギー窒素比の適正化）

$$\text{NPC/N} = \frac{総エネルギー量 - (蛋白質量 \times 4)}{(蛋白質量 \times 0.16)}$$

※ 蛋白質量は、予想蛋白質量を入れて150前後になるか計算してみる

　少ないエネルギー下でもアミノ酸が効率よく筋蛋白質合成に利用されるよう、蛋白質は適正比率にする。

〈エネルギー、NPC/Nの計算例〉
- 体重60kg、BMI 25kg/m²、通常体重50kg患者の場合

　エネルギー：60 × 20 = 1,200kcal

　蛋白質：45g

　　NPC/Nが150になるよう蛋白質量を予想して計算する

$$\frac{1200 - (45 \times 4)}{(45 \times 0.16)} = 141.6$$

③脂質：中鎖脂肪酸

　一般の食用油と中鎖脂肪酸を含む油を比較したところ、中鎖脂肪酸を含む油を摂取したほうが体重減少や体脂肪量を減少させたという報告がある[10]。

④運動療法

　レジスタンストレーニング、持久力トレーニングを実施する。

カヘキシア

❶概要

カヘキシア（cachexia、悪液質）とは、慢性的で炎症を伴う疾患にみられる不可逆的な栄養不良状態である。代謝異常とエネルギー摂取不足が関連しており、初期症状として体重減少がみられる（表4）。

炎症下で代謝亢進状態にあるため、消費エネルギー量が増大し、筋蛋白の喪失も大きくなる。このとき、インスリン抵抗性が発現するため炭水化物の過剰投与は控え、蛋白質は十分投与する。筋蛋白の損失も著明にみられることからわかるように、前述したサルコペニアとの関連も強い。運動とともにエイコサペンタエン酸（EPA）を2g/日投与することで筋蛋白の喪失緩和に有効である[12]。

> **カヘキシアがみられる疾患**
> ①がん
> ②慢性心不全
> ③慢性腎不全
> ④慢性呼吸不全
> ⑤慢性肝不全
> ⑥慢性感染症
> ⑦関節リウマチなどの膠原病

❷カヘキシアと経腸栄養

原疾患の治療が継続して行えるよう、不応性カヘキシア（refractory cachexia）に陥るまでは、過不足のない通常どおりの栄養管理、またはがん患者対応の経腸栄養剤を選択する。不応性カヘキシアが明確になった場合には、栄養投与量を軽減することで代謝機能が低下し身体への負荷を制御できることが報告されている[13]。

> **Point**
> ①不応性カヘキシアに陥るまでは、通常どおりの栄養管理、またはがん患者対応の経腸栄養剤を選択する
> ②不応性カヘキシアが明確になった場合には、栄養投与量を軽減する

表4　カヘキシアのステージ別特徴と栄養管理

ステージ	特徴	栄養管理
pre cachexia（前カヘキシア）	体重減少≦5% 食思不振 代謝変化	通常どおり
cachexia（カヘキシア）	①体重減少≧5% ②体重減少>2%、BMI<20 ③体重減少>2%、サルコペニア ①②③のいずれか 経口摂取不良、全身性の炎症反応	炭水化物↓ 蛋白質± がん患者対応栄養剤 EPA付加
refractory cachexia（不応性カヘキシア）	カヘキシアのさまざまな症状 異化亢進状態 抗がん治療に抵抗性 パフォーマンスステージの低下 余命3か月未満	栄養投与量軽減
死		

文献11)より一部改変

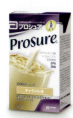
プロシュア
(アボットジャパン)
240mL、300kcal、蛋白質16g、
EPA1.056g

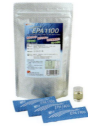
EPA1100
(アイドゥ)
4.4g、40kcal、
EPA1.1g

図3　EPAを含む栄養剤・補助食品

● 経腸栄養プラン：カヘキシアの進行に対応した栄養管理
①エネルギー：不応性カヘキシアになるまでは必要栄養量投与
②炭水化物：インスリン抵抗性がみられる場合は制限
③蛋白質：体重×1.2～1.5g（十分な必要量投与）
④脂質：エイコサペンタエン酸（EPA）2g/日投与（**図3**）

引用・参考文献
1) Cruz-Jentoft AJ, et al：Sarcopenia；European consensus on definition and diagnosis. Age Ageing, 39：412-423, 2010.
2) 小林久峰：必須アミノ酸によるサルコペニアの予防. 治療日本老年医学会雑誌，49(2)：203～205，2012.
3) 吉田貞夫：リハビリテーション栄養総論. 悪液質とサルコペニア（荒金英樹ほか編），p.39，医歯薬出版，2014.
4) Chen LK, et al：Sarcopenia in Asia:consensus report of the asian working group for sarcopenia. J Am Med Dir Assoc, 15(2)：95-101, 2014.
5) Agata N, et al：Repetitive stretch suppresses denervation-induced atrophy of soleus muscle in rats. Muscle Nerve, 39：456-462, 2009.
6) 日本静脈経腸栄養学会編：静脈経腸栄養学会ガイドライン. 第3版，照林社，p.140～144，2013.
7) 奥野純子ほか：腎機能低下は特定高齢者の身体機能に影響するか――推算糸球体濾過量（eGFR）に基づく検討. 日本老年医学会雑誌，1(46)：63～70，2009.
8) Kim HK, et al：Effects of exercise and amino acid supplementation on body composition and physical function in community-dwelling elderly Japanese sarcopenic women：a randomized controlled trial. J Am GeriatrSoc, 60：16-23, 2012.
9) Wakabayashi H, et al：Nutrition, exercise, and pharmaceutical therapies for sarcopenic obesity. J Nutr Ther, 2：100-111, 2013.
10) 笠井通雄ほか：中・長鎖脂肪酸トリグリセリドの体脂肪蓄積性に関する研究. 日本未病システム学会雑誌，9(2)：314～316，2003.
11) Fearon K, et al：Definition and classification of cancer cachexia；an international consensus. Lancet Oncol, 12：489-495, 2011.
12) 谷口正哲ほか：がん治療と治療療法――最近の話題から. 静脈経腸栄養，28(2)：591～595，2013.
13) 東口髙志ほか：終末期がん患者の輸液・栄養管理. コンセンサス癌治療，7：162～165，2008.

part 4 症状・状況別 経腸栄養管理プラン

尿素窒素の上昇

吉田 貞夫

尿素窒素とは

アミノ酸が分解されると、体に有害なアンモニアが生成される。アンモニアを肝臓で代謝し、無害化した際にできる物質が尿素である。通常、尿素は腎臓から尿中に排泄される。

臨床検査では、この尿素の量を反映する指標として、尿素窒素（UNまたはBUN）を測定する。尿素窒素は、腎機能障害、蛋白質摂取過剰など、さまざまな原因で上昇する。経腸栄養中の患者で、尿素窒素の上昇がみとめられた際は、その原因についてのアセスメントを行い、適切に対応する必要がある。

尿素窒素が上昇する原因とアセスメント

①尿素排泄の低下

腎機能が低下している症例では、腎糸球体濾過量が低下することにより尿素の排泄が低下し、尿素窒素が上昇する。尿素窒素と血清クレアチニンの比（BUN/Cr）を計算してみると、腎機能低下例では、血清クレアチニンも上昇しているために、10未満となることが多い。現病歴、既往歴に、慢性腎臓病（CKD）、糖尿病、その他の腎疾患がないか確認する。

②蛋白質の摂取過剰

蛋白質を過剰に摂取すると、余剰となった蛋白質はアミノ酸、さらにはアンモニアに分解され、多量の尿素が産生される。このような症例で、尿素窒素と血清クレアチニンの比（BUN/Cr）を計算してみると、尿素窒素の上昇はみられるものの、血清クレアチニンは上昇していないために、10以上となることが多い。蛋白質の摂取量が適切かを再確認する。

③消化管出血、熱傷、多発外傷、挫滅症候群

消化管出血時は、血中の蛋白が消化管から吸収され、分解されるため、尿素窒素は上昇する。また、熱傷、多発外傷、挫滅症候群など、組織が崩壊するような状態でも尿素窒素は上昇する。

これらの場合、蛋白質の摂取過剰の場合と同様に、尿素窒素の上昇はみ

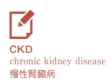
CKD
chronic kidney disease
慢性腎臓病

られるものの、血清クレアチニンは上昇していないために、BUN/Cr比は10以上となることが多い。発熱、血圧低下などのバイタルサインの変化や血中ヘモグロビンの低下がないか、クレアチンキナーゼ（CKまたはCPK）やLDH、血清カリウムなどの上昇がないか確認する。重症の腸閉塞の症例でも、このようなメカニズムにより、尿素窒素の上昇がみとめられることがある。

④ 脱水

　脱水によって尿素窒素が上昇することはよく知られている。脱水時は、血液の濃縮が起こり、相対的に尿素窒素が上昇するのに加えて、腎尿細管からの水分の再吸収とともに、尿素も再吸収されるためと考えられている。脱水の場合、腎糸球体で濾過された尿素のうち、50％以上が再吸収されるとも考えられている。一方、クレアチニンは、腎糸球体から濾過されて以降は再吸収されない。したがって、脱水時は、血清クレアチニンの上昇は血液濃縮の影響による一定の範囲にとどまるため、BUN/Cr比を計算すると、10以上となることが多い。皮膚や口腔内の状態、体重変化、水分摂取量などを確認する。

　尿管の狭窄、前立腺肥大症などによる尿閉、膀胱尿管逆流（VUR）といった尿路の障害によって尿のうっ滞を生じた際にも水分と尿素の再吸収が起こり、上記と同様、尿素窒素の上昇がみとめられることがある。既往歴を確認し、必要に応じて、超音波検査やCTなどを行う。

VUR
vesicoureteral reflux
膀胱尿管逆流

> **尿素窒素の上昇をみかけたら**
> - BUN/Cr比を計算
>
> $$\text{BUN/Cr比} = \frac{\text{尿素窒素（mg/dL）}}{\text{血清クレアチニン（mg/dL）}}$$
>
> - BUN/Cr比 ＞ 10　腎機能障害の可能性
> - BUN/Cr比 ＜ 10　腎機能障害以外の可能性（蛋白質の摂取過剰、消化管出血、熱傷、多発外傷、挫滅症候群、脱水など）

それぞれの原因に対する対策

　尿素窒素の上昇をみとめた際の対策の目的は、単に尿素窒素の数値を低下させることではない。その数値の背後で起きている体内の変化を正確にアセスメントし、体内の環境をより正常の状態に近づけるための対策を行う必要がある。そのためにも、上記のようなアセスメントがきわめて重要となる。

　腎機能の低下による尿素窒素の上昇が疑われる場合は、蛋白質量の制限、低カリウムの栄養剤への変更などを検討する（詳しくはp.101「腎不全」を参照）。

　高齢者などでは、加齢による生理的な腎機能の低下により、蛋白質の摂

取量が過剰となる場合がある。NPC/N比を150〜170とやや高めに設定した栄養剤などの使用も検討する。

> **NPC/N比**
>
> 　蛋白質の投与量を決定する際に考慮しなければならないのは、エネルギー量とのバランスである。多量の蛋白質を投与しても、十分なエネルギー量を投与しないと、体蛋白の崩壊は阻止できないし、投与した蛋白質も有効に利用されない可能性がある。
>
> 　蛋白質量とエネルギー量とのバランスを評価するのによく用いられているのが、NPC/N比である。糖質や脂質などで供給される蛋白質以外のエネルギー量（NPC：non-protein calorie）と、蛋白質に含まれる窒素量（N：nitrogen）との比率で、正常時は150前後の値が理想的といわれている。
>
> $$\text{NPC/N比} = \frac{\text{総エネルギー摂取量(kcal)} - (\text{蛋白質摂取量(g)} \times 4)}{\text{蛋白質摂取量(g)} \div 6.25}$$

　消化管出血、熱傷、多発外傷、挫滅症候群など、組織が崩壊するような状態、重症の腸閉塞の場合には、その疾患の治療を優先する。高齢者などでは、消化管出血や腸閉塞を発症しても、その症状が現れにくく、血液検査値の異常などで気づくこともないとはいえない。尿素窒素の上昇は、そうした疾患が潜在している警告としても重要な意味がある。

　脱水が考えられる場合は、水のみならず、血清ナトリウム濃度の変化にも注意して補正を行う（詳細はp.230「水分管理プラン」参照）。

① 腎機能の低下による尿素窒素の上昇が疑われる場合は、蛋白質量の制限、低カリウムの栄養剤への変更などを検討する。高齢者では、NPC/N比がやや高め（150〜170）に設定された栄養剤も検討する
② 組織が崩壊するような状態（消化管出血、熱傷、多発外傷、挫滅症候群など）、重症の腸閉塞の場合には、その疾患の治療を優先する
③ 脱水が考えられる場合は、水のみならず、血清ナトリウム濃度の変化にも注意して補正を行う

引用・参考文献
1）吉田貞夫編：見てわかる静脈栄養・PEGから経口摂取へ．NursingMook65，学研メディカル秀潤社，2011．

part 4 症状・状況別 経腸栄養管理プラン

低ナトリウム血症

吉田 貞夫

低ナトリウム血症の定義とおもな症状

　一般的に、血清ナトリウムが135mEq/L未満の場合を、低ナトリウム血症と定義している。低ナトリウム血症では、疲労感、頭痛、悪心、食思不振、痙攣、昏睡などの症状を呈することもあるが、高齢者などでは、はっきりとした症状を呈さない場合も少なくない。また、経腸栄養を行う症例では、このような症状があっても、訴えることができない場合も多いので注意が必要である。

　潜在する低ナトリウム血症は、活動量の低下や食事摂取量の低下をまねき、全身状態や日常生活動作（ADL）、栄養状態などを慢性的に悪化させる危険性がある。後述する低ナトリウム血症の原因となる疾患に罹患している症例では、定期的に血清ナトリウムのモニタリングを行うことが重要である。

> **Point**
> 高齢者は低ナトリウム血症の症状を訴えないことも少なくない。また、経腸栄養患者の場合は症状を訴えることができない場合も多い

低ナトリウム血症の病態を把握するための基本的理解

　低ナトリウム血症の診断・治療を行うにあたって、最も注意すべきことは、多くの場合、単なるナトリウムの摂取不足によって発症したのではないということである。最低限、1日2g程度の食塩（ナトリウムで34mEq程度）を摂取していれば、欠乏による低ナトリウム血症を発症するリスクは比較的低いといわれている。

　低ナトリウム血症の病態では、むしろ、脱水、血管内への水分貯留過多（希釈性低ナトリウム血症）など、体内の水分量を考慮する必要がある。他の電解質、微量元素などとは異なり、ナトリウムの場合は、常に体内の水分量とのバランスを配慮しなければならないのである。

　また、低ナトリウム血症の病態を把握するうえで忘れてはいけないのは、レニン‐アンジオテンシン‐アルドステロン系という調節機構の存在である。体内の水分量、ナトリウム量は、この調整機構によって、強力に制御されている。したがって、一見病態と逆説的な徴候がみとめられることがあるのは、この機構によって代償されているためと考えられる。

> **病態把握のポイント**
> ①体内の水分量とのバランス
> ②レニン‐アンジオテンシン‐アルドステロン系という調節機構

低ナトリウム血症の原因と診断・治療

❶ SIADH

イギリスの病院で低ナトリウム血症の原因を調査したところ[1]、最も高頻度にみとめられたのは、抗利尿ホルモン不適合分泌症候群（SIADH）だった（図1上）。

抗利尿ホルモン（ADH）は、下垂体後葉から分泌されるホルモンで、腎での水の再吸収を促進することにより、利尿を抑制し、水分を体内に維持する作用をもつ。SIADHでは、脱水などによる血漿浸透圧の上昇がないにもかかわらず、ADHが不適切に分泌されることによって、水分の貯留をきたし、希釈性の低ナトリウム血症を発症する。SIADHでは、レニン‐アンジオテンシン‐アルドステロン系による代償によって、浮腫はみられないことが多い。

前述の報告[1]では、SIADHの原因についても調査を行っている。その最大の原因は、下気道感染、すなわち、肺炎や気管支炎であった（図1下）。また、肺がんなどによっても、SIADHを発症することもよく知られている。

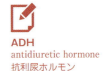

ADH
antidiuretic hormone
抗利尿ホルモン

SIADH
syndrome of inappropriate secretion of ADH
ADH不適合分泌症候群

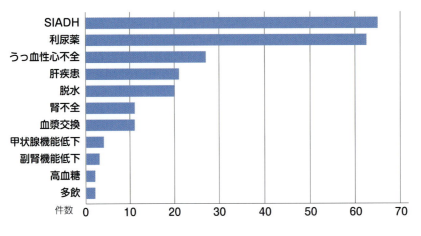

低ナトリウム血症の原因で、最も高頻度にみとめられたのは、抗利尿ホルモン不適合分泌症候群（SIADH）、次いで、利尿剤の使用で、摂取不足によるものはまれだった

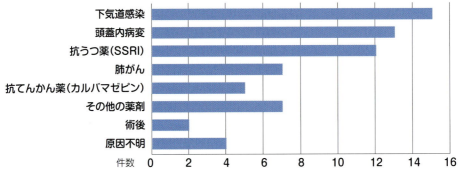

SIADHの原因の第1位は、下気道感染であった。抗うつ薬、抗てんかん薬などの薬剤がSIADHの原因となることもある

図1　低ナトリウム血症の原因（上）と抗利尿ホルモン不適合分泌症候群（SIADH）の原因
文献1）より作成

このような呼吸器疾患がSIADHを引き起こす機序として、胸腔内圧の上昇が静脈還流を減少させ、ADHの分泌を増加させるのではないかと考えられている。

摂食・嚥下訓練を行っている症例や、経腸栄養を行う症例では、誤嚥性肺炎を発症することが少なくない。このような症例で、低ナトリウム血症を見かけたときには、SIADHの可能性を考慮する。少量の誤嚥による慢性的な肺炎は、病巣が背側に限局していることも少なくないため、通常のX線撮影のみでは、見逃されてしまうこともありえる。胸部のCT検査を依頼することを検討すべきである[2)3)]。

SIADHの治療の基本は水制限である。水分摂取量を800～1,000mL/日（体重1kgあたり15～20mL/日）とし、血清ナトリウム濃度の変化を観察する[4)]。このとき、1.5～2.0kcal/mLの高濃厚タイプの栄養剤（**図2**）を使用することで、摂取するエネルギー量などを減らすことなく、水分制限を行うことができる。これと並行して、肺炎などがみとめられれば、その治療を行う。抗うつ薬（SSRI）や抗てんかん薬などの薬剤がSIADHの原因となることもあるので、薬剤師に服用している薬剤の確認を依頼し、原因となりうる薬剤がみとめられる場合は、医師に、可能な範囲で中止、あるいは、変更してもらう[2)3)]。

❷その他の低ナトリウム血症の原因と治療

前述の報告[1)]によれば、SIADHに次いで多い低ナトリウム血症の原因は、利尿剤の使用、うっ血性心不全、肝疾患、脱水などであった。これらの基礎疾患などに該当しないかをひとつひとつ除外していくことが重要である。

脱水による低ナトリウム血症の場合は、生理食塩水など等張性の輸液により補正する。この際、48時間以内に25mEq/L以上の補正を行うと、浸透圧性脱髄症候群（ODS）を発症することがあるので注意が必要である。ODSは、脳に不可逆的な障害を与えてしまうといわれている。これは、かつて橋中心髄鞘崩壊症（CPM）とも呼ばれていたが、低ナトリウム血症の急速な補正による脱髄は、橋だけでなく、脳の他の領域にも影響を及ぼ

Point

摂食・嚥下訓練や経腸栄養を行う患者の低ナトリウム血症の場合は、SIADHの可能性を考慮する

低ナトリウム血症の治療
①SIADH：水分制限、SIADHの原因となる薬剤の中止・変更
②脱水：等張性の輸液による補正（ODSに注意）
③MRHE：ミネラルコルチコイドの投与
④CSW：ミネラルコルチコイドの投与、ステロイドの静注

ODS
osmotic demyelination syndrome
浸透圧性脱髄症候群

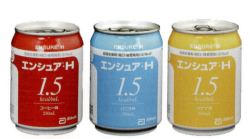
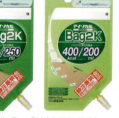

エンシュア®・H（アボットジャパン）
1.5kcal/mLの薬品の栄養剤

アイソカル Bag2K（ネスレ日本）
2.0kcal/mLの食品の栄養剤

図2　高濃厚タイプの栄養剤の例

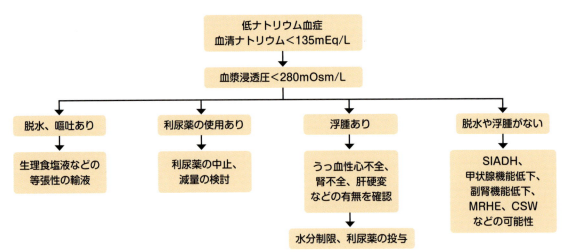

図3　低ナトリウム血症への対応のフローチャート
文献2）3）より引用

すことが知られるようになり、ODSと呼ばれるようになった。典型的なODSでは、意識低下、四肢筋力低下、痙攣などをみとめる。弛緩性麻痺、構音障害、嚥下障害が数日〜数週間かけて進行することもある。神経症状が出現し始めた際は、高張液を中止し、低張液に変更する。

高齢者において低ナトリウム血症をみとめた際に忘れてはいけないのが、ミネラルコルチコイド反応性低ナトリウム血症（MRHE）である。MRHEでは、副腎機能の低下により、腎でのナトリウムの再吸収が障害され、尿中にナトリウムが排泄され、低ナトリウム血症をきたす。フルドロコルチゾンなどのミネラルコルチコイドの投与を行うことで改善することが多い[5]。

脳血管障害の急性期などでは、下垂体などによる調節機能の障害により、ナトリウムが多量に尿中に排泄される中枢性塩類喪失症（CSW）によって低ナトリウム血症を発症することがある。この場合の治療は、ナトリウムの補充が基本であるが、症例によっては、ミネラルコルチコイドの内服やステロイドの静注などが奏功することがある[5]。

以上のように、低ナトリウム血症を適切に治療するためには、体液量、基礎疾患などからその原因を把握する必要がある（図3）[2,3]。

CPM
central pontine myelinolysis
橋中心髄鞘崩壊症

MRHE
mineralo-corticoid responsive hyponatremia of the elderly
ミネラルコルチコイド反応性低ナトリウム血症

CSW
cerebral salt wasting
中枢性塩類喪失症

事例1　肺炎によりSIADHを発症した患者

患者：73歳、女性
診断：左皮質下出血、症候性てんかん、高血圧症、糖尿病、脂質異常症、胃瘻造設術後
主訴：頭痛、意識障害、嘔吐
既往歴：脳梗塞、尿路感染症、左乳がん放射線治療後

現病歴：以前に左脳梗塞を発症。右片麻痺が残存していた。突然、頭痛、意識障害、嘔吐などがみられたため、前医受診し、上記と診断された。上記のため、立位・歩行などが困難で、リハビリテーションを行う目的で当院に入院した。前医で胃瘻を造設されている。

アレルギー、注意すべき薬剤：とくになし

入院時所見：身長155.0cm、体重52.3kg、BMI 21.8kg/m²
血圧104/60mmHg、脈拍88/分、体温37.2℃、動脈血酸素飽和度98％
貧血なし、黄疸なし、皮膚乾燥軽度、下腿浮腫なし、甲状腺腫大なし、リンパ節腫大なし、心雑音なし、呼吸音は清、腹部膨満軽度、圧痛なし、筋性防御なし、腸蠕動音は通常、金属音なし
重度の右片麻痺、失語症、右側の半側空間無視、右顔面神経麻痺をみとめた
発声なし、発語不可、意思疎通困難
移動はおもに車椅子、端座位の保持はかろうじて可能、立位・歩行は不可能

入院時検査所見：脳CTで、血腫の周りに軽度の浮腫が持続しており、依然として周囲組織への圧排所見も強く、正中線構造の偏位もみとめられた。水頭症などはない。血清ナトリウム132mEq/L、血清カリウム4.0mEq/L、血清クロール95mEq/L、血清尿素窒素10.9mg/dL、血清クレアチニン0.51mg/dL、空腹時血糖81mg/dL、血清アルブミン値3.0g/dL

原因のアセスメントと経過

血清ナトリウムが132mEq/Lとやや低値だったため、血清浸透圧、尿浸透圧、尿中ナトリウム排泄、副腎機能などの検査を行った。血清浸透圧は269mOsm/Lと低張であるのに対して、尿浸透圧は305mOsm/Lと高値で、尿中ナトリウム排泄も49mEq/Lと増加していた。血清ACTHは48.0pg/mL、血清コルチゾールは16.4μg/dL、血清アルドステロンは82pg/mL（臥位）で、正常範囲内であったため、SIADHを疑った。

嚥下機能は、3mLのトロミ水の嚥下すら困難で、口腔内への溜め込みがみとめられるほど低下していたため、誤嚥による肺炎がSIADHの原因なのではないかと考えた。胸部単純X線とCTを施行したところ、単純X線では肺炎像がはっきりしなかったが、CTで両肺野背側に誤嚥によると思われる肺炎像をみとめた（図4上）。

栄養剤を液体のものから半固形のものに変更するとともに、クラリスロマイシン200mg 1日1回の内服を追加、水分摂取量を1000mL/日に制限し、経過を観察したところ、血清ナトリウムは改善した（図4下）。

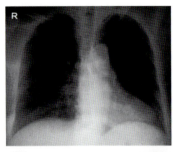
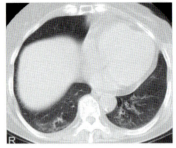
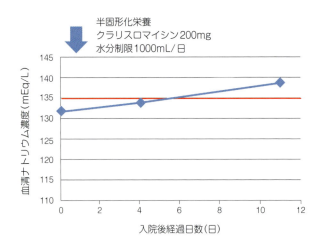

図4　事例1のX線、CTと経過

事例2　薬剤によりSIADHを発症した患者

患者：85歳、女性

診断：右アテローム血栓性脳梗塞

主訴：左片麻痺、言語障害、嚥下障害

既往歴：慢性関節リウマチ、認知症、骨粗鬆症

現病歴：突然、左片麻痺、言語障害を発症。前医でMRIなどを施行し、上記と診断された。上記のため、立位・歩行、端座位の保持などが困難。日常生活動作（ADL）の低下も著しく、再び自宅で生活するため、リハビリテーションを行う目的で当院に入院。

アレルギー、注意すべき薬剤：とくになし

入院時所見：身長153cm、体重42.9kg、BMI 18.3kg/m^2
血圧118/70mmHg、脈拍81/分、体温36.7℃、動脈血酸素飽和度97％
貧血なし、黄疸なし、皮膚乾燥なし、下腿浮腫軽度、甲状腺腫大なし、リンパ節腫大なし、心雑音なし、呼吸音は清、腹部膨満軽度、圧痛なし、筋性防御なし、左片麻痺は徒手筋力テスト（MMT）で3程度、立位・歩行は困難、移動はおもに車椅子、発声は可だが、嗄声

入院時検査所見：血清ナトリウム139mEq/L、血清カリウム3.3mEq/L、血清クロール101mEq/L、血清尿素窒素8.1mg/dL、血清クレアチニン0.44mg/dL
血清アルブミン値3.7g/dL、空腹時血糖139mg/dL

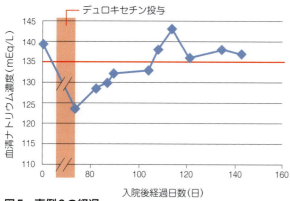

図5　事例2の経過

入院後の経過と低ナトリウム血症の発症

入院2か月ころまでは、左上腕に帯状疱疹を発症した以外は大きな問題もなく、全身状態も安定し、食事もミキサー食から、軟菜食を1,800kcal/日ほど摂取できるまでになっていた。入院2か月ごろから、不眠、食欲不振、午前中の活動性・自発性の低下などがみとめられたため、うつ病を疑い、セロトニン・ノルアドレナリン再取り込み阻害薬（SNRI）であるデュロキセチンを開始した。

開始4日目、意識レベルの低下をみとめ、検査の結果、血清ナトリウムが124mEq/Lまで低下していた。デュロキセチンによるSIADHを疑い、デュロキセチンの投与を中止した。その後、血清ナトリウムは徐々に改善したが（図5）、その間2週間程度、食事摂取量の低下をみとめ、末梢静脈栄養や、経鼻胃管からの経腸栄養を必要とした。

SNRI
serotonin & norepinephrine reuptake inhibitors
セロトニン・ノルアドレナリン再取り込み阻害薬

事例3　MRHEの患者

患者：89歳、男性
診断：潰瘍性大腸炎、大腸全摘後の廃用症候群
主訴：下肢筋力低下、ADL低下
既往歴：陳旧性肺結核、腰部脊柱管狭窄症
現病歴：上記のため、下肢筋力などが低下し、立位・歩行などが不安定。ADLの低下も著しく、呼びかけに対する反応などの活気も乏しかった。再び自宅で生活するため、リハビリテーションを行う目的で当院に入院。
入院時所見：身長154.0cm、体重46.8kg、BMI 19.7kg/m^2
　血圧126/70mmHg、脈拍68/分、体温36.6℃、動脈血酸素飽和度92%
　貧血なし、皮膚乾燥軽度、甲状腺腫大なし、リンパ節の腫大なし、心雑音なし、呼吸音は清、腹部に圧痛なし、腹部膨満軽度、筋性防

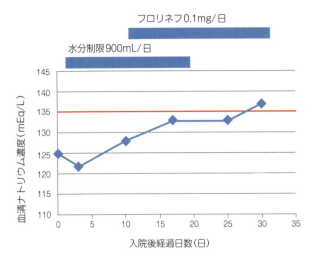

図6 事例3の経過

　御なし
入院時検査所見：血清ナトリウム125mEq/L、血清カリウム3.7mEq/L、血清クロール87mEq/L、血清尿素窒素5.6mg/dL、血清クレアチニン0.46mg/dL

原因のアセスメントと経過

　血清ナトリウム125mEq/Lと低ナトリウム血症をみとめたため、血清浸透圧、尿浸透圧、尿中ナトリウム排泄、副腎機能などの検査を行った。血清浸透圧は262mOsm/Lと低張であるのに対して、尿浸透圧は310mOsm/Lと高値で、尿中ナトリウム排泄も60mEq/Lと増加していた。血清ACTHは26.8pg/mL、血清コルチゾールは17.3μg/dL、血清アルドステロンは37pg/mL（臥位）で、血清アルドステロンは低めながらも、正常範囲内であった。

　SIADHを疑い、水分摂取量を900mL/日に制限し、経過を観察したが、血清ナトリウムは128mEq/Lと改善がみとめられなかったため、MRHEの可能性を考え、フルドロコルチゾン（フロリネフ）0.1mg/日を朝夕の2回に分割して投与したところ、血清ナトリウムは137mEq/Lまで改善した（**図6**）。

引用・参考文献
1）Clayton JA, et al : Severe hyponatraemia in medical in-patients: aetiology, assessment and outcome. QJM, 99(8) : 505-511, 2006.
2）吉田貞夫：経腸栄養のトラブルシューティングと合併症対策. 静脈栄養・PEGから経口摂取へ. NursingMook65, 学研メディカル秀潤社, 2011.
3）吉田貞夫：これがベストアプローチ！──電解質異常症例 低ナトリウム血症. ニュートリションケア, 7(8) : 26-33, 2014.
4）日本間脳下垂体腫瘍学会編：バゾプレシン分泌過剰症（SIADH）の診断と治療の手引き. 2010.
5）土師誠二ほか：高齢者の静脈栄養管理. 静脈経腸栄養, 22 : 447〜454, 2007.
6）Katayama Y, et al : A randomized controlled trial of hydrocortisone against hyponatremia in patients with aneurysmal subarachnoid hemorrhage. Stroke, 38(8) : 2373-2375, 2007.

part 4 症状・状況別 経腸栄養管理プラン

微量元素欠乏

湧上 聖

経腸栄養管理による微量元素欠乏

　高齢化社会の到来や医療技術の進歩により、急性期は乗り越えるもののかえって寝たきりの状態になる場合もあり、経腸栄養管理の状態の患者が増加している。

　長期の経腸栄養管理が続くと、わが国では食品衛生法により食品扱いの流動食に微量元素を添加することが制限されているため、経腸栄養剤に微量元素含量が少ない製品が多く存在していた。そのため、長期間の経腸栄養管理の場合、銅、亜鉛、セレンなどの微量元素欠乏を起こす可能性があり、多くの報告例がある。2000年の「第六次改定日本人の栄養所要量」に初めて微量元素の項目が掲載されて以来、各流動食メーカーの技術の進歩もあり、

経腸栄養管理が長期間になると、銅、亜鉛、セレンなどの微量元素欠乏を起こす可能性がある

表1　微量元素欠乏の症状

種類	元素記号	欠乏症状
亜鉛	Zn	・腸性肢端皮膚炎 ・味覚障害 ・性腺発育障害 ・創傷治癒遅延 ・免疫力低下 ・うつ状態
銅	Cu	・貧血 ・好中球減少 ・骨変化
マンガン	Mn	・成長障害 ・脂質代謝異常
ヨウ素	I	・甲状線種
セレン	Se	・心筋症 ・下肢筋肉痛 ・爪床部白色変化
クロム	Cr	・耐糖能異常 ・呼吸商の低下
モリブデン	Mo	・頻脈、多呼吸、昏睡

微量元素欠乏 | 217

最近では微量元素を強化した経腸栄養剤が主流となってきた。これによって微量元素欠乏が解決されると期待されたが、薬物との相互作用により微量元素欠乏を引き起こすことが報告されており注意が必要である。

本稿では、微量元素欠乏の種類や予防、対処について解説する。

微量元素とは

　生体内にその存在が確認されている元素は45種で、そのうち生命活動に必要不可欠な必須元素は27種である。このなかで体内含有量が鉄より少ないもの、あるいは1日の必要量が100mg以下の銅、亜鉛、マンガン、ヨウ素、クロム、セレン、モリブデンを必須微量元素とよんでいる。

　表1に各微量元素欠乏の症状を提示する[1]。経腸栄養管理においてとくに問題になる微量元素は、銅、亜鉛、セレンである。欠乏を起こすと、銅は好中球減少、貧血など、亜鉛は創傷治癒遅延、味覚障害、皮膚症状など、セレンは心筋症などが起こる。

とくに注意すべき症状
①銅：好中球減少、貧血など
②亜鉛：創傷治癒遅延、味覚障害、皮膚症状など
③セレン：心筋症など

経腸栄養剤の分類と「食事摂取基準」

❶経腸栄養剤の種類（表2）

　経腸栄養剤は大きく分けて薬品と食品に分類される。

　薬品の代表はエンシュアリキッド（アボット）やラコール（大塚製薬工場）であり、医師の処方にて提供する。薬品扱いなので治験を行い製造されており、銅、亜鉛などの微量元素の添加もされている。しかし、セレンの含量が両栄養剤とも少なく、長期に使用するとセレン欠乏の起こる可能性がある。成分の増減の変更などはさらなる治験が必要で、時間と費用がかかるため発売されてから10年以上も成分組成は変更されていなかった。

　2014年6月にアボットから新規経腸栄養剤エネーボが発売された。これはセレンが十分に含まれており、セレン欠乏の予防に期待される製剤である。図1は各経腸栄養剤のセレン含量の比較である。突然死の原因となる中国の克山病は、1日のセレン摂取量が10μg以下であり、筆者らの経腸栄養剤の検討では、1日のセレン摂取量が30μg以下だと血清セレン値が低下してきた。セレンの1日摂取量は、40μg以上は必要と思われる。

Point
新規経腸栄養剤エネーボはセレンが十分に含まれており、セレン欠乏予防に期待されている

　食品扱いの流動食は食品衛生法による微量元素の添加制限があるため、微量元素を容易に添加することができない。しかし、2000年ごろから酵母などを利用して微量元素を強化することが可能となり、また、2004年12月からは栄養機能食品としてグルコン酸銅、グルコン酸亜鉛の添加が可能となり、治験の必要もないので容易に成分の変更が可能である。そのため、各流動食メーカーは5年ごとにある「食事摂取基準」の改定後には、流動食の成分組成を頻回に変更している。

表2 各流動食の比較

製品名	メイバランスC	K-4S旧	F²α	K-LEC	CZ-Hi	ブイクレスα	テゾン	エネーボ	エンシュアリキッド	ラコール
分類(世代)	第一	第二	第二	第三	第三	補助飲料	補助飲料	薬品	薬品	薬品
会社名	明治	キユーピー	エスエス	キユーピー	クリニコ	ニュートリー	テルモ	アボット	アボット	大塚製薬工場
蛋白質 g	40	45	50	35	50	0.7	0	45	35	44
脂質 g	28	26	22	33	22	0.1	0	32	35	22
糖質 g	147	147	151	141	171	21.2	3.8	132	137	156
食物繊維 g	10	10	17	—	24					
Na mg	1100	1020	1000	800	900	30	0-50	767	800	738
K mg	1000	1090	1100	600	1500	70	35.4	1000	1480	1380
Ca mg	1100	600	900	600	750	70	3.3	967	520	440
Mg mg	150	300	300	130	380	3	1.4	173	200	193
Fe mg	10	11	12	12	11	5	1	14.7	9	6.3
Zn mg	4.6	11	10	10	11	10	4	15	15	6.4
Cu mg	0.1	1.8	1.6	0.65	1	0.012	0.6	1.6	1	1.25
Se μg	13	50	50	50	40	50	20	67	10	25
食塩換算 g	3	2.5	2.5	2	2.3			2	2	1.8
Zn/Cu	46.0	6.1	6.3	15.4	11.0	833.3	6.7	9.4	15	5.1

※対1,000kcal(ブイクレスαは125mL、テゾンは100mLあたり)

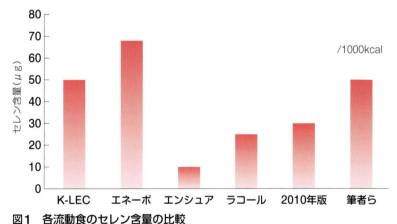

図1 各流動食のセレン含量の比較

❷「食事摂取基準」の名称について

 ここで、わが国の「食事摂取基準」の名称について触れておく。2000年までは「第六次改定日本人の栄養所要量」[2]が名称であった。2005年版については、施行前の名称は「第七次改定」とされていたが、施行時には「日本人の食事摂取基準2005年版」[3]の名称となり、2010年版も同様である。よって、

表3 各食事摂取基準と筆者らの結果との比較

	食事摂取基準2000年版		食事摂取基準2005年版		食事摂取基準2010年版		筆者らの結果
	18〜69歳	70歳以上	18〜69歳	70歳以上	18〜69歳	70歳以上	
			推奨量 目標量*		推奨量 目標量*		2001年頃
蛋白質 g	55〜70	55〜65	50〜60	50〜60	50〜60	50〜60	
脂質 g	摂取エネルギーの20〜25%		20〜30%	15〜25%*	20〜30%	20〜25%*	
糖質 g	摂取エネルギーの50%以上		50〜70%	50〜70%*	50〜70%	50〜70%*	
食物繊維 g	20〜25	10	17〜20	15〜17*	17〜19以上	17〜19以上*	
Na mg				*		*	
K mg	2000	2000	2700〜3100	2900〜3000*	2700〜3000	2900〜3000*	
Ca mg	600〜700	600	600	550〜600*	650〜700	600〜700	
Mg mg	250〜310	240〜280	270〜350	270〜310	270〜350	260〜320	
Fe mg	10〜12	10	6.5〜7.5	6.0〜6.5	6.0〜7.5	6.0〜7.0	
Zn mg	9〜12	9〜10	7〜9	7〜8	9〜12	9〜11	10〜15
Cu mg	1.6〜1.8	1.4〜1.6	0.7〜0.8	0.7〜0.8	0.7〜0.9	0.7〜0.8	0.6〜1.0
Se μg	45〜60	40〜45	25〜30	25〜30	25〜30	25〜30	40〜50
食塩換算 g	<10g	<10g	<8〜10g	<8〜10g*	<7.5〜9.0g	<7.5〜9.0g*	
Zn/Cu	5.6〜6.7	6.3〜6.4	10.0	10.0	13	13	15〜25

比較を容易にするために「第六次改定」は「2000年版」とする。

表3に2000年以降の各「食事摂取基準」における必須微量元素の推奨量と、筆者らが検討してきた経腸栄養管理における銅、亜鉛、セレンの推定必要投与量を掲載する。

❸食品の流動食の分類

筆者らは、食品の流動食を微量元素の観点から以下のように分類した。

①**第一世代**：2000年以前の微量元素含量が少ない製品で、微量元素欠乏を引き起こす可能性が大いにある。

②**第二世代**：微量元素含量が「食事摂取基準2000年版」に準拠した製品。銅亜鉛比が1対6で、セレン含量は40〜60μg/1000kcalであり、微量元素欠乏の可能性が少ないと思われた。

③**第三世代**：亜鉛吸収の効率化をねらって筆者らが考案した、第二世代の銅含量を若干減らし、銅亜鉛比を1対10以上にした製品。1000kcalあたりの銅含量0.5〜1mg、亜鉛含量10〜12mg、セレン含量23〜50μgである。

④**第四世代**：微量元素含量が「食事摂取基準2005年版」に準拠した製品。1000kcalあたり銅含量0.7mg、亜鉛含量7mg、セレン含量25〜30μgと亜鉛とセレンが第二世代より減っており、欠乏の危険性がある。

⑤**第五世代**：微量元素含量が「食事摂取基準2010年版」に準拠した製品。第

四世代と比較すると亜鉛含量は増えたが、セレン含量は少なくセレン欠乏の危険性がまだ残る。

日常臨床における微量元素に関しての最近の流れ

❶第一世代

2000年までは、食品衛生法による食品の栄養剤に微量元素の添加制限があり、微量元素含量が少ない栄養剤(第一世代)がほとんどであった。その対策として行われていたのは、各施設にて硫酸銅や硫酸亜鉛などを調剤して投与したり、銅、亜鉛が多く含まれている薬品の栄養剤(エンシュアリキッドなど)に変更して対処していた。

筆者らはピュアココアを用いて銅の補充に関して検討を行い、銅欠乏症に対して効果的であることを報告した(**図2**)[4]。また、これまでの銅の1日投与量より約3分の1少ない0.6mgで維持が可能であることが判明した[5]。

銅欠乏予防のポイント
①ピュアココアが効果的である
②1日0.6mgで維持が可能である

❷第二世代から第三世代へ

その後、「食事摂取基準2000年版」に初めて微量元素の項目が掲載され、各栄養剤メーカーの技術の進歩もあり、酵母を利用した食品の微量元素強化の栄養剤「第二世代」が登場した。

筆者らは「第二世代」栄養剤F2α(エスエス製薬)やK4S(キユーピー)の検討[6)7)]を行い、銅とセレンの補充に関しては効果的で、かえって血清銅値が正常上限を越え、血清亜鉛値は上昇効果が弱いことがわかった。他施設からも同様な報告が散見された。銅亜鉛比が1対6であったたため、銅と亜鉛の拮抗作用の観点から、銅含量を若干減らし、銅亜鉛比を1対10以上にすれば亜鉛の吸収に効果的ではないかと考えた。それが「第三世代」の

	入院		貧血	ココア開始 3/13				ココア終了 5/20
WBC	6000	3100	1200	2600	4500	6200	6400	6400
Hb(g/dL)	13.0	12.1	7.9	7.3	7.9	9.8	11	12
Plt(×4)		26.9	20.3	28.5	57.3	35.2	32	26
Cu(μg/dL) (78-131)				4		56	85	93
Cp(mg/dL) (17-37)				0.9		11.7	22	23.0
	1996 1/19	1997 12/20	1998 2/9	3/4	3/26	4/22	5/11	6/17

図2　臨床経過表

part 4 症状・状況別 経腸栄養管理プラン

栄養剤で、3つのメーカーが製品化した。

それらの製品の検討[8]では、血清銅値の維持には効果的であったが、血清亜鉛値の上昇効果は弱かった。原因として、栄養剤には亜鉛の吸収を抑制する成分として、銅以外にカルシウムや食物繊維などが含まれているからだと考えた。栄養補助飲料のブイクレスα（ニュートリー）[9]や亜鉛含量が多い胃潰瘍薬であるポラプレジンク（ゼリア新薬）などを栄養剤とは別に経腸栄養管理の患者に連日投与すると血清亜鉛値の上昇がみられた、との報告がある。

筆者らもポラプレジンクでの検討を行った。その結果は血清亜鉛値の上昇には効果的で、栄養剤とは別に亜鉛含量の多い製品を投与すればよいと結論した[10]。

❸第四世代

2005年に「食事摂取基準2005年版」が施行され、各栄養剤メーカーは微量元素含量を「2005年版」に準拠した製品を発売した。第四世代の栄養剤である。**表3**より「2005年版」は「2000年版」より銅、亜鉛、セレンがだいぶ減っていることが明らかである。銅に関しては筆者らの結果と同量であるが、亜鉛、セレンについては筆者らの結果よりかなり少なく、これだと欠乏の起こる可能性がある。「食事摂取基準」は健常人に対しての基準であり、経腸栄養管理時においては別に基準を定めたほうがよいと思われる。一部のメーカーは筆者らの結果を参考にして第三世代の栄養剤を設計しており、メーカーによって製品にばらつきがあるので、各施設で採用する場合は成分表を必ずチェックする必要がある。

2009年5月、2010年から施行された「食事摂取基準2010年版」[11]が公表された。**表3**より亜鉛が「2005年版」より増え、「2000年版」に戻ったのが特徴である。銅、セレンは「2005年版」と同じである。2014年に公表された「2015年版」も銅、亜鉛、セレンの推奨量はほとんど変わっていない。今後は「2010年版」および「2015年版」に準拠した第五世代栄養剤が主流になってくると思われるが、各栄養剤メーカーはセレン欠乏を考慮した製品を発売してきているところもあるが、そうではないところもあるので注意が必要である。

急性期における微量元素補充の問題

感染症等の急性疾患治療目的で当院に入院した経腸栄養管理患者の血清銅値と亜鉛値の動態を観察した。その結果、平均観察期間は29±20日で、血清銅値（正常範囲78〜131 μg/dL）は115.3±19.9から100.7±23.3へ有意に低下し、血清亜鉛値（正常範囲66〜118 μg/dL）は統計学的に有意ではないが、53.9±9.5から63.4±9.4へとかなり上昇した。また、経口摂取の患者で同様な観察を行ったが、同様に血清銅値は低下し、血清亜鉛値は上昇した。

この現象は、栄養ルートの相違が原因ではなくて、炎症による影響と推

Point
銅亜鉛比が1対10以上の栄養剤で血清銅値を維持し、栄養剤とは別に亜鉛含量の多い製品を投与すれば血清亜鉛値の上昇にも効果的である

注意点
栄養剤の成分はメーカーによって製品にばらつきがあるので、それぞれの成分表を必ずチェックすることが重要である

察された。銅に関しては、炎症反応が高いときに血清銅値が上昇することがわかっている。抗菌薬などの治療により炎症反応が低下すると、血清銅値も低下する。亜鉛に関しては、炎症反応が高いときには、血清から肝臓などの組織中へ取り込まれることがわかっている。治療により炎症反応が低下すると、組織中から血清へ亜鉛が戻ってきて、とくに亜鉛の補充はしなくても血清亜鉛値は上昇してくるのである。

　NSTの普及により、最近では褥瘡などの亜鉛が欠乏していると予想される症例に対して、ポラプレジンクを用いた亜鉛補充が頻繁に行われている。しかし、ポラプレジンクの1日量における亜鉛量は34mgで、これは「食事摂取基準」における亜鉛の上限である30mgを超える量である。銅と亜鉛は消化管からの吸収において拮抗するので、どちらかが多いとどちらかが欠乏する可能性がある。その原理で銅が過剰になる遺伝性疾患であるウイルソン病の治療で、亜鉛製剤を用いて銅の消化管からの吸収を抑制する治療が確立されている。また、数年前に欧米では義歯安定剤に亜鉛含量が多い製品が存在し、過剰使用（誤使用）による銅欠乏性貧血が問題となり、発売中止になった事実がある。現在、日本に存在する製品に、「亜鉛は含まれておりません」と赤字で表示されている。以上のことから、ポラプレジンクにより銅欠乏が起こる可能性がある。

　日本静脈経腸栄養学会では、2006年よりポラプレジンクによると思われる銅欠乏症の報告が散見されるようになっている。2006～2009年までは各1報告で、2010年3報告、2011、2012年は各2報告、2013年は1報告という具合である。とくに筆者らの検討から、急性期は炎症により低亜鉛血症の状態であり、亜鉛欠乏と勘違いしてポラプレジンクなどで亜鉛補充を行うと、炎症が改善したときにかえって亜鉛過剰による銅欠乏症が引き起こされる危険性がある。急性期の亜鉛補充に関しては、2～3週間程度の観察後に行うような注意が必要である。

> **急性期における炎症反応との関係**
> ①血清銅値は炎症反応が高いときに上昇するが、炎症反応が低下すると低下する
> ②血清亜鉛値は炎症反応が高いときに低下し、炎症反応が低下すると上昇する

> **注意点**
> 急性期に亜鉛補充を行うと、炎症が改善したときに亜鉛過剰による銅欠乏症が引き起こされる危険性がある

引用・参考文献

1) 湧上聖：実践！栄養アセスメント──微量元素と栄養アセスメント．看護技術，56：57～58，2010．
2) 健康栄養情報研究会：第六次改定日本人の栄養所要量──食事摂取基準．第一出版，1999．
3) 厚生労働省：日本人の食事摂取基準（2005年版）．第一出版，2005．
4) 湧上聖ほか：ココアの投与により改善した，銅欠乏に伴う貧血及び好中球減少症の一例．内科，83：992～993，1999．
5) 湧上聖ほか：長期経腸栄養患者の銅欠乏に対する，ココアによる銅補充及び維持療法の検討．日本老年医学会雑誌，37：304～308，2000．
6) 湧上聖ほか：経腸栄養施行患者の微量元素欠乏に対する，富微量元素流動食F2α（エフツーアルファ）の効果．輸液栄養（JJPEN），24（3）：165～172，2002．
7) 湧上聖ほか：富微量元素流動食ジャネフK-4S（ケイフォーエス）の長期経腸栄養施行患者に伴う，微量元素欠乏に対する効果．輸液栄養（JJPEN），24（7）：391～397，2002．
8) 湧上聖ほか：銅亜鉛含量比を考慮した経腸流動食の検討．栄養評価と治療，21（6）：25～28，2004．
9) 東口髙志ほか：微量栄養素補助飲料による創傷治癒促進の試み．日本臨床栄養学会雑誌，23：27～32，2002．
10) 湧上聖：経腸栄養管理におけるポラプレジンク（プロマック）を用いた亜鉛補充効果．Biomed Res Trace Elements，15：185，2004．
11) 厚生労働省：日本人の食事摂取基準（2010年版）．第一出版，2009．

part 4 症状・状況別 経腸栄養管理プラン

ICUにおける経腸栄養管理プラン

齊藤 大蔵　宮澤 靖

経腸栄養施行アルゴリズム

　静脈経腸栄養ガイドラインにおいて、経腸栄養は24～48時間以内に開始することが推奨されている[1]。早期の経腸栄養の実施による効果については、各種重症患者に関するガイドラインにおいても早期の経腸開始が推奨されている[2)3)4]。

　ICUなど重症患者に対しても、経腸栄養を施行する施設が増えてきていると思われる。しかしながら、ICUに入室する患者は当然ながら重症患者であり、経腸栄養のプランニングは経腸栄養の開始を含め、慎重に検討する必要がある。経腸栄養を開始するに当たり、図1のアルゴリズムに沿って経腸栄養の開始および、栄養剤の選択を行う。

　図1でもわかるように、絶食に相当する患者を判定することはそれほど

ICU
intensive care unit
集中治療室

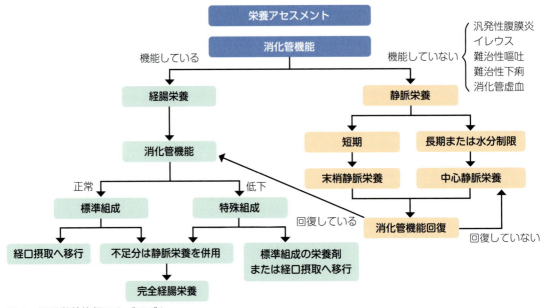

図1　経腸栄養施行アルゴリズム
文献5)より一部改編

難しくないが、「腸管機能が維持されているか」といった段階、つまり腸管がどれくらい使用できるかといった判断が難しくなるのではないかと思う。今回は、循環動態の側面を中心に経腸栄養のプランニングについて概説する。

まずは、ICUでの経腸栄養の投与方法について、間欠投与によって経腸栄養を開始した場合でも死亡率などに影響を与えなかったとする報告も散見されるが、消化器症状の発生率などについては持続投与が少ないとする報告が多い。ICUにおける経腸栄養のプランニングは少量持続投与からの開始が基本になり、急性呼吸不全による人工呼吸患者の栄養管理ガイドライン2011年版でも持続投与について記載されている[3]。

また、経腸栄養の持続投与では、経腸栄養ポンプを使用する場合と自然滴下による持続投与を行う場合が考えられる。しかし、自然滴下による持続投与の場合、腹圧や体位などにより滴下速度が変わってしまう。反対に経腸栄養ポンプの使用による投与量の誤差は10%未満と報告されており、持続投与を行う場合には経腸栄養ポンプの使用を推奨する。

Point
ICUにおける経腸栄養は少量持続投与からの開始が基本であり、経腸栄養ポンプによる持続投与が推奨される

バイタルサインについて

ICUは呼吸、循環、代謝、臓器不全などの重症病態の患者に対して、設備・スタッフを集中させて治療効果を上げるのが目的である。そのため、常にバイタルチェック等が行われている。栄養士も、経腸栄養開始や経腸栄養プランニングの際にはバイタルサインを確認しながらプランニングを行うことになる。バイタルサインは、血圧、脈拍、呼吸数、体温のほかに意識障害と尿量を確認する。

正常なバイタルサインについて**表1**にまとめた[6)7)8)]。

バイタルサインを確認することは、経腸栄養のプランニングを立案するうえで非常に重要である。たとえば、意識レベルが悪い場合は経腸栄養の適応になる。また、体温が高く発熱している場合には必要水分量と必要エネルギーの増量を考えなくてはならない。さらに、循環動態が保たれているかどうかは経腸栄養を開始できるかどうかにもかかわってくるため、バイタルサインを確認しなければ経腸栄養のプランニングをすることはできない。

注意点
経腸栄養の開始時には、意識レベルや尿量、体温などのバイタルサインを確認しなければならない

表1　正常なバイタルサイン

体温	36.5±0.5℃　38.5℃≦高熱　35℃≦低体温
血圧	120〜129/80〜84mmHg
心拍数	60〜100回/分
呼吸	14〜20回/分
意識	清明：JCS=0、GCS=15
尿量	0.5〜1.0mL/kg/時以上

敗血症

敗血症は、感染症によって発症した全身性炎症反応症候群（SIRS）である。SIRSの定義は、以下の4項目のうち2項目以上が該当する場合とされている。

①体温＞38℃または＜36℃
②心拍数＞90回/分
③呼吸数＞20回/分またはPaCO$_2$＜32Torr
④末梢血白血球数＞12,000mm^{3}または＜4,000mm^3、あるいは未熟型顆粒球（band）＞10％

敗血症性ショックは、重症敗血症のなかで低血圧や循環作動薬が使用されている場合とされている[2]。種々のガイドラインでは循環作動薬を使用している際には、腸管使用について慎重に検討するべきであると示されているが[1)2)3)]、まず循環動態が安定していない場合の栄養投与のリスクについて考えてみる[9]。

腸管に経腸栄養を投与すると、腸間膜の血流が増加する。腸管膜の血流が増加したことで体全体での血流が変化し、収縮期血圧が低下する。健常人であればなんら問題のないことであるが、ショック状態では循環動態が不安定であり、すでに血圧の低下をみとめているため、消化器症状の出現（腹部膨満、腹痛など）だけでなく、最悪の場合、腸管虚血や腸管壊死、ショック状態の遷延をきたす可能性がある。

しかし、経腸栄養の施行による重篤な合併症は多くないため[9]、早期の経腸栄養施行によるベネフィットを考えると積極的に早期経腸を検討することが必要と思われる。実際、循環作動薬が使用されている場合でも、消化器症状の発生や血圧低下などを起こさずに経腸栄養を実施できた症例を経験している。ただし、循環作動薬の使用量によって経腸栄養施行の可否を決定するというよりも、「循環作動薬が減量できているか」「循環作動薬が減量できていなくてもバイタルが安定しているか」等を評価し、経腸栄養の開始を検討するべきであると思う。当然のことだが、循環作動薬が使用されている状態で経腸栄養を施行する際には、通常よりも慎重に経腸栄養のプランを立案する。

また、敗血症は感染によって発症したSIRSの状態であることは前述したが、その感染源を特定することは経腸栄養プランを立案するうえで確認しなければならない事項である。例をあげると、胆管炎・胆嚢炎の初期治療は「絶食のうえで十分な量の輸液、電解質の補正、抗菌薬投与、鎮痛薬投与を行う」[10]とされており、胆管炎・胆嚢炎による敗血症の場合は現疾患と同様に絶食管理を行う。「敗血症」という病名だけでなく、その成因を把握することも栄養管理にとって必要である。しかしながら、胆管炎・胆嚢炎においても、十分にドレナージができている場合は早期経腸栄養を検討する。

SIRS
systemic inflammatory response syndrome
全身性炎症反応症候群

循環作動薬が使用されている場合
①「循環作動薬が減量できているか」「循環作動薬が減量できていなくてもバイタルが安定しているか」等を評価する
②通常よりも慎重に経腸栄養のプランを立案する
③胆管炎・胆嚢炎による敗血症の場合は絶食管理を行う（十分にドレナージができている場合は早期経腸栄養を検討する）

心疾患

　急性心不全患者では、心拍出量低下に基づく臓器灌流の低下や臓器うっ血により、他臓器の障害をみとめることがある。とくに心不全患者では腎機能低下を合併していることが多く、うっ血肝による肝機能低下も重症患者ではみとめられる。どちらも心不全による臓器障害であり、個々の収縮期血圧、うっ血の状態に応じて、血行動態が安定する方法を検討するとされている[10]。

　心不全による各臓器不全がある場合は、それぞれの臓器不全に適した栄養管理も考慮するが、まずは心不全をメインとした栄養管理を行う。そのため、経腸栄養プランを立案する際には、水分設定に注意する。患者の循環動態や体格等々、個々の患者によって水分量は異なってくるため、主治医と十分に相談する必要がある。一応、ガイドラインでは時間尿量40mL以上、最低で1日尿量が500mL程度になるようにと記載されている[11]。水分出納のチェックを日々行い、投与水分量を調整する。水分出納のチェックは表2にまとめた。

心不全による各臓器不全がある場合の経腸栄養プランは水分設定に注意する

　経腸栄養剤の水分量は他職種がわからないことが多いため、栄養士は経腸栄養から投与されている水分量を他職種へ情報提供を行う。

　また、急性心不全患者において適切な薬物治療でも、血行動態が安定しない場合には機械的な補助循環の適応となる。そのなかでも大動脈内バルンパンピング（IABP）は簡便な循環補助装置であり、ICUに入室する心不全患者ではIABPを施行する患者を見受ける。IABPが施行されている場合には、循環動態が不安定な病態に加えて注意しなければならない点がある。IABPの合併症としては腸管虚血がある[11]。また、腸管の虚血に至らなくても心機能の低下により腸管血流が減少し、腸管機能が低下しているため腹部症状、画像所見（CT、X線）、排便状況などのモニタリングを十分に行う。

IABP
intraaortic balloon pumping
大動脈内バルンパンピング

　IABPが挿入されている場合には、基本的に十分にヘッドアップを行うことができない。これは、IABPのバルンカテーテルが鼠径部から挿入され、下行大動脈にバルンを留置するためである。IABP留置中にヘッドアップをしてしまうと、カテーテルの屈曲をまねき、バルンの拡張ができなくなることや、カテーテルによる血管損傷が起きてしまう。循環動態が不安定な状態で、さらに十分にヘッドアップができないため逆流を起こすリスクが高くなることが考えられる。そのため、経腸栄養を開始する際には、低用量かつ低速で投与することがよいと思われる。

IABPが挿入されている場合に経腸栄養を開始するときは、低用量かつ低速で投与する

表2　水分出納のチェック項目

水分投与量	飲水、経腸栄養剤水分、輸液、薬剤溶媒
水分排泄量	尿量、排便、発汗、不感蒸泄、ドレーン排液

血糖コントロール

　冒頭で、ICUにおける経腸栄養を施行する際に経腸栄養ポンプの使用を推奨したが、これは血糖コントロールにおいても有用である。自然滴下での持続投与では投与量の変動が大きいため、インスリンの持続投与により血糖コントロールをはかっている場合には投与量の変動に合わせて血糖も変動してしまうため、経腸栄養ポンプの使用を推奨する。

　持続投与中の患者における経腸栄養剤の選択や投与スケジュールについても、血糖コントロールをはかるうえで重要である。図2に具体例をあげる。

　図2の症例では、エネルギー要求量、蛋白質要求量に応じて呼吸不全用と腎不全用の栄養剤を使用し、経腸栄養ポンプを用いて24時間持続投与を実施した。呼吸不全用、腎不全用ともに約12時間ずつ投与を行った。投与蛋白質の調整のために腎不全用の栄養剤を使用するプランを立案したが、栄養剤の種類を切り替える際に血糖の上昇や低下をきたす可能性があり、使用する栄養剤だけでなく、血糖コントロールには投与スケジュールも考慮する必要がある。とくに、インスリンにより血糖コントロールを行っている際には注意する。

　ICUでの血糖管理については、over feeding（過剰栄養）を考慮し、投与エネルギー量を計画しなければならない。侵襲下ではストレスホルモンやサイトカインの影響により、内因性のエネルギー産生が生じる。内因性エネルギーとは、筋肉蛋白の異化によるアミノ酸の糖新生と脂肪組織からの脂肪酸放出により供給され[12]、侵襲が大きければ大きいほど産生が増加する。つまり、ICUのように侵襲の大きな患者では、経腸栄養や静脈栄養などの外因性エネルギー供給に加え、内因性エネルギー産生の総和が各患者に供給されることになり、過剰に投与されたエネルギーについては高血糖などの有害事象を誘発してしまう。ただし、内因性エネルギーの測定は不可能であり、刻々と変化する病態によっても内因性エネルギーが変化するため、経腸栄養の至適投与エネルギーを決定することは困難である。内因性エネルギーを測定する

> **注意点**
> 侵襲下では患者に内因性のエネルギーも供給されるため、高血糖などの有害事象を誘発する

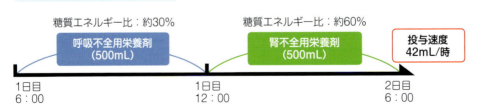

図2　経腸栄養の投与の具体例

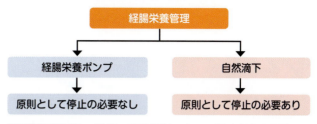

図3　経腸栄養施行患者の処置・リハビリ時の対応

ことができないため、over feedingを回避するためにも、経腸栄養を開始する際には目標量を投与せずに少量から開始し、開始後は1週間をめどに目標量の少なくとも50％以上を目指し増量することを考慮するべきである[3]。

ICUにおけるリハビリと栄養

　ICU入室患者は、前述してきたように、腸管機能を低下させる要因をさまざまに有しており、少量の栄養剤を24時間持続で投与している患者がほとんどである。

　近森病院の集中病棟に入院する患者は年間2,847名であり、集中病棟入室中に理学療法を開始した患者は2,229名（約8割）である。もちろん、理学療法を開始した患者のなかには、持続による経腸栄養を施行している患者も多数含まれている。近森病院では、リハビリを行う際に持続投与であれば、原則として経腸栄養の停止は必要なしと取り決めている。間欠投与の場合は投与間にリハビリを行うか、栄養投与時にしかリハビリが行えない場合は栄養投与を停止して介入している。また、経腸栄養投与中の処置については**図3**のとおりである。

> **ICUでの血糖管理のポイント**
> ①経腸栄養を開始する際には、目標量を投与せずに少量から開始する
> ②開始後は1週間をめどに、目標量の50％以上を目指して増量する

引用・参考文献
1) 日本静脈経腸栄養学会編：静脈経腸栄養ガイドライン．第3版，p.239，照林社，2013．
2) 日本集中治療医学会Sepsis Registry委員会：日本版敗血症診療ガイドライン．p.61〜63，日本集中治療医学会，2012．
3) 日本呼吸療法医学会栄養管理ガイドライン作成委員会：急性呼吸不全による人工呼吸患者の栄養管理ガイドライン2011年版．人工呼吸，29(1)：75〜120，2012．
4) 急性膵炎診療ガイドライン2010改訂出版委員会：急性膵炎診療ガイドライン2010．第3版，p.110〜112，金原出版，2010．
5) ASPEN Board of Directors and the Clinical Guidelines Task Force. Guidelines for the use of parenteral and enteral nutrition in adult and pediatric patients. JPEN, 26(1)：8SA, 2002.
6) 宮城征四郎：生命徴候の臨床的意義．呼吸，28(10)：1051〜1053，2009．
7) 丸山仁司：リスク管理——バイタルサイン．理学療法科学，20(1)：53〜58，2005．
8) 山勢博彰：救急看護の知識と実際．p.30〜32，130〜154，メディカ出版，2009．
9) McClave SA, et al：Feeding the hypotensive patient：does enteral feeding precipitate or protect against ischemic bowel？Nutr Clin Pract, 18(4)：279-284, 2003.
10) 急性胆道炎の診療ガイドライン作成出版委員編：急性胆管炎・胆嚢炎診療のガイドライン．p.46，医学図書出版，2013．
11) 循環器病の診断と治療に関するガイドライン（2010年度合同研究班報告）：急性心不全治療ガイドライン（2011年改訂版）．p.22〜38，58，2013．
12) 寺島秀夫ほか：侵襲下の内因性エネルギー供給を考慮した理論的なエネルギー投与法．日本外科感染症学会雑誌，7(3)：267〜280，2010．

part 4 症状・状況別 経腸栄養管理プラン

水分管理プラン

城間 かおり　吉田 貞夫

一般的な必要水分量の計算の仕方

①水分排泄量と必要水分量

　経腸栄養を行う患者は、自分で自由に水分を摂取することが困難である。そのため、必要な量の水分を補給しないと、脱水や急性腎不全を発症するおそれがある。逆に、水分摂取量の設定が多すぎると、浮腫や心不全を発症してしまうおそれがある。適切な量の水分を摂取できるよう配慮して、水分管理プランを作成する必要がある[1]。

　健康な成人の1日あたりの水分排泄量は、およそ2,500mLといわれている。その内訳は、尿がおよそ1,500mL、糞便に含まれる水分が100～150mL、皮膚からの不感蒸泄がおよそ600mL、呼気からの不感蒸泄がおよそ300mLである。したがって、この排泄量に見合った水分量を補給する必要がある。

　ここで注意が必要なのは、水分として摂取する以外に、エネルギー代謝によって生じる水、代謝水である。たとえば、ブドウ糖1mol（720kcal）が代謝されると、6molの二酸化炭素とともに、6mol（108mL）の水が生じる。こうして生じた水分も、体外に排泄されている。健康な成人では、通常、300～500mLほどの代謝水が生じ、排泄されているといわれている。代謝水の量は、当然ながら、代謝されるエネルギー量に依存する。必要水分量を算出する際には、代謝水の量を差し引いて考える必要がある。したがって、必要水分量は、下記の式で計算されることとなる。

必要水分量＝尿量＋糞便に含まれる水分量＋不感蒸泄量－代謝水

Point
エネルギー代謝によって生じる水分も体外に排泄されていることに注意する

②尿量や不感蒸泄量など

　ここで、実際の症例でのアセスメントについて考えると、いくつかの問題点があげられる。

　まず1つは、尿量の正確な測定である。導尿カテーテルを留置中の症例であれば、日々の正確な尿量を測定することができるが、そうでない場合は、正確な量の把握は困難である。施設によっては、オムツの重量で尿量を測る場合があるが、誤差が生じることは避けられない。また、下痢を合

併している症例では、オムツの重量による測定は困難である。また、仮に測定可能であっても、尿量は日々変動するので、常に患者の状態に応じて再評価し、投与プランを修正する必要がある。

続いて問題になるのは、糞便中に含まれる水分量である。糞便中に含まれる水分量は、一般的には100～150mLといわれている。しかし、下痢を合併した症例では、200mL以上の水分が体から損失することになる。

不感蒸泄量も、体重や体温などによって変動することが知られている。不感蒸泄量は、体重に比例し、体重1kgあたり、およそ15mLほどだといわれている。また、体温が1℃上昇すると、不感蒸泄量は200mL増加するといわれている。したがって、発熱がある場合の不感蒸泄量は、下記の式から推定できる。

> 不感蒸泄量＝体重×15＋200×(体温－36.8℃)

③鼻のはたらき

呼気に含まれる水分の調節に重要なはたらきをしているのが、鼻である。

鼻粘膜部位には、毛細血管網や洞様血管が発達し、その豊富な血流を受けて、杯細胞や腺細胞から1日に1,000mL近くの粘液が産生されている。この粘液が、気道の加湿にきわめて重要な役割を演じている。

また、鼻の構造は、気流の速度を調整し、呼気と接触する表面積を大きくするなど、気道の加湿と温度管理を行うためにとても適しているといわれている。気管切開を行っている症例では、吸気・呼気とも鼻を通過しないため、気道の加湿機能が低下している。これにより、不感蒸泄量が増加し、脱水をきたしやすく、痰が粘稠で硬くなるなどの症状を呈することがある。気管切開を行っている症例では、水分摂取量が不足しないように注意する必要がある。人工鼻(図1)や加湿器を使用することにより、呼気からの不感蒸泄量を120～200mL程度に減少させることもできる。ただし、表1のような場合には、人工鼻の使用は禁忌とされているので、注意が必要である[2]。

④代謝水

代謝水の量は、前述のように、代謝されるエネルギー量に比例する。おおむね、以下の式で推定することができる。または、簡略に、体重1kgあたり5mLの値を代用することもある。

アセスメントにおける問題点
①尿量の正確な測定
②糞便中の含まれる水分量
③不感蒸泄量(体重や体温などによって変動する)

注意点
気管切開の患者は、不感蒸泄量が増加し脱水をきたしやすいため、水分摂取量が不足しないように注意する

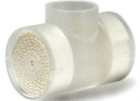

呼気からの不感蒸泄量を120～200mL程度に減少させることができる

図1　人工鼻の例

表1　人工鼻使用の禁忌

①粘稠な痰、血性分泌物のあるとき
②エアリークのあるとき
③低体温(32℃以下)
④呼吸筋に疲労・筋力低下がみとめられるとき
⑤ネブライザー、加温加湿器使用中

> 代謝水＝13×代謝エネルギー量（kcal）/100

上記のような問題から、排泄される総水分量を正確に把握することは困難である場合が多く、臨床の現場では実用的でないため、下記の簡易式を用いてプランニングを行うことが一般的である。

● 水分投与量の簡易計算式
- 30mL×体重（kg）
- 1mL×エネルギー栄養摂取量（kcal）

● 水分投与量を年齢や性別から決定する方法
- 若年男性　　　　　2,500mL/日
- 成人男性・若年女性　2,000mL/日
- 成人女性　　　　　1,800mL/日
- 高齢者　　　　　　1,500mL/日
- 超高齢者　　　　　900〜1,200mL/日

水分投与量の計算法とモニタリング

①経腸栄養剤の水分含有率

経腸栄養剤に含まれる水分のみでは、必要水分量が不足することが多い。そこで、水道水などを追加して補充する必要がある。経腸栄養剤は、1mL当たりの濃度が0.6〜2.0kcalと幅があり、含まれる水分量にも差がある。栄養剤の水分含有率の違いを**表2**に示す。各症例で実際に使用している栄養剤に含まれる水分量を計算し、不足分を水道水で補充する。

近年、水分含有率が高い液体栄養剤が各社から市販されている。バックに充填されたRTH（ready to hang）製剤が多く、追加の水分補給の手間を省くことができる（**図2**）。

②薬剤投与、チューブのフラッシュの水分量

補給する水分量を算出する際に忘れてはいけないのは、薬剤投与のための水分や、チューブのフラッシュの水分量である。

薬剤の投与のためには、通常20mLほどの水分を1日1〜4回注入する。また、チューブの閉塞や汚染を防ぐため、薬剤投与後、通常20〜50mLほどの水分を注入し、チューブのフラッシュを行うのが一般的である。また、

Point
経腸栄養剤のみでは必要水分量が不足することが多いが、近年の水分含有率が高い液体栄養剤では追加の水分補給の手間を省くことができる

表2　栄養剤中の水分含有率

エネルギー濃度（kcal/mL）	水分含有率
0.55〜0.8	87〜91%
1	80〜86%
1.5	76〜78%
2	69〜71%

ポンプを用いて経腸栄養剤を持続投与する際も、チューブの閉塞を防ぐため、4～6時間に1回の頻度でチューブのフラッシュを行う。チューブのフラッシュには、十分量の水を用いないと洗浄効果が期待できない。1回50mLとすると、200～300mL/日の水が必要となる[3]。

心不全や腎不全など重篤な病態の症例では、このような薬剤注入、チューブのフラッシュに伴う水分量を差し引いて水分の投与を行うなど、細心の注意が必要となる場合がある。

また、輸液、静脈栄養を併用している場合も、その量を差し引く必要がある。

③水分量のモニタリング

前述のように、必要水分量を正確に評価することは困難である。そこで、

> **注意点**
> 薬剤投与では20～200mL/日、チューブのフラッシュでは200～300mL/日（ポンプの場合）の水分が補給されるため、その水分量を差し引く必要がある

❶液体栄養剤

商品名	CZ-Hi0.6アプセバック（クリニコ）	L6PMプラス バッグWR（旭化成ファーマ）
規格	500mL/1pk	300kcal・400kcal
エネルギー	300kcal	300kcal
蛋白	15g	15.9g
水分	451mL	330mL
塩分	0.69g	1.45g
濃度	0.6kcal/mL	0.8kcal/mL
特徴	食物繊維＋2種類のオリゴ糖配合	2種類の食物繊維とオリゴ糖を配合

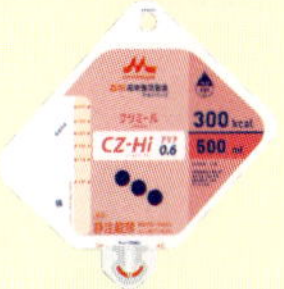

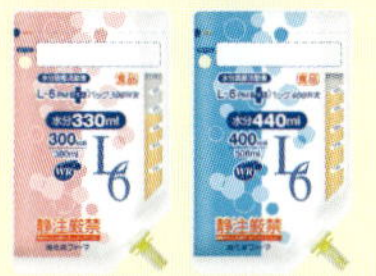

❷半固形栄養剤

商品名	ハイネゼリーAQUA（大塚製薬工場）	カームソリッド300（ニュートリー）	F2ライト55（テルモ）	クリミール エコフロー（クリニコ）
規格	250g/pk	300kcal・400kcal・500kcal	545g/pk	300kcal・400kcal
エネルギー	200kcal	300kcal	300kcal	300kcal
蛋白	10g	11.3g	12g	12g
水分	202g	349g	450g	328g
塩分	0.4g	1.496g	1.4g	1.37g
濃度	0.8kcal/g	0.75kcal/g	0.55kcal/g	0.9kcal/g
特徴	寒天でゼリー化/ハイネゼリーに加水したタイプ	300kcal、400kcalは水分補給に配慮したタイプ	滴下できるとろみ状栄養剤	滴下できるとろみ状栄養剤/EPA、DHA配合

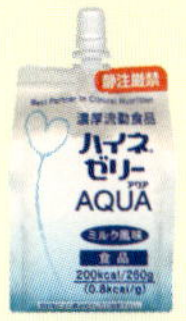

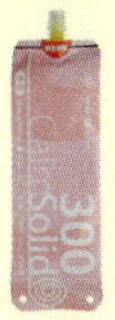

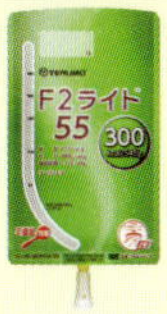

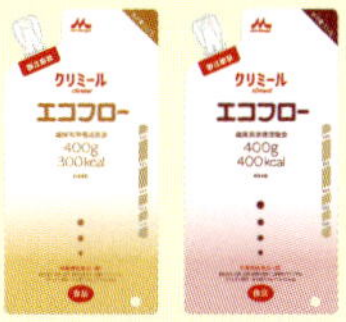

図2 水分補給に有効な栄養剤①

❸水分・電解質補給飲料

商品名	アイソカルアルジネードウォーター（ネスレ日本）	アクアサポート（明治）	アクアソリタ®（味の素）	OS-1（大塚製薬工場）
規格	125mL・1000mL	500mL	125mL・500mL・粉末22g	200mL・500mL・パウダー30g
エネルギー	100kcal	45kcal	35kcal	50kcal
蛋白	2.5g	0g	0g	0g
水分	107g	500mL	500mL	500mL
塩分	0g	1.46g	1.0g	1.7g
特徴	アルギニン配合	水分と一緒に電解質がとれる	特許組成/輸液の知見を活かして開発。低浸透圧で水分・電解質の吸収が速い	特別用途食品/電解質と糖質の配合バランスを考慮

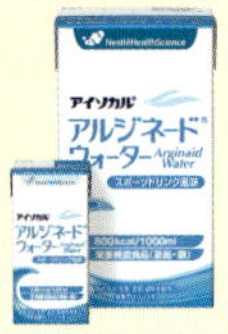

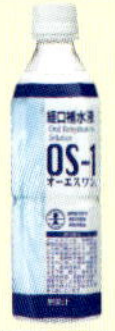

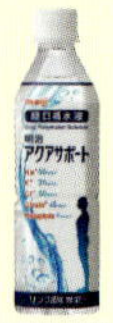

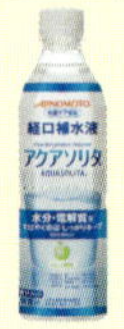

❹水分補給ゼリー

商品名	アクアソリタ®ゼリー（味の素）	OS-1ゼリー（大塚製薬工場）	梅酢ゼリー（ニュートリー）	アイソトニックゼリー150mL（ニュートリー）
規格	130g/1pk	200g	150mL	100g・150g
エネルギー	19kcal	20kcal	5.6kcal	6kcal
蛋白	0g	0g	0g	0g
水分	124g	200g	149g	149g
塩分	0.26g	0.2g	0.07g	0.2g
特徴	UDF区分4に適合/経口補水ゼリー			特別用途食品「えん下困難者用食品」

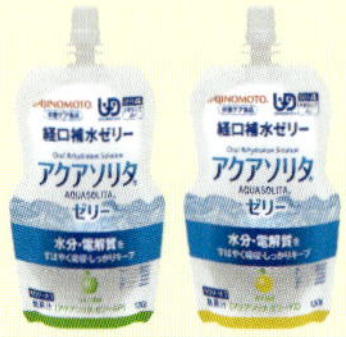

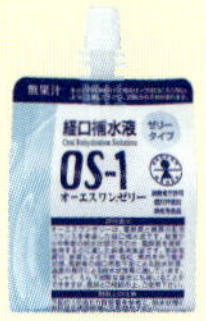

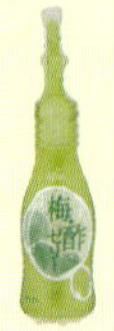

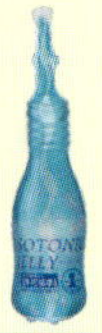

商品名	アイソFOゼリー（ニュートリー）	アイソカル・セミソリッドウォーター（ネスレ日本）	イオンサポートゼリー（ヘルシーフード）
規格	109g	300mL/1pk	75g（粉末・1Lに溶かして使用）
エネルギー	80kcal	30kcal	293kcal
蛋白	0g	0g	0g
水分	81g	288mL	1000mL
塩分	0.13g	0.84g	1.3g
特徴	食物繊維10gとオリゴ糖2gがとれる	グアーガム分解物配合/下痢、便秘いずれにも有効	水で溶いて冷やせばゼリーがつくれる

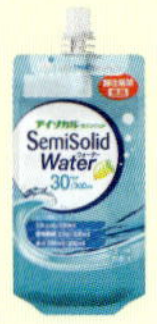

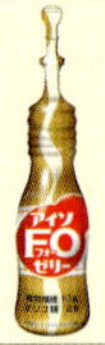

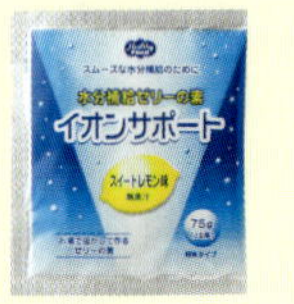

図2　水分補給に有効な栄養剤②

表3 水分量のモニタリングに必要な項目

①脱水を疑わせる項目
・皮膚、口腔内、腋下(わきのした)などの乾燥
・脱力、意識障害
・下痢をしている
・嘔吐を繰り返している
・胃液・腸液などのドレナージ
・尿量の減少
・濃縮尿
・血清尿素窒素(UN)、クレアチニンの上昇
・脈拍の増加
・血圧の低下
・脈圧の増加(脈圧70mmHg以上)。とくに拡張期血圧のみ低下した場合
・多量の利尿薬を使用
・投与量と無関係に尿量が多い(尿崩症、急性腎不全の利尿期)
・発熱(不感蒸泄の増加)

②水分過多を疑わせる項目
・浮腫
・体重増加
・動脈血酸素飽和度(SpO_2)の低下、呼吸数の増加、痰量の増加、喘鳴→心不全による呼吸状態の悪化が疑われる

投与された水分量が適切だったかどうかを、常にモニタリングする必要がある。病態が不安定な症例では、必要水分量が日々変動することも少なくない。患者の状態をこまめに観察し、適宜水分量を調整していくことが大切である。水分量のモニタリングには、**表3**に示す項目に注意する。

合併症のある症例での水分補給

❶心不全、腎不全、SIADH

　心不全や腎不全を合併した症例では、過剰の水分摂取により浮腫や肺水腫などを発症し、病態を悪化させる可能性があるため、水分制限が必要である。とくに、高齢者の場合、潜在的に心不全や腎不全を合併していることも多く、水分摂取量を20mL/kg/日程度に制限することもある。また、抗利尿ホルモン不適合分泌症候群(SIADH)により、低ナトリウム血症を発症している症例でも、水分摂取量を15〜20mL/kg/日程度に制限することがある[3)4)5)]。

　このように水分量を制限しないといけない場合、1mLあたり1.0kcalの栄養剤を使用すると、摂取できるエネルギー量や蛋白質量も制限されてしまう可能性がある。1.5〜2.0kcal/mLの高濃厚タイプの栄養剤を使用することで、摂取するエネルギー量などを減らすことなく、水分制限を行うことができる(p.209「低ナトリウム血症」参照)。

SIADH
syndrome of inappropriate secretion of ADH
抗利尿ホルモン不適合分泌症候群

高濃厚タイプの栄養剤(1.5〜2.0kcal/mL)は、エネルギー量と蛋白質量を減らすことなく水分制限できる

❷脱水

　脱水がみとめられる場合は、投与水分量を追加して補正を行う必要がある。重症の脱水で急速に補正が必要な場合は、輸液による補正を併用する必要がある。慢性で比較的軽症の脱水の場合には、経腸栄養の投与ルートから水分を補給することで補正することもできる。また、補正の際には、水のほかにナトリウムも喪失しているのかどうかに配慮する必要がある。

　大量の下痢や嘔吐、発汗、イレウス、胃液・腸液などの消化液のドレナージなどによりナトリウムを喪失したにもかかわらず、電解質の十分な補充が行われない場合には、血漿ナトリウム濃度が低値を示す低張性脱水（ナトリウム欠乏性脱水）を発症する。治療には、生理食塩水の輸液や、経口補水液（ORS）などを経腸栄養投与ルートから注入することによって補正を行う。

ORS
oral rehydration solution
経口補水液

　WHOとUNICEFは、小児の下痢などを対象に、推奨される経口補水液の組成を提唱している（**表4**）⁶⁾。やや低張の組成にすることによって、高浸透圧による合併症を防ぎ、下痢を改善する効果があるという。わが国では、以前より、輸液用の電解質液の組成を参考にした顆粒の内服用電解質剤が使用されていた。また、近年、経口補水液に近い組成の製品も市販されている（**図3**）。

　体液中の水分とナトリウムがともに減少している場合、血漿ナトリウム濃度は正常範囲に維持される。このような場合を、等張性脱水（混合性脱水）とよぶ。原因は、低張性脱水と同様、下痢や嘔吐、イレウス、消化液のドレナージなどであることが多い。治療は、低張性脱水に準じて行う。

　ナトリウムの喪失に比較し、水分を著しく多量に喪失した場合には、血漿ナトリウム濃度は高値となり、高張性脱水（水欠乏性脱水）を発症する。

水分とナトリウムの減少
①低張性脱水（ナトリウム欠乏性脱水）：血漿ナトリウム濃度は低値
②等張性脱水（混合性脱水）：体液中の水分とナトリウムがともに減少。血漿ナトリウム濃度は正常範囲
③高張性脱水（水欠乏性脱水）：ナトリウムの喪失に比較し、水分が著しく多量に喪失。血漿ナトリウム濃度は高値

表4　WHOによる経口補水液の成分

・ブドウ糖	13.5g
・クエン酸三ナトリウム二水和物	2.9g
・食塩	2.6g
・塩化カリウム	1.5g

●上記を水1Lに混合した際の濃度

・ナトリウム	75mEq/L
・カリウム	20mEq/L
・塩素	65mEq/L
・クエン酸	10mmol/L
・ブドウ糖	75mmol/L
計	245mmol/L

●経口補水液が満たすべき条件

・ブドウ糖	ナトリウムと同量以上、ただし111mmol/Lを超えてはならない
・ナトリウム	60～90mEq/L
・カリウム	15～25mEq/L
・クエン酸	8～12mmol/L
・塩素	50～80mEq/L
計	200～310mmol/L

文献6)より筆者訳

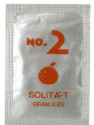

ソリタ-T配合顆粒2号
(陽進堂)

本剤1包(4.0g)を水100mLに混合した際の濃度

ナトリウム	60mEq/L
カリウム	20mEq/L
マグネシウム	1.5mmoL/L
塩素	50mEq/L
クエン酸	11mmoL/L
リン酸	10mmoL/L
ブドウ糖	9mmoL/L
計	162mmoL/L

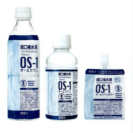

OS-1（大塚製薬工場）

ナトリウム	50mEq/L
カリウム	20mEq/L
マグネシウム	1mmoL/L
塩素	50mEq/L
乳酸	31mmoL/L
リン酸	2mmoL/L
ブドウ糖	100mmoL/L
計	254mmoL/L

※医療用医薬品のため、医師の指導のもとで使用する

図3 内服用電解質剤と市販の経口補水液

表5 脱水時の水分欠乏量の算出法

①ヘマトクリット（Ht）から計算

$$水分欠乏量(L) = 体重(kg) \times 0.6 \times \left(1 - \frac{以前のHt}{現在のHt}\right)$$

②臨床症状による推定

重症度	臨床症状	水分欠乏量の目安
軽度	口渇、尿量減少、1～2日の水分摂取のない状態	体重の2％欠乏（成人では1～2L）
中等度	高度口渇、乏尿、粘膜乾燥、脱力感、体温上昇、血清Na濃度上昇	体重の6％欠乏（成人では3～4L）
高度	上記症状の増強、精神症状	体重の7～14％欠乏（成人では4～8L）

文献7)より

尿崩症による尿量の増加、発熱などによる不感蒸泄の増加などが原因となる。重症の脱水であることが多く、治療には、5％ブドウ糖液の輸液を行うのが一般的である。高ナトリウム血症時の水分欠乏量は、下記の式で推定することが可能である。

高張性脱水以外の場合は、ヘマトクリットや臨床症状からおおよその水分欠乏量を推定することができる[7]（表5）。

$$高張性脱水時の水分欠乏量 = \{1 - (血清Na/140)\} \times 0.6 \times 体重(kg)$$

❸誤嚥性肺炎

胃食道逆流のために誤嚥性肺炎を繰り返す症例では、高濃度の栄養剤や半固形化された栄養剤が使用されることがある。これらの栄養剤は、水分含量が少ないため脱水を起こしやすい。注意深くモニタリングする必要がある[3]。

胃食道逆流をみとめる症例では、栄養剤を注入する前に水分を注入する「水先投与」という方法が行われている[3)8)]。空腹時、胃内に注入された水分は、栄養剤などに比べて、早く胃内から排出される。また、万が一水分のみが逆流しても、水分の誤嚥では発熱や肺炎の発症に至らない症例も少なくない。また、栄養剤投与前に、経口補水液を注入することにより、消化管の蠕動が促進され、胃内からの栄養剤の排出が早くなり、誤嚥性肺炎の頻度が減少するというデータもある[8)]。

このような方法でも発熱や肺炎の発症がみられる場合は、水分補給用ゼリーなどを用いて水分を補給する場合もある。「水先投与」に比較し、コストがかかるという問題点がある。

> **注意点**
> 高濃度栄養剤や半固形化栄養剤は脱水を起こしやすいため、注意深くモニタリングしなければならない

事例1 継続する水様便で脱水となった患者

患者：96歳、女性
経過：継続する水様便（1日3回、中等量）をみとめ、*C.difficile* 関連腸炎の可能性を疑い、便中の *C.difficile* 毒素検査を施行したが、結果は陰性だった。

水分管理の実際

年齢も考慮して水分量900mL（27mL/kg/日）で経過をみたが、BUN30.8mg/dLと上昇傾向がみられたため、1200mL（35mL/kg/日）まで水分量を増量すると、BUN13.6mg/dLと改善がみとめられた。

水分量のモニタリングを行う場合、便の量や性状の確認も大切である。本症例は、気管支肺炎を繰り返していたため、抗菌薬の使用が数か月に1回程度あったが、幸い、その後も *C.difficile* 関連腸炎の発症はみとめられなかった。有害反応として下痢を発症する可能性があるファモチジンの内服を中止すると、下痢は若干改善がみられたが、経過観察中水様便が再燃した。半消化態経腸栄養剤であるエレンタールを使用すると、水様便の軽快がみとめられたため、数日間エレンタールとアルジネードを併用し経過を観察していたが、決定的な効果がなかった。試しに、乳酸菌発酵成分を配合したYH-フローレに変更してみたが、やはり改善が得られなかった。

タンニン酸アルブミンを併用し、徐々に半消化態経腸栄養剤（テルミールミニα）に置き換えることで、泥状便（ブリストルスケール6）の状態を維持することができたが、今後も脱水のリスクが高いと考えられたため、水分量は1,200mL（35mL/kg/日）のままとして経過を観察した。以後、安定して経過している。

事例2 心不全と尿路感染症を合併した患者

患者：92歳、女性
診断名：慢性心不全、繰り返す尿路感染症
経過：胃瘻造設前後の1週間で37.2kgから41.3kgと、4.1kgの急激な体重増加がみとめられ、一時的にチェーンストークス呼吸が出現した。

水分管理の実際

　胃瘻造設による侵襲と炎症などをきっかけに心不全が悪化したものと診断され、水分量の制限が必要と考えられた。しかし、常時尿混濁をみとめ、尿路感染症を発症するリスクが高いため、一定量の尿量を確保する必要がある。そこで、利尿薬を追加することで心不全症状に対応することとした。

　投与水分量は、栄養剤などに含まれる水分を含め、1,190mL（30mL/kg/日）に設定した。褥瘡を併発しており、エネルギー、蛋白質は十分に摂取する必要があったため、1mLあたり2.0kcalの高濃度の栄養剤（アイソカル2K）を使用し、エネルギー量は1200kclal/日、蛋白質量は41.5g（1.1g/kg/日）に設定した。

　尿量と体重をモニタリングしながら、経腸栄養を継続した。当初の尿量は800～900mL/日であったが、利尿薬を増量することにより1,500mL/日に増加した。体重も38.3kgと3.0kg減少した。これにより、喘鳴やチェーンストークス呼吸は消失し、呼吸状態は安定した。このように、複数の合併症のある症例では、きめこまやかな水分投与量の調整が必要となる。

引用・参考文献
1）日本静脈経腸栄養学会：静脈経腸栄養ガイドライン．第3版，照林社，2013．
2）吉田貞夫：気管切開があり、機能訓練をしている患者さんの水分管理はどう考えたらよいですか．リハビリテーション栄養Q&A（若林秀隆編），中外医学社，2013．
3）吉田貞夫：見てわかる静脈栄養・PEGから経口摂取へ．NursingMook65，学研メディカル秀潤社，2011．
4）吉田貞夫：これがベストアプローチ！ 電解質異常症例——低ナトリウム血症．ニュートリションケア，7（8）：26～33，2014．
5）日本間脳下垂体腫瘍学会編：バゾプレシン分泌過剰症（SIADH）の診断と治療の手引き．http://square.umin.ac.jp/kasuitai/doctor/guidance/SIADH.pdf
6）WHO Drug Information. 16(2)：91, 2002．
7）身体計測指標：身長，体重，BMI．臨床栄養別冊（ワンステップアップ栄養アセスメント基礎編），p.20～27，医歯薬出版，2010．
8）真壁昇ほか：OS-1を用いた新しい経腸栄養管理法．静脈経腸栄養，21：104，2006．

part 4 症状・状況別 経腸栄養管理プラン

在宅における経腸栄養管理プラン

岡田 晋吾

在宅経腸栄養法の適応と禁忌

　在宅医療の多くの対象者は基礎疾患をもつ高齢者であり、栄養障害や摂食嚥下障害を伴っていることが多い。

　たとえ現在、栄養障害や摂食嚥下障害を示していなくても在宅患者は栄養学的予備力は少なく、何らかの侵襲が加わることにより容易に低栄養状態に陥るリスクを伴っている。そのため、栄養状態を定期的に評価して早い段階から適切な栄養管理を行うことがとても重要な意味をもっており、在宅患者の栄養状態に関しては低栄養、サルコペニア、悪液質という病態を理解しておくことが大切と考える。

　在宅においても栄養摂取のルートとしては経口摂取が第一選択であるが、十分に経口摂取ができない場合には、経静脈栄養もしくは経腸栄養が選択される。在宅における経腸栄養の適応は、経口摂取不能もしくは経口摂取だけでは十分な栄養摂取が不可能で、腸管が安全に使用できる症例ということになる。

　禁忌としては、腸閉塞など消化管が安全に使用できないような場合となる。クローン病や潰瘍性大腸炎など若年者で在宅経腸栄養を行うこともあるが、多くの場合は通院可能であり在宅医療の対象となることは少ない。また、悪性腫瘍に対して経腸栄養を行う場合でも長期になることは少ない。実際に在宅医療の現場で経腸栄養が必要な患者は、摂食嚥下機能の低下をきたした高齢者がほとんどである。

　最近では、社会の高齢化に伴い認知症患者の在宅経腸栄養も増えてきている。在宅でも経腸栄養のルートとして経鼻胃管、PTEG、腸瘻なども選択されることがあるが、在宅で管理しやすいことからPEGによる患者がほとんどである。

在宅経腸栄養プラン作成における課題

　在宅経腸栄養を受けている患者は高齢者が多いが、管理がよいと療養生活が長期にわたることが多くなってきている。長期に経腸栄養を行うにあ

在宅医療対象者の基礎疾患
①脳血管障害後遺症
②老人性認知症
③老人性運動器障害
④神経難病（ALSなど）
⑤悪性腫瘍末期
⑥慢性呼吸不全
⑦慢性心不全
⑧重症糖尿病
⑨老衰　など

在宅経腸栄養法の適応
①摂食嚥下機能障害：脳血管障害、認知症、神経筋疾患など
②クローン病
③がん患者：胃がん、食道がん、喉頭がんなど

PTEG
percutaneous trans-esophageal gastric tubing
経皮経食道胃管挿入術

たっては、さまざまな課題があると感じることがしばしばある。

①在宅療養生活についての説明不足
　経腸栄養だけでなく、在宅療養についての説明が不足しているため、退院後在宅療養を継続するうえで患者本人だけでなく介護者が不満や不信を感じることがある。

②在宅経腸栄養生活のためのマネジメント不足
　在宅患者は、その療養環境は個々の患者によって違う。

　たとえば寝たきり患者であっても、ショートステイやデイサービスを利用していると、その施設で受け入れられる経腸栄養管理法でなければいけない。しかし、退院時にそこまで考慮されておらず、サービスを受けることをあきらめなければいけない事例も見受けられる。

　また、介護者の負担を考えた栄養管理法を選択することも大切である。退院時に十分選択肢を提示されず、入院中と同じように栄養剤注入を滴下法で行うと何時間も目が離せないため、介護者自身が自分ために使う時間が少なくなり、そのことが介護負担や不満になってしまうこともある。

　在宅療養環境を考慮した個々の症例に合わせた経腸栄養管理法を、退院時に提示できるシステムづくりが大切である。

③在宅スタッフの栄養管理に関する知識不足
　病院とは違って、栄養管理について詳しいスタッフは少なく、漫然と退院時の栄養管理プランを継続することで肥満となってしまったり、逆にリハビリテーションを進めていくうちに十分な必要栄養量が充足されず、やせてしまう症例なども見られる。地域の管理栄養士などとの連携、もしくは病院NSTとの連携が必要と考える。

④終末期ケア
　経腸栄養療法を受けている患者は高齢者が多いので、終末期のケアが必要となってくる。

　肺炎などを繰り返していくなかで、どこでどのような最期を迎えるのかを患者や家族としっかり話し合い、準備をして希望されれば在宅で看取ることも大切である。経腸栄養法が患者に負担になるようであれば注入量を減らしたり、他のルートからの投与を考えたり、緩和的ケアを行うことも必要になる。

　ただ、終末期ケアの経験豊富な医師もまだ少ないため、地域で終末期ケアを支える連携システムも必要と考えている。

> **在宅経腸栄養継続のポイント**
> ①在宅療養について十分に説明する
> ②個々の在宅療養環境を考慮した経腸栄養管理法を退院時に提示する
> ③地域の管理栄養士や病院NSTとの連携する
> ④終末期のケアについて患者や家族と話し合い、対応する

在宅経腸栄養の連携

　在宅経腸栄養を行うことは病院で経腸栄養を行うのとは違う点に注意が必要である。

　在宅では必ずしも栄養に詳しいスタッフがそろっているわけでもなく、また24時間医療者が管理できるわけではない。そのため、病院や地域の医

療、福祉スタッフとの連携がとても重要となる。退院前カンファレンス、ケアカンファレンスをしっかり行い、PEG（胃瘻）地域連携パスを使用することで快適な経腸栄養ライフを提供できる。

❶退院前カンファレンス

とくに退院前カンファレンスは重要であり、私たちは病院から在宅へと移行する場合には全例に退院前カンファレンスを開催することにしている。このカンファレンスでは入院中に、在宅医、訪問看護師、ケアマネジャーなど在宅医療スタッフと病院の主治医、看護師など病院スタッフとが患者や家族とともに話し合う（**表1**）。そうすることによって、患者や家族にとっては在宅スタッフを退院前に知ることができ安心できる。

表1　連携退院前カンファレンスの参加メンバー

在宅関係者	病院
・患者、家族 ・診療所医師 ・訪問看護ステーション ・ケアマネジャー ・ヘルパー	・主治医 ・病棟看護師 ・管理栄養士 ・理学療法士 ・MSW ・緩和ケアチームなど

また、在宅スタッフと病院スタッフも顔を見て話すことで連帯感をもつことが可能となる。経腸栄養法の内容についてチェックすることが可能であり、塩分の追加や経腸栄養剤の内容などについて確認することができる。在宅に移行してから栄養剤を変更したり、半固形化栄養法を指導することは難しいため、退院前カンファレンスの実施が在宅経腸栄養を行ううえではとても重要と考える。

退院前カンファレンスの内容
①現在の病状
②医療処置の内容
③在宅療養での注意点
④緊急時の対応
⑤必要な在宅サービス
⑥患者・家族の希望

❷サービス担当者会議

在宅に移行後も、定期的にもしくは必要に応じて在宅療養にかかわる多職種が一堂に会してケアカンファレンス（サービス担当者会議）を行う。患者の状況を医療スタッフと介護スタッフが把握して、そのときの患者の状態に応じた栄養管理プランを考えることが必要となる。

在宅経腸栄養法におけるリスクマネジメント

在宅経腸栄養法では、さまざまな器具や物品を使用する。病院内で行う経腸栄養法とは違い、在宅では必要な物品がすぐに補充されるわけではなく、またそれらの物品を取り扱うのが医療者ではなく患者や家族であるということを考慮して対応しなければいけない。

在宅経腸栄養法に必要な物品
①経腸栄養ルート：胃管チューブ、胃瘻カテーテルなど
②経腸栄養剤：成分栄養剤、消化態栄養剤、半消化態栄養剤、天然濃厚流動食
③注入ポンプ
④注入用ボトル、注入ライン
⑤経腸栄養ボトル用スタンド

❶チューブ類

①取扱方法のマニュアル作成

在宅経腸栄養法のルートとしては、経鼻胃チューブ、PEG、PTEG、空腸瘻などがあり、それぞれに取扱方法があるため、退院時に家族に十分指導しておくことが大切である。患者や家族は入院中に取扱方法を理解していても在宅では小さなことで不安を覚えることも多いため、取扱いのため

Point
チューブ類の取扱方法のマニュアルを作成し、手技を標準化する

の簡単なマニュアルをつくってわたしておくことが望まれる。

退院後患者の身のまわりの世話を行うのは家族だけでなく、訪問看護師、ケアマネジャー、ヘルパーなど多くの職種がかかわるためマニュアルがあることで同じように取り扱うことができる。

②抜去と誤挿入への対応

経鼻チューブやPEGカテーテルを在宅で交換する場合には、抜けたときのことを考えて予備のものを患者のところへ置いておくことで、いつでも駆けつけて交換することができる。PEG、PTEG、空腸瘻などは誤って抜去してしまうと瘻孔が閉じてしまったり腹膜炎を起こすこともあるため、処置中に誤って抜去しないように注意するとともに、抜去した場合の対応について関係者で事前に話し合って決めておくことが重要である。

在宅での経鼻チューブ挿入やPEGカテーテル交換は胃内に入っていることを確実に確認することができることが大切であり、少しでも誤挿入などが疑われる場合には病院での確認を行うべきである。

チューブ抜去時の対応について関係者で事前に話し合って決めておく。誤挿入などが疑われる場合は病院で確認する

❷経腸栄養剤

①経済的負担や介護負担

経腸栄養剤の選択は、患者の消化管の状態によって決めることは入院中と変わりない。

在宅では、経腸栄養剤の種類によって患者の経済的負担や介護負担も違ってくる。半消化態栄養剤や天然濃厚流動食のなかには食品扱いのものがあり、食品扱いのものを選択した場合には栄養剤には保険が使えないため、全額が患者の負担になるために注意が必要である。

食品扱いの栄養剤は医療保険が使えないため注意する

②半固形化栄養法

最近では、在宅でのPEG患者に対して半固形化栄養法を行う場合も増えてきている。半固形化栄養法は下痢対策などの患者に対する効果も期待されるが、在宅では介護者の負担軽減効果も大きい。ただ、半固形化栄養法を在宅で開始する場合には、患者や家族に対して経済的負担や手間などメリット・デメリットについて十分に説明することが大切である。半固形化栄養法を開始した当初には、患者の状態をしっかりと観察することも必要である。

半固形化栄養法開始時には患者の状態をしっかりと観察する

❸注入ポンプ

経腸栄養ポンプは現在、多くのものが発売されている。在宅でも、空腸瘻などでゆっくりと落とす必要があるときに使用している。また、クローン病患者など夜間寝ている間に栄養剤を注入するような場合にも有用である。

ただし、アラームの設定やアラームに対する対応などについて患者・家族だけでなく、訪問看護師などともよく話し合っておくことが大切である。胃管やPEGの場合には、厳密な注入速度の管理が必要でない場合には通常

注入ポンプのアラーム設定や対応について、患者・家族、訪問看護師などとよく話し合っておく

在宅における経腸栄養管理プラン | 243

の滴下法で行っていることが多い。

❹注入ボトルなど

栄養剤の注入ボトルはいくつか販売されており、患者や家族の希望に合わせて提供している。水分などと一緒に注入する場合には、シェーキングボトルを注入ボトルとして使用する。

①洗浄

注入ボトルが不潔になると腸炎などを起こすため、洗浄法を患者や家族に指導することが大切である。当院では、食器と同じように中性洗剤で洗浄の後に、ミルトン液に浸してそのあとに十分乾燥させるように指導している。洗浄、乾燥して使用するため複数個用意している。

注入ボトルの洗浄法を患者や家族に指導する

②療養環境にあわせた準備と指導

破損した場合にも病院とは違ってすぐには供給できないため、破損した場合の予備のボトルも用意しておくことが必要である。在宅では鴨居やカーテンレールに注入ボトルを吊り下げているが、注入ポンプなどを使う場合や経腸栄養を受けながら動きまわる場合には点滴用のスタンドを提供している。

破損した場合の予備の注入ボトルも用意しておく

患者の療養環境にあわせて、経腸栄養法を安全・安楽に施行できるように適切な指導を行うことが大切である。

事例　連携により在宅経腸栄養生活を快適に過ごすことができた脳梗塞患者

患者：88歳、男性
主訴：血尿
既往歴：脳梗塞後遺症、仙骨部褥瘡
家族歴・生活歴：特記すべきことなし
現病歴：脳梗塞にて左半身麻痺、脳神経外科病院に入院中であったが、本人、家族が在宅医療を強く希望するとのことで当院に連絡があった。

退院前カンファレンス

この患者について退院前カンファレンスを行った。

「患者は経口摂取可能だが必要栄養量を摂取することは不可能」ということで胃瘻を造設され、胃瘻より400kcal注入されていた。介護者は同居の娘夫婦であり、退院後もリハビリテーションを継続することとした。退院前に、介護者にしっかりと胃瘻管理や口腔ケアの指導を行うように依頼した。仙骨部の褥瘡は、壊死や感染もないためドレッシング材にて管理することとなった。

在宅での経過

在宅療養に移行後、トラブルもなく経過し褥瘡も治癒に向かった。

しかし、3か月後の体重測定にて3kgの体重減少をみとめたため、管理栄養士に依頼して経口摂取による摂取容量を計算してもらったところ平均680kcal/日摂取しており、経腸栄養と合わせて1日1,080kcalと計算された。これで体重減少がみられるため、ラコールを1P（200kcaL）追加することで1日1,280kcalとして、2か月後体重測定を行ったが体重は維持されていたのでこのままで診ていくことにした。

6か月経過したところでケアカンファレンスを開催したところ、理学療法士より「リハビリの内容を強化したい」との提案があった。そこで投与栄養量を追加することとしたが、投与量が増えて家族の負担となるため、ラコール3Pからエンシュア H2缶に変更して投与量を600kcalから750kcalとした。

リハビリテーションを継続するとともに、歯科医と連携することで歯科衛生士などに正しい口腔ケアの指導を介護者やヘルパーに行ってもらい、義歯の調整を行うことで経口摂取量が徐々に増えてきた。そこで、管理栄養士による経口からの摂取量を確認しながら胃瘻からの投与量を徐々に減らし、最終的には経腸栄養から離脱することが可能となった。

介護者のQOLなどを考慮した経腸栄養管理が必要

在宅での経腸栄養管理は、病院と同じような合併症やトラブルに対応することが必要であるが、在宅という療養環境を考えて対応しなければいけない。すなわち、患者の合併症予防だけでなく、介護者や在宅スタッフの負担を考えた経腸栄養管理である。

在宅に移行してから経腸栄養の内容や胃瘻カテーテルの種類を変更することはなかなか難しい点も多く、在宅経腸栄養管理の方針が決まった時点で在宅スタッフとの話し合いを行うことが、今後求められていくと考えている。

今後、在宅経腸栄養を必要とする患者は増えていくであろうが、単なる患者の栄養状態の維持だけでなく、リハビリテーションスタッフなどと連携したうえでより積極的な栄養介入を考えたり、介護者のQOLを考えたものになるよう医療者は努力していくべきだと思う。

Point
患者の合併症予防だけでなく、介護者や在宅スタッフの負担を考えて対応する

さくいん

数字・欧文

24時間持続血糖測定	186
30°挙上	21
AAA	38, 120
ACE	38, 99
ADH	211
AHN	11, 38
AKI	101
ALS	112, 240
ARB	38, 99
ARDS	112
ARF	101
Arg	139
ASO	38, 138
ASPEN	38, 169
BBS	38, 52
BCAA	38, 120
BVS	38
Cachexia	144, 156, 204
Ccr	99, 101
CGM	38, 186
CKD	103, 206
CKD-MBD	106
CKDステージによる食事療法基準	103
COPD	109, 190
CPM	211
CRBSI	38, 149
CSW	38, 211
Curd化現象	41
DESIGN-R	142
DIC	38, 78
DPP-4	100
EDチューブ	28, 149
eGFR	102
EMS	38, 149
EPA	38, 44, 121, 147, 175, 204, 233
EPAC	38, 144
EPCRC	38, 144
ESPEN	38, 144, 170
FN	38, 149
GCS	26, 32, 225
GER	38, 88
GFO療法	163, 165
GFR	38, 99, 101
GLP-1	100, 187
HAAF	97
Harris-Benedict(の)式	110, 112, 140, 166
HEN	38, 150
IABP	227
IED	38, 147
in vitro	141, 146
in vivo	141
INR	38, 45
IOE法	131
ITナイフ	56
JCS	24, 195, 225
JDDM	38, 99
LDL-コレステロール	118
LES (Late Evening Snack)	38, 120
LES (Lower Esophageal Sphincter)	38, 162
MARSI	30, 38
MCI	38, 123
MDRPU	30, 38
MNA	190
MRHE	38, 159, 211
MUFA	38, 98
MUST	190
NAFL	38, 116
NAFLD	38, 116
NAFLD・NASHガイドライン	116
NASH	38, 116
NASH治療フローチャート	117
NGT	38, 44
Nissen噴門形成術	88
NPC/N	104, 203, 208
NPUAP	30, 38
NRS 2002	190
NST	9, 89, 151, 163, 191, 223, 241
ODA	191
ODS	38, 211
ORS	38, 236
over feeding	228
Over-The-Scope-Clipシステム	84

PEG	9, 38, 44, 52, 61, 64, 71, 75, 78, 85, 86, 127, 165, 240
PEG-J	38, 44
PEGJ	38, 163
PEGドクターズネットワーク	127
PEJ	38, 44
PEPT1	175
PEW	107
PHGG	170, 186
pH試験紙	23, 37
PPI	83, 87, 163
PPN	83, 87, 163
Pre-cachxia	145
PTEG	38, 44, 78, 149, 240
QOL	10, 30, 36, 85, 97, 145, 200, 245
REE	38, 109, 146
Refractory cachexia	145, 204
RomeⅢ	177
RQ	113
sarcopenic dysphagia	129
SCFA	38, 182
SGA	191
SIADH	38, 153, 210, 235
SIRS	38, 226
skin tear	30
SNRI	215
TDM	38, 44
TEE	38, 146
TT	38, 45
VAP	114
W-EDチューブ	149
αグルコシダーゼ阻害薬	100, 187

あ行

亜鉛	121, 137, 147, 217
悪液質	9, 129, 137, 144, 155, 204, 240
アクリル系粘着剤	34
アセスメント	119, 124, 140, 179, 190, 202, 206, 224, 230
圧迫壊死	52, 64
アナフィラキシー	93
アミノ酸インバランス	120
アルギニン	98, 113, 139, 147, 243
アルギン酸ナトリウム	170
アルツハイマー型認知症	124
アレルギー性接触皮膚炎	31
アンジオテンシンⅡ受容体拮抗薬	38, 99
アンジオテンシン変換酵素	38, 99
安静時エネルギー消費量	38, 109, 146
胃潰瘍	86, 222
異化亢進	103, 145, 156, 204
意識障害	16, 25, 31, 96, 121, 158, 195, 212, 225, 235
意思決定プロセス	18
異食	126
胃食道逆流	38, 67, 88, 110, 130, 162, 172, 237
イソロイシン	98
一価不飽和脂肪酸	38, 98
一次刺激性接触皮膚炎	31
溢水	103
胃内減圧	55
イヌリン	182
医療安全全国共同行動	20
医療関連機器圧迫創	29, 31, 38
医療事故対策適合品マーク	78
医療用粘着剤関連皮膚損傷	30, 38
インスリン抵抗性	96, 107, 117, 184, 204
咽頭残留	13
ウィーニング	113
運動麻痺	13
エイコサペンタエン酸	38, 114, 147, 204
栄養剤リーク	62
液体栄養剤	91, 232
液体経腸栄養	67, 150
壊疽	96
嚥下改善手術	165
嚥下機能評価	7, 130
嚥下訓練	8, 130, 211
嚥下障害患者	12
嚥下造影検査	10
嚥下内視鏡検査	10
炎症性サイトカイン	109, 138, 156, 175, 200
塩析	46

欧州緩和ケア学会……………………………… 38, 144
欧州緩和ケア共同研究…………………………… 38, 144
欧州静脈経腸栄養学会………………… 38, 144, 170
嘔吐……………………… 68, 92, 110, 114, 131, 138, 148,
　　　　　　　　154, 162, 168, 180, 212, 224, 235
悪心・嘔吐 ……………………………………… 148, 168
オリゴ糖 ………………… 121, 163, 171, 183, 233
オレンジプラン ………………………………………… 123

か行

介護負担……………………………………………… 67, 241
咳嗽反射………………………………………………… 21, 27
ガイドワイヤー ……………………………………… 75, 149
回復期リハビリテーション病棟 ………………………… 36
過剰栄養…………………………………………………… 228
過食………………………………………………………… 126
活動性潰瘍………………………………………………… 87
カットオフ値 ……………………………………………… 108
家庭のだんらん …………………………………………… 91
カテーテル関連血流敗血症 …………………… 38, 149
カテーテルチップ ……………………………………… 79, 89
下部食道括約筋 ………………………………… 38, 162
カヘキシア ………………………………… 145, 155, 200
カルディアック・カヘキシー …………………………… 156
カルバマゼピン ……………………………………………… 45
カロテノイド ……………………………………………… 90
簡易栄養状態評価表 ……………………………………… 190
簡易懸濁法 …………………………………………… 43, 47
間欠性跛行 ……………………………………………… 138
間欠的経管栄養 …………………………………………… 36
間欠的経口食道経管栄養法 ……………………… 38, 131
カンジダ皮膚炎 …………………………………………… 71
管状瘻…………………………………………………………… 82
肝性脳症 ………………………………………………… 119
間接（的）嚥下訓練 ………………………………… 13, 130
間接熱量測定 …………………………………………… 119
肝不全用経腸栄養剤 …………………………………… 119
機械的合併症 ……………………………… 26, 40, 168
機能性便秘 ……………………………………………… 177
気泡音…………………………………………………………… 20
逆流防止弁 ………………………………………………… 49

客観的栄養評価 ………………………………………… 191
吸引………………………………………… 20, 89, 164, 229
急性呼吸速迫症候群……………………………………… 112
急性腎障害……………………………………………… 101
急性腎不全……………………………………… 101, 157, 230
橋中心髄鞘崩壊症……………………………………… 211
胸部単純X線写真……………………………………………… 24
筋萎縮性側索硬化症………………………………… 112, 200
筋再構築…………………………………………………… 129
金属消化管ステント ……………………………… 38, 149
筋力低下…………… 13, 115, 181, 198, 201, 212, 231
グアーガム分解物 ……………………… 38, 170, 182, 234
空気嚥下………………………………………………………… 14
空腹感………………………………………………………… 186
グラスゴー・コーマ・スケール …………………… 26, 32
グラマリール錠 ……………………………………………… 48
グリセミック・インデックス ………………………… 98, 185
クリニカルパス ……………………………………………… 55
グルタミン …………………………… 45, 113, 147, 163
グルタミン配合療法 …………………………………… 165
クレアチニンクリアランス ……………………………… 101
クロム……………………………………………………… 217
クワシオコル ……………………………………………… 191
経胃瘻的小腸挿管 ……………………………… 38, 163
経口摂取訓練 ………………………………… 7, 126, 131
経口補助食品 …………………………………………… 130
経口補水液 ……………………………………… 38, 236
経済的負担 ……………………………………………… 243
痙縮………………………………………………………… 129
経食道的胃管挿入術 ………………………………… 149
経腸栄養管理サイクル ………………………………… 202
経腸栄養施行アルゴリズム …………………………… 224
経腸栄養ポンプ ……………………… 98, 130, 163, 169,
　　　　　　　　　　　　　　　　185, 225, 243
軽度認知障害 ……………………………………… 38, 123
経鼻胃管 ………………… 38, 44, 55, 67, 78, 83,
　　　　　　　　　　　　　　　123, 130, 215, 240
経鼻栄養チューブ ……………………… 20, 26, 30, 42
経皮経食道胃管挿入術 ………………………… 38, 240
経皮内視鏡下胃瘻造設術 …………………………………… 9
経皮内視鏡的空腸瘻 …………………………… 38, 44
血液透析………………………………………………… 99, 101

血清亜鉛値 ……………………………………… 221
血清銅値 ………………………………………… 221
結腸性便秘 ……………………………………… 179
血糖管理 ……………………… 96, 110, 125, 228
血糖コントロール …………… 98, 104, 188, 228
下痢 ………………… 58, 67, 91, 100, 103, 110,
　　　　　　　　　 112, 131, 148, 154, 163, 168,
　　　　　　　　　 179, 195, 202, 224, 230, 243
健康増進法 ………………………………………… 90
幻視 ……………………………………………… 125
倦怠感 …………………………… 91, 96, 156, 186
構音障害 ……………………………………… 26, 212
口渇感 …………………………………………… 103
高カリウム血症 …………………………… 100, 104
後期ダンピング症候群 …………………… 91, 184
口腔ケア ……………………… 9, 130, 162, 229, 244
高血圧 …………… 31, 99, 102, 117, 125, 134, 212
高血糖 ………………… 68, 91, 96, 110, 113, 120,
　　　　　　　　　 158, 170, 184, 210, 228
抗酸化ビタミン ………………………………… 121
抗酸化療法 ……………………………………… 118
高次脳機能障害 ………………………………… 26
口臭 ………………………………………………… 13
拘縮 …………………………………………… 13, 130
高浸透圧高血糖症候群 ………………………… 96
厚生労働省医薬食品局 ………………………… 40
高張性脱水 ……………………………………… 236
喉頭蓋 ……………………………………………… 13
高濃度流動食 …………………………………… 142
抗利尿ホルモン …………………… 153, 210, 235
　　──不適合分泌症候群 ……… 38, 153, 210, 235
誤嚥性肺炎 ……………… 7, 87, 124, 134, 160,
　　　　　　　　　 162, 172, 211, 237
誤嚥防止手術 …………………………………… 165
呼吸筋サルコペニア …………………………… 115
呼吸商 …………………………………… 113, 217
呼吸不全用栄養剤 ……………………………… 228
誤接続防止 ………………………………………… 78
誤接続防止用カテーテルチップ型シリンジ …… 79
こよりティッシュ ………………………………… 65
コラーゲン ……………………………………… 139
　　──ペプチド ……………………………… 141, 173

コリン ……………………………………… 90, 179
混合性脱水 ……………………………………… 236
昏睡 ………………………… 16, 97, 121, 209, 217

さ行

サービス担当者会議 …………………………… 242
在宅経管栄養 ……………………………… 38, 150
サルコペニア ……… 27, 107, 114, 126, 128, 145, 200
　　──型肥満 …………………………… 145, 200
酸化ストレス ………………… 107, 117, 147, 184
酸化マグネシウム ………………… 44, 47, 180
三方活栓 …………………………………………… 79
糸球体濾過量 ………………… 38, 99, 101, 206
自己抜去 ……………………………… 26, 36, 74
事故抜去 …………………………………………… 74
脂質異常症 ……………………… 117, 125, 212
自然拡張 …………………………………………… 62
自然滴下 ……………………………………… 225, 228
持続血液浄化療法 ……………………………… 104
失行 ……………………………………………… 125
失認 ……………………………………………… 125
ジペプチド ………………………………… 141, 175
シャキア法 ………………………………………… 13
瀉血 ……………………………………………… 118
ジャパン・コーマ・スケール ………………… 24
就寝前軽食摂取療法 …………………… 38, 120
十二指腸陥頓 …………………………………… 59
十二指腸閉塞 ………………………………… 58, 61
終末期ケア …………………………………… 8, 241
主観的包括的アセスメント …………………… 191
出血性胃潰瘍 …………………………………… 87
消化器系合併症 …………………………… 40, 168
消化態(経腸)栄養剤 ……… 40, 121, 156, 169, 242
硝酸銀 …………………………………………… 69
静注/経口アミノ酸製剤 ………………………… 122
静脈栄養 …………………… 9, 38, 112, 123, 135,
　　　　　　　　　 146, 156, 164, 168, 191,
　　　　　　　　　 215, 224, 233, 240
静脈経腸栄養ガイドライン ……… 28, 35, 168, 224
食後低血圧 ……………………………………… 125
食事摂取基準 …………………………… 153, 218

食事箋	90
褥瘡	10, 30, 38, 67, 96, 105, 126, 137, 162, 223, 239, 244
食道静脈瘤	119
食品衛生法	90, 217
食物アレルギー	92
食物繊維	38, 90, 106, 110, 147, 166, 170, 178, 188, 219, 234
食欲低下	121, 146, 156
食欲不振	10, 144, 196, 215
ショック	78, 87, 93, 165, 226
自律神経症状	97, 125
新規経腸栄養剤	172, 218
心胸比	103
神経性食思不振症	194
人工呼吸器関連肺炎	114
人工的水分栄養療法	11, 38
人工鼻	231
唇状瘻	82
心臓悪液質	155
身体拘束	29
浸透圧	168, 236
浸透圧性脱髄症候群	38, 211
浸軟	31
シンバイオティクス	174
心不全	103, 128, 153, 193, 204, 210, 227, 230, 240
腎不全	31, 99, 101, 153, 204, 207, 210, 228, 230
――用栄養剤	228
蕁麻疹	93
推算GFR	102
水分過多	235
水分出納	108, 227
水分・電解質補給飲料	234
水分補給ゼリー	234
水溶性食物繊維	38, 110, 170, 179
スキンケア	28, 30, 71
スキントラブル	82
スコポラミン軟膏	165
スタイレット	20, 41
頭痛	186, 209
ステロイド含有軟膏	83
ステロイド軟膏	69, 138
ストッパー	19, 52, 58, 61, 62, 71, 75, 86
スペーサーディスク	54
スポンジ	69
酢水ロック	41
スライディング・スケール	185
脆弱な皮膚	32
成分（経腸）栄養剤	28, 38, 40, 120, 148, 156, 169, 242
セカンド・ミール効果	188
摂食嚥下機能評価	130
摂食・嚥下リハビリテーション	7, 14
舌苔	13
セレン	90, 147, 217
前力ヘキシア	145, 204
洗浄	31, 53, 72, 83, 233, 244
全身性炎症反応症候群	38, 226
前頭側頭型認知症	124
喘鳴	93, 235
戦略的経腸栄養管理	131
総エネルギー消費量	28, 146
早期ダンピング症候群	91
創傷治癒阻害因子	137
速効性インスリン	96

た行

退院前カンファレンス	242
体液バランス	153
代謝亢進	107, 109, 204
代謝水	154, 230
代謝性合併症	40, 168, 193
耐糖能障害	96
大動脈内バルンパンピング	227
唾液誤嚥	164
唾液腺の神経ブロック	165
タケプロンOD錠	44, 50
脱水	31, 96, 103, 112, 129, 155, 165, 196, 202, 207, 209, 230
脱力感	91, 186, 237
短鎖脂肪酸	38, 170, 182

蛋白・エネルギー栄養障害 109
蛋白質調整栄養剤 105
蛋白尿 96, 101
ダンピング症候群 91, 184
窒息 24, 27
中心静脈栄養 12, 112, 165, 224
中枢性塩類喪失症 38, 212
注入ボトル 244
注入ポンプ 242
チューブ通過性試験 47
腸液分泌促進剤 180
腸管免疫寛容 93
腸閉塞 18, 61, 100, 207, 240
腸溶性薬剤 43
直接 (的) 嚥下訓練 13, 130
直腸性便秘 178
治療薬物モニタリング 38, 45
詰め込み 126
低GI組成 188
低栄養 10, 71, 107, 112, 119, 128, 140, 155, 184, 190, 200, 240
低カロリー食 118
低血糖 91, 97, 120, 184, 194
ディスポーザブルトレパン 83
低張性脱水 236
ティッシュこより 71
低ナトリウム血症 38, 100, 106, 134, 155, 209, 234
低分子ペプチド 174
テオフィリン 44
滴下速度 225
デキストリン 40, 120, 170
鉄 118, 137, 218
天然濃厚流動食 242
銅 137, 217
動悸 91, 186
盗食 126
等張性脱水 236
糖毒性 184
糖尿病 31, 38, 96, 102, 117, 125, 137, 184, 190, 206, 212, 240
——ケトアシドーシス 96

——性腎症 97, 105
——データマネジメント研究会 38, 99
——網膜症 96
ドレナージ 9, 139, 149, 226, 235
とろみ調整食品 89
トロンボテスト 38, 45
呑気 (症) 14, 162

な 行

内視鏡的クリッピング 84
内部ストッパー 50, 52, 71, 75, 86
ナトリウム欠乏性脱水 236
斜め固定 62
軟口蓋 13
——挙上不全 13
難消化性デキストリン 170
肉芽 56, 69, 82
日常生活自立度 7, 126
日本医療機能評価機構 26
日本人の食事摂取基準 153, 219
日本肥満学会 203
ニューキノロン 45
乳酸菌製剤 44, 174
乳糖不耐症 174
認知症施策推進5カ年計画 123
熱傷 105, 137, 206
粘膜損傷 28, 37
脳血管性認知症 125
濃厚流動食 40, 90, 171, 242

は 行

敗血症 38, 103, 113, 147, 165, 226
バイタルサイン 20, 87, 194, 207, 225
排痰 24, 165
ハイドロコロイドドレッシング材 33
ハイブリッドPEG 14
廃用症候群 13, 215
播種性血管内凝固症候群 38, 78
抜去事故 75
発熱性好中球減少症 38, 149

半飢餓状態	191	フラッシング	46, 51
半固形栄養剤	83, 160, 233	プランニング	9, 124, 153, 202, 224, 232
半固形化栄養	67, 214, 238, 242	フリーラジカル	118
半固形状流動食	171	ブリストルスケール	171, 177, 238
半消化態（経腸）栄養剤	40, 120, 150, 157, 169, 238, 242	不良肉芽	70, 82, 138
バンパー埋没症候群	38, 52, 61, 62	フレイルティ	108, 200
汎発性腹膜炎	55, 224	プレバイオティクス	170
反復唾液嚥下テスト	13	プロトロンビン時間国際標準比	38, 45
非アルコール性脂肪肝	38, 116	プロトンポンプ阻害薬	84
非アルコール性脂肪肝炎	38, 116	プロバイオティクス	174, 179
非アルコール性脂肪性肝疾患	38, 116	分枝鎖アミノ酸	38, 98, 120
ビタミンB_1	194	米国静脈経腸栄養学会	38, 169
ビタミンC	118, 139, 147	米国褥瘡諮問委員会	30, 38
ビタミンD	201	閉塞性動脈硬化症	38, 138
必須アミノ酸	202	ペプチド蛋白質	40
必要水分量	132, 155, 225, 230	偏食	126
皮膚統合障害	32	便秘	92, 100, 125, 162, 168, 177, 234
皮膚保護剤	53	崩壊懸濁試験	47
皮膚裂傷	30	芳香族アミノ酸	38, 120
肥満	97, 103, 116, 145, 186, 191, 200, 241	訪問口腔ケア	13
ピュアココア	221	訪問リハビリテーション	13
ヒューマンエラー	78	飽和脂肪酸	38, 98, 118
標準体重	103, 118	ボーラス投与	49
びらん	32	ボールバルブ症候群	38, 58, 162
微量元素欠乏	137, 217	保湿・洗浄クリーム	28, 33
微量元素補充	222	補助栄養	16
フィブリン糊	83	ボツリヌス菌毒素	165
フェニトイン	44	ポリフェノール	90, 147
不応性カヘキシア	145, 204		
不感蒸泄	154, 165, 227, 230		

ま行

マグミット錠	48
末梢静脈栄養	10, 38, 123, 166, 215, 224
マラスムス	109, 191
マンガン	217
慢性腎臓病	101, 206
慢性閉塞性肺疾患	109, 142, 190
ミキサー食	88, 215
水欠乏性脱水	236
水・電解質吸収障害	174
ミトン	36
——型手袋	29

腹水	119, 145
腹帯	74
腹痛	58, 91, 148, 168, 180, 226
腹部膨満（感）	58, 100, 168, 174, 180, 213, 226
腹膜透析	101
不顕性誤嚥	164
浮腫	31, 103, 112, 145, 155, 176, 195, 210, 230
不溶性食物繊維	170, 182
フラッシュ	41, 92, 232

ミネラルコルチコイド反応性低ナトリウム血症	38, 212
無自覚低血糖	97
めまい	180, 186
免疫賦活経腸栄養剤	38, 147
毛包炎	31
モニタリング	38, 45, 112, 131, 145, 155, 186, 195, 202, 209, 227, 232
モリブデン	217

や・ら・わ行

夜間飢餓状態	120
ヨウ素	90, 217
抑制	21, 26, 31, 36, 69, 98, 110, 114, 122, 146, 158, 170, 179, 188, 194, 210, 222
梨状陥凹	23
リスクアセスメント・スケール	140
離乳食	94
リフィーディング症候群	134, 191
冷汗	91, 97, 186
レビー小体型認知症	124
レボチロキシン	45
ロイシン	201
瘻孔拡張	62
——術	76
瘻孔確保	75
瘻孔自然拡張	64
瘻孔周囲炎	54, 71
瘻孔部感染	64
瘻孔閉鎖	74, 82
ワルファリンカリウム	44

経腸栄養
—管理プランとリスクマネジメント—

編著者	吉田貞夫
発行人	中村雅彦
発行所	株式会社サイオ出版
	〒101-0054
	東京都千代田区神田錦町3-6 錦町スクウェアビル3階
	TEL 03-3518-9434　FAX 03-3518-9435
カバー・本文デザイン	Anjelico
DTP	Jakcyu
本文イラスト	渡辺富一郎
印刷・製本	株式会社朝陽会

2015年5月15日　第1版第1刷発行　ISBN 978-4-907176-33-4　Ⓒ Sadao Yoshida
●ショメイ：ケイチョウエイヨウ
乱丁本、落丁本はお取り替えします。

本書の無断転載、複製、頒布、公衆送信、翻訳、翻案などを禁じます。本書に掲載する著作物の複製権、翻訳権、上映権、譲渡権、公衆送信権、通信可能化権は、株式会社サイオ出版が管理します。本書を代行業者など第三者に依頼し、スキャニングやデジタル化することは、個人や家庭内利用であっても、著作権上、認められておりません。

JCOPY ＜(社)出版者著作権管理機構 委託出版物＞
本書の無断複写は著作権法上での例外を除き禁じられています。複写される場合は、そのつど事前に、(社)出版者著作権管理機構（電話 03-3513-6969、FAX 03-3513-6979、e-mail: info@jcopy.or.jp）の許諾を得てください。